浙江临床常用
鲜品中草药

胡小勤　方　莉　钭凌娟　主编

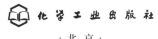

化学工业出版社

·北京·

内容简介

本书着重突出三个特色：鲜药特色、地方特色和实用性特色。共收载浙江临床较常用的鲜品中草药179种，按功效分为解表类、清热类、祛风湿类、利水渗湿类、消食类、止血类、活血化瘀类、化痰止咳类、补益类及其他类鲜药共10章。每味中草药前面均冠以"鲜"字，以突出本书专论鲜药的特点。书中每一味中药配1～2幅原植物或原动物照片，并对每味中草药的中文名、汉语拼音名、来源、辨识要点、别名、性味、功效、主治、用法用量、使用注意、临证参考做了详细阐述。此外还编制了相关索引，方便读者查阅。

本书对于鲜药的应用与开发具有积极的推动作用，适合中医学专业人士、中草药栽培人员、高等院校药用植物学相关专业师生、民间中医人士及对鲜品中草药感兴趣的大众使用。

图书在版编目（CIP）数据

浙江临床常用鲜品中草药/胡小勤，方莉，钭凌娟主编.—北京：化学工业出版社，2024.2
ISBN 978-7-122-44523-0

Ⅰ.①浙⋯　Ⅱ.①胡⋯②方⋯③钭⋯　Ⅲ.①中草药-用药法　Ⅳ.①R28

中国国家版本馆CIP数据核字（2023）第226916号

责任编辑：孙高洁　赵爱萍　　　　装帧设计：关　飞
责任校对：李雨晴

出版发行：化学工业出版社
　　　　　（北京市东城区青年湖南街13号　邮政编码100011）
印　　装：盛大（天津）印刷有限公司
880mm×1230mm　1/32　印张11　字数359千字
2024年2月北京第1版第1次印刷

购书咨询：010-64518888　　　　　售后服务：010-64518899
网　　址：http://www.cip.com.cn
凡购买本书，如有缺损质量问题，本社销售中心负责调换。

定　　价：98.00元　　　　　　　　　版权所有　违者必究

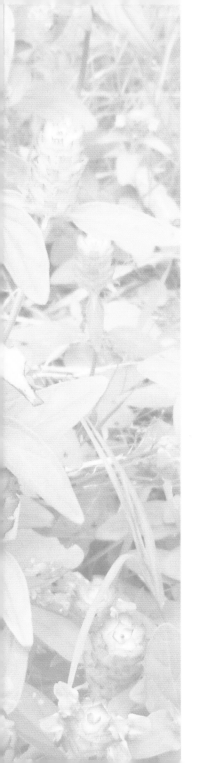

编写人员名单

主编：

胡小勤　方　莉　钭凌娟

副主编：

胡　升　周小军　孔向军　俞　冰　朱卫星

编写人员：（按姓名汉语拼音排序）

曹颖堃　金华职业技术学院
方　莉　金华市农业科学研究院
付　蓉　淳安县中医院
洪伟玲　金华高等研究院
胡　升　浙大宁波理工学院
胡小勤　金华高等研究院
孔向军　金华市农业科学研究院
廖承谱　浙江大学金华研究院
沈　琦　河南中医药大学
沈芷琦　金华高等研究院
施静怡　金华高等研究院
孙婷婷　金华高等研究院
钭凌娟　金华市农业科学研究院
王超越　金华高等研究院
王　潇　金华高等研究院
薛中峰　海南热带海洋学院
杨雨顺　金华高等研究院
俞　冰　浙江中医药大学
曾学文　金华高等研究院
周小军　金华市农业科学研究院
朱卫星　清远市中医院
祝浩东　金华市中医院

前　言

　　浙江素有中国"东南药用植物宝库"的美誉，传统道地药材白术、白芍、浙贝母、杭白菊、延胡索、玄参、笕麦冬、温郁金组成"浙八味"，为历代医家所推荐。据《浙江省中医药事业发展"十三五"规划》，"十三五"期间浙江省遴选出新"浙八味"药材，包括有铁皮石斛、灵芝、西红花、覆盆子、三叶青、衢枳壳、乌药、前胡，以培育浙江省中药材产业发展新动能。

　　鲜药是指鲜采鲜用且未经任何干燥及炮制加工的新鲜动、植物药，具有取于自然、方便易得、便于急用、疗效显著、特色突出、应用广泛、资源丰富等特点。鲜药是我国传统中医药不可或缺的组成部分，葛洪所著《肘后备急方》共收载药物约439种，其中鲜药就多达198种，占总药物的45%；《本草纲目》中运用鲜药的记载多达1100多条，所载附方中约有1/10的方剂配用鲜药。然而，近现代鲜药的应用呈逐年萎缩的趋势。传统鲜用为主的药物多被干品取代，长此以往，中药鲜药治病积累了2000多年的宝贵经验和中药鲜用的特色技术濒临失传。

　　为此，本书着力于突出三个特色。一是突出鲜药的特色。我们在编写本书时，每味药前面均冠以"鲜"字，是为了强调其性味、功效、应用和临证参考只专注于鲜药，而不涉及干药的内容；对于用法用量，也是按照文献记载鲜品的用法用量来描述的。二是突出地方特色。浙江地处我国东南沿海，属亚热带季风气候区，气候温和，湿润多雨，适宜许多植物生长，因而中药材和草药的资源非常丰富。既然本书是介绍浙江临床常用的鲜品中草药，是一部地域性的本草著作，那么理所当然要以浙江当地药材、特产药材为主。因此，在浙江数千种中草药中，我们选择了浙江临床较常用的鲜品中草药 179 种加以介绍，其中包括植物药 178 种、动物药 1 种。除了文字描述外，还精心摄制了彩色图片 185 幅。另外，我们在书中还特别标明了这些药物在浙江各地的分布情况。三是突出实用性。本书重点放在临证参考方面，尽可能多地摘录古代和近现代的典型的临床应用，为临床应用药物提供现成的参考。同时，还简要描述了药用植物或动物的辨识要点，有助于读者更好地辨识药物。

由于书中涉及的大量鲜药用量范围较宽，书中有关剂量仅供参考。实际应用过程中，请根据个人情况（如过敏史、家族史等），在医师指导下使用。

参加本书编写的，除了金华高等研究院（金华理工学院筹建办）的教师外，还特别邀请了金华市农业科学研究院、浙大宁波理工学院、浙江中医药大学、金华市中医院、金华职业技术学院、浙江大学金华研究院、淳安县中医院、河南中医药大学、清远市中医院、海南热带海洋学院的同道一起参加编写，他们都是长期从事中草药教学、科研或临床应用的专家、学者。正是因为有了大家共同的努力，才使本书编写工作得以顺利进行并保证了本书的编写质量。当然，由于编者的学术水平有限，以及对中草药的研究仍不够深入，相关资料特别是民间资料比较缺乏等局限，书中疏漏之处在所难免，期待同行专家、学者等广大读者不吝赐教。我们在编写出版本书过程中，得到了金华高等研究院（金华理工学院筹建办）领导及相关部门的大力支持，在此一并表示衷心的感谢！

继承和发扬我国历代医家以中药鲜药治病的宝贵经验和特色技术，是每一个中医药人的责任与使命，本书通过对浙江常用鲜品中草药的整理和总结，呼吁更多的中医药界有识之士共同推动鲜药的应用与开发。

编者

2023 年 11 月 29 日

编写说明

1. 每味中草药前面均冠以"鲜"字，以突出本书专论鲜药的特点，不涉及干品的内容。

2. 凡药物分列中文名、汉语拼音名、来源、辨识要点、别名、性味、功效、主治、用法用量、使用注意、临证参考等项依次编写，而对于鲜药的化学成分、药理作用等，资料非常匮乏，不予论述。资料不全的项目从略。

3. 本书所采用的药物正名，一般以《中华人民共和国药典》《中华本草》《中药大辞典》和《全国中草药汇编》所记载的药名为准，或采纳浙江较通用的名称为正名。

4. 本书所采用的药物别名，均收录较常用的地方或民间习惯名称。

5. 来源记述植物药科、属、种及药用部位、产地、采收季节及简单的加工方法。产地只写浙江省内的地名，具体到地级市、县或县级市，参考植物智网站。

6. 辨识要点，植物药主要写植物的整体性状、茎、枝、叶、果等，不求面面俱到，也不求定量描述，抓住要点，让读者容易辨识即可。每味药均附彩色图片。

7. 性味、功效、主治三项，均以临床实践为准予以论述，主要参阅《中华人民共和国药典》《中华本草》《中药大辞典》和《全国中草药汇编》编写，见参考文献。性味包括鲜药的性、味及毒性，并对有毒者加粗标注以引起重视。主治只记载与鲜药相关的内容，不记载与干品相关的内容。已经收入《中华人民共和国药典》的药物，优先按照《中华人民共和国药典》相关内容描述。

8. 用法用量，主要参阅《中华人民共和国药典》《中华本草》《中药大辞典》和《全国中草药汇编》编写。用量一般指单味鲜药在汤剂中的成人内服一日用量，外用无具体剂量时，均标明适量；对于上述文献未记载的无毒鲜药的用量，设定为干品用量的两倍；对于上述文献未记载的有毒鲜药的用量，为了保证用药安全，建议按干品的用量进行使用。"临证参考"里所涉及的度量衡换算，参考附录。现代文献所记载的用量，按以下公式换算，1两 ≈ 30g，1钱 ≈ 3g，1分 ≈ 0.3g，1厘 ≈ 0.03g。

9. 使用注意，主要包括病证禁忌、妊娠禁忌、饮食禁忌及不良反应。主文按禁忌程度分为禁服（用）和慎服（用）两种。有古代本草著作论述作为支撑的，则列出文献来源。若无特殊注意事项的，则省略"使用注意"项。对于有毒药物，一般标注孕妇禁用。

10. 临证参考，参考诸家本草及现代文献资料筛选出来的古今单方验方，并标注出处。古代文献在前，近现代文献在后。

11. 本书编制的索引有：汉语拼音索引和拉丁名索引。

目 录

第三章
祛风湿类鲜药

第一章

解表类
鲜药

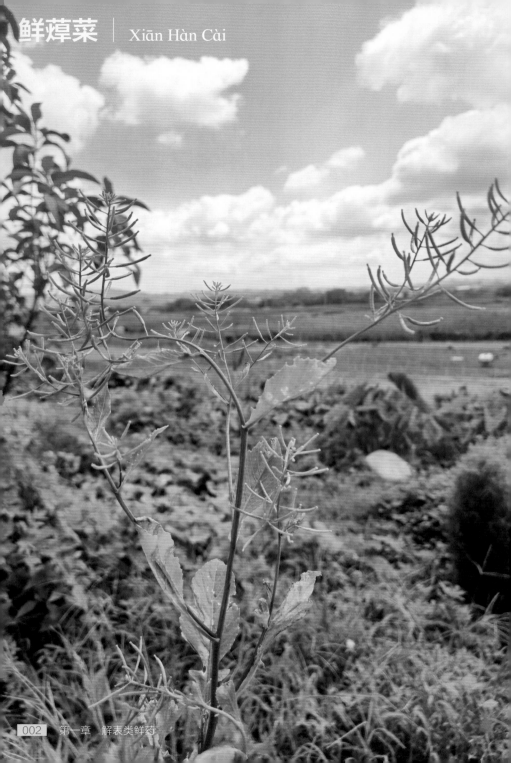

【来源】为十字花科蔊菜属植物蔊菜 *Rorippa indica* (L.) Hiern 的全草。主产于浙江杭州、嘉兴、安吉、天台、温岭、遂昌、龙泉等地。夏秋采收，鲜用。

【辨识要点】一、二年生直立草本；茎单一或分枝，表面具纵沟；单叶互生，基生叶及茎下部叶具长柄，常大头羽状分裂，卵状披针形，茎上部叶宽披针形或近匙形，疏生齿，具短柄或基部耳状抱茎；总状花序顶生或侧生，花小，多数，具细花梗；长角果线状圆柱形，短而粗。

【别名】葶苈、塘葛菜、印度蔊菜、野菜子、铁菜子、野油菜、干油菜、山芥菜、地豇豆。

【性味】甘、淡，凉。

【功效】清热解毒，镇咳，利尿。

【主治】感冒发热，咽喉肿痛，肺热咳嗽，慢性气管炎，急性风湿性关节炎，肝炎，小便不利。外用治漆疮，蛇咬伤，疔疮痈肿。

【用法用量】内服：煎汤，30～60g。外用：适量，捣敷。

【使用注意】《全国中草药汇编》：本品不能与黄荆叶同用，同用则使人肢体麻木。

【临证参考】

1. 治关节风湿痛：鲜蔊菜二两。水煎服。(《福建中草药》)

2. 治麻疹不透：鲜蔊菜全草，捣汁，调食盐少许，开水冲服。(《福建中草药》)

3. 治鼻窦炎：鲜蔊菜适量。和雄黄少许捣烂，塞鼻腔内。(《福建中草药》)

4. 治跌打肿痛：鲜蔊菜二至四两。热酒冲服，渣外敷。(《福建中草药》)

5. 治疔疮，痈肿：野油菜，捣烂敷患处。(《福建中草药》)

6. 治头目眩晕：野油菜切碎调鸡蛋，用油炒食。(《贵阳民间药草》)

7. 治烧烫伤：鲜蔊菜捣烂取汁外涂。(《广西本草选集》)

8. 治小儿发热：野油菜适量，水煎，外洗双脚。但药水不可将脚面淹没，即不能高出脚背。[黔南民族医专学报，2018, 31 (04): 280-281]

9. 治漆疮：鲜野油菜适量，捣汁，外涂患处。[黔南民族医专学报，2018, 31 (04): 280-281]

鲜天胡荽 | Xiān Tiān Hú Suī

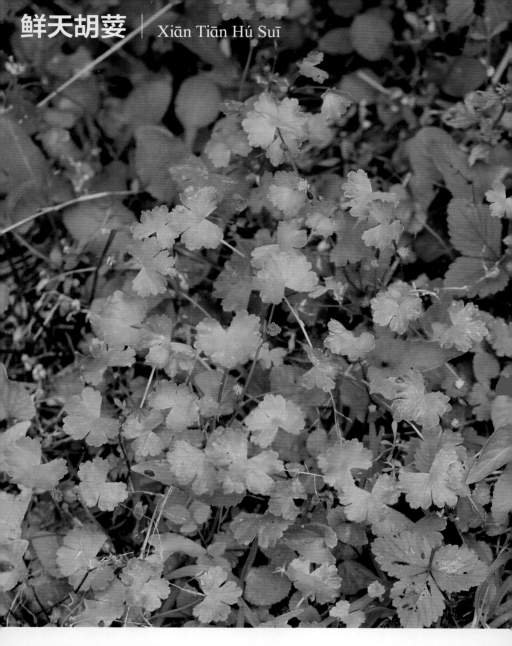

【来源】为伞形科天胡荽属植物天胡荽 *Hydrocotyle sibthorpioides* Lam. 的全草。主产于浙江杭州、宁波、平阳、泰顺、台州、龙泉等地。全年可采，鲜用。

【辨识要点】多年生草本，有气味；茎匍匐、铺地，节上生根；叶圆形或肾状圆形，不分裂或 5 ～ 7 浅裂，裂片宽倒卵形，有钝齿，上面无毛，下面脉上有毛；伞形花序与叶对生，单生于节上；果实略呈心形，两侧扁压，中棱在果熟时极为隆起，幼时表面草黄色，成熟时有紫色斑点。

【别名】满天星、圆地炮、龙灯碗、小叶铜钱草、细叶钱凿口、鹅不食草、石胡荽、金钱草、地星宿。

【性味】甘、淡、微辛，凉。

【功效】祛风清热，化痰止咳。

【主治】黄疸性肝炎，肝硬化腹水，胆石症，泌尿系感染，泌尿系结石，伤风感冒，百日咳，咽喉炎，扁桃体炎，目翳；外用治湿疹，带状疱疹，衄血。

【用法用量】内服：煎汤，30 ～ 60g。外用：适量，捣敷。

【临证参考】

1. 治急性黄疸性肝炎：鲜天胡荽一至二两，白糖一两，酒水各半煎服，每日一剂。（《江西草药》）

2. 治肝炎发黄：鲜地星宿五钱至八钱，茵陈五钱。煎水吃，日服三次。（《贵阳民间药草》）

3. 治阳黄黄疸及小儿风热：天胡荽捣烂，加盐少许，开水冲服。（《广西中药志》）

4. 治小儿夏季热：鲜天胡荽适量，捣汁半小碗，每服三至五匙，每日服五六次。（《江西草药》）

5. 治红淋症：地星宿、萹蓄各四两。捣烂取汁兑白糖服。（《贵阳民间药草》）

6. 治小便不通：鲜地星宿一两，捣烂挤水，加白糖一两服，或煎水兑白糖服。（《贵阳民间药草》）

7. 治风火眼痛：天胡荽、墨旱莲各等分。捣烂敷。（《广西中药志》）

8. 治缠腰蛇（带状疱疹）：鲜天胡荽一握，捣烂绞汁一杯，加雄黄末一钱，涂患处，日二次。（《福建民间草药》）

9. 治齿缝出血：鲜天胡荽一握，用冷开水洗净，捣烂浸醋，含在口中；5min 吐出，日含 3 ～ 4 次。（《福建民间草药》）

10. 治耳烂：满天星鲜草揉汁涂。（《四川中药志》）

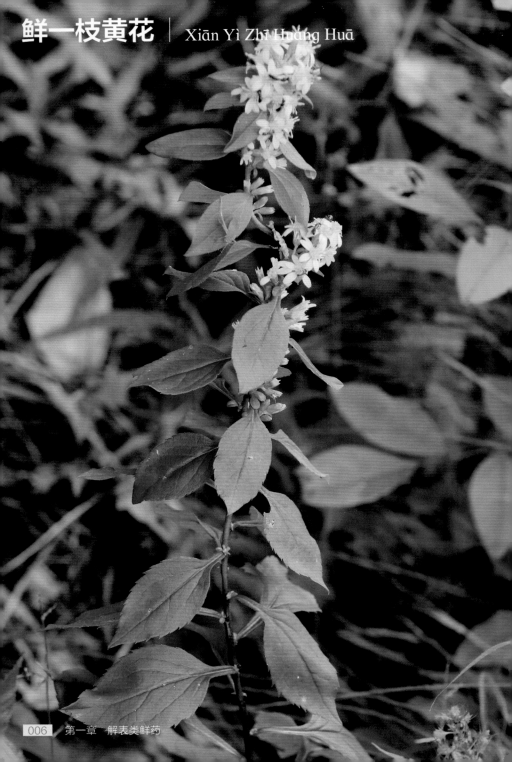

【来源】为菊科一枝黄花属植物一枝黄花 *Solidago decurrens* Lour. 的根及全草。主产于浙江杭州、温州、安吉、磐安、开化、江山、舟山、台州、丽水等地。秋、冬二季采收，鲜用。

【辨识要点】多年生草本；茎多分枝；叶椭圆形、长椭圆形、卵形或宽披针形，叶两面、沿脉及叶缘有短柔毛或下面无毛；头状花序，顶生，披针形或狭披针形；瘦果，无毛。

【别名】千斤癀、兴安一枝黄花、粘糊菜、破布叶、金柴胡、山厚合、老虎尿。

【性味】辛、苦，平。**有小毒**。

【功效】疏风清热，解毒消肿。

【主治】上呼吸道感染，扁桃体炎，咽喉肿痛，支气管炎，肺炎，肺结核咯血，急、慢性肾炎，小儿疳积；外用治跌打损伤，毒蛇咬伤，疮疡肿毒，乳腺炎。

【用法用量】内服：煎汤，20～30g。外用：适量，捣敷，或煎水熏洗。

【使用注意】

1. 孕妇忌服。

2. 脾胃虚寒，大便溏薄者慎用。

【临证参考】

1. 治小儿急惊风：鲜一枝黄花一两，生姜一片，同捣烂取汁，开水冲服。(《闽东本草》)

2. 治发背、乳痈、腹股沟淋巴结肿：一枝黄花七钱至一两，捣烂，酒煎服，渣捣烂敷患处。(《江西民间草药》)

3. 治毒蛇咬伤：一枝黄花一两。水煎，加蜂蜜一两调服。外用全草同酒糟杵烂敷。(《江西民间草药》)

鲜生姜 | Xiān Shēng Jiāng

【来源】为姜科姜属植物姜 *Zingiber officinale* Roscoe 的新鲜根茎。主产于浙江温州、丽水等地。秋、冬二季采挖，除去泥沙和须根，鲜用。

【辨识要点】多年生草本；株高 0.5～1m；根茎肥厚，多分枝，有芳香及辛辣味；叶片披针形或线状披针形，无毛；穗状花序，球果状。

【性味】辛，微温。

【功效】解表散寒，温中止呕，化痰止咳。

【主治】风寒感冒，胃寒呕吐，寒痰咳嗽。

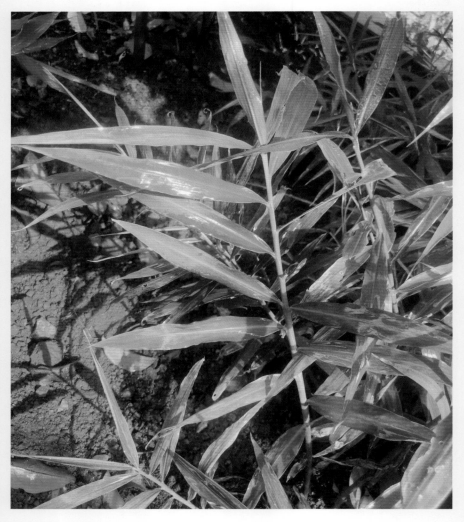

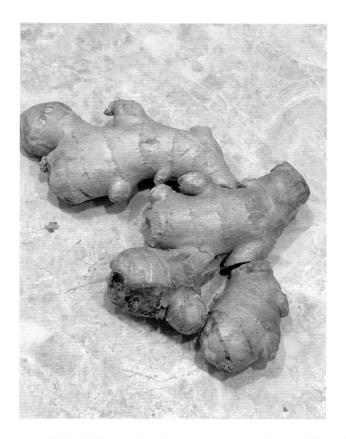

【用法用量】内服：煎汤，3～10g。外用：适量，捣敷。

【使用注意】阴虚内热者忌服。

【临证参考】

1. 治感冒风寒：生姜五片，紫苏叶一两。水煎服。(《本草汇言》)

2. 治冷痰嗽：生姜二两，饴糖一两。水三碗，煎至半碗，温和徐徐饮。(《本草汇言》)

3. 治手脱皮：鲜姜一两。切片，用酒二两半，浸24h后，涂搽局部，一日两次。(内蒙古《中草药新医疗法资料选编》)

4. 治秃头：生姜捣烂，加温，敷头上，约二三次。(《贵州中医验方》)

5. 治赤白癜风：生姜频擦之良。(《易简方》)

6. 治跌打损伤：姜汁和酒调生面贴之。(《易简方》)

7. 治百虫入耳：姜汁少许滴之。(《易简方》)

鲜紫苏叶 | Xiān Zǐ Sū Yè

【来源】为唇形科紫苏属植物紫苏 *Perilla frutescens* (L.) Britton 的干燥叶（或带嫩枝）。主产于浙江杭州、温岭等地。夏季枝叶茂盛时采收，鲜用。

【辨识要点】一年生直立草本；茎绿色或紫色，钝四棱形，具四槽，密被长柔毛；叶阔卵形或圆形，先端短尖或突尖，基部圆形或阔楔形，边缘在基部以上有粗锯齿，两面被柔毛；轮伞花序，腋生，苞片宽卵圆形或近圆形；小坚果近球形，灰褐色，具网纹。

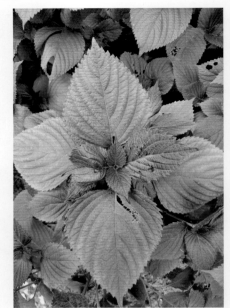

【别名】苏子、兴帕夏噶、孜珠、香荽、薄荷、聋耳麻、野藿麻、水升麻、假紫苏、大紫苏。

【性味】辛，温。

【功效】解表散寒，行气和中，安胎，解鱼蟹毒。

【主治】风寒表证，脘腹胀满，恶心呕吐，腹痛吐泻，胎气不和，妊娠恶阻，食鱼蟹中毒。

【用法用量】内服：煎汤，15～30g。外用：适量，捣敷，或煎水熏洗。

【使用注意】温病及气弱者忌服。

【临证参考】

1. 治金疮出血：嫩紫苏叶、桑叶，同捣贴之。(《永类钤方》)

2. 治跌打损伤：紫苏捣敷之，疮口自合。(《谈野翁试验方》)

3. 治蛇虺伤人：紫苏叶捣汁饮之。(《备急千金要方》)

4. 治寻常疣：用注射针头挑破疣体，取洗净鲜紫苏叶与食盐一起揉擦疣体 10～15min，擦后可用敷料包扎，每日 1 次，2～3 次即可治愈。[湖南中医杂志，1989(05):13]

鲜葱白 | Xiān Cōng Bái

【来源】为百合科葱属植物葱 *Allium fistulosum* L. 的鳞茎及全草。主产于浙江杭州、丽水等地。全草四季可采，鳞茎用时需剥去外膜，去须根及叶，鲜用。

【辨识要点】多年生草本；通常簇生，全体具辛臭，折断后有辛味之黏液，须根丛生，白色。鳞茎圆柱形。叶基生，圆柱形，中空，先端尖，绿色，具纵纹；花茎自叶丛抽出，通常单一，中央部膨大，中空；伞形花序圆球状；蒴果三棱形。种子黑色，三角状半圆形。

【别名】北葱、大葱、葱白头、葱茎白。

【性味】辛，温。

【功效】发汗解表，通阳，利尿。

【主治】感冒头痛，鼻塞；外用治小便不利，痈疖肿毒。

【用法用量】内服：煎汤，15～30g。外用：适量，捣烂敷脐部或患处。

【使用注意】表虚多汗者忌服。

【临证参考】

1. 伤寒初觉头痛，肉热，脉洪起，一二日：葱白一虎口，豉一升。以水三升，煮取一升，顿服取汗。(《肘后备急方》葱豉汤)

2. 治时疾头痛发热者：连根葱白二十根。和米煮粥，入醋少许，热食取汗即解。(《济生秘览》)

3. 治脱阳，或因大吐大泻之后，四肢逆冷，元气不接，不省人事，或伤寒新瘥，误与妇人交，小腹紧痛，外肾搐缩，面黑气喘，冷汗自出，须臾不救：葱白敷茎炒令热，熨脐下，后以葱白连须三七根，细锉，砂盆内研细，

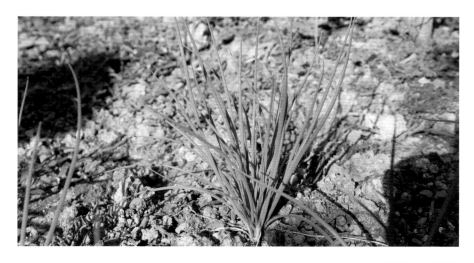

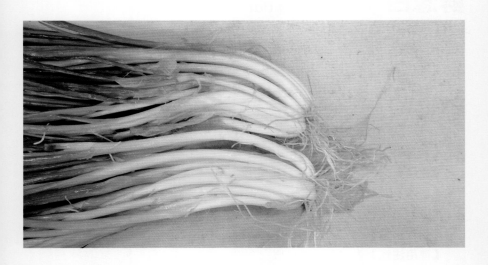

用酒五升，煮至二升。分作三服，灌之。(《医方考》华佗危病方)

4. 治霍乱烦躁，卧不安稳：葱白二十茎，大枣二十枚。水三升，煮取二升顿服之。(《肘后备急方》)

5. 治小便难，小肠胀：葱白三斤。细锉，炒令热，以帕子裹，分作二处，更以熨脐下。(《普济本事方》)

6. 治小儿秃疮：冷泔洗净，以羊角葱捣泥，入蜜和涂之。(《本草纲目》)

7. 治痔正发疼痛：葱和须，浓煎汤，置盆中坐浸之。(《必效方》)

8. 治磕打损伤，头脑破骨及手足骨折或指头破裂，血流不止：葱白捣烂，焙热封裹损处。(《日用本草》)

9. 治疝气：鲜葱白30g，蚯蚓10条，每日1剂，水煎服。(《壮族民间用药选编》)

10. 治乳房胀痛，乳汁不通：葱白适量，捣烂，加少许盐，用锅煎成饼，贴患处。(《全国中草药汇编》)

11. 治急性扭伤肿痛：鲜葱白30g、韭菜头50g、白酒30g，面粉适量，将前两药捣烂如泥，加入白酒及面粉调成糊状敷于患处。[中国民间疗法，2003, 8 (07): 55]

12. 治支气管哮喘：鲜葱白50g、鲜生姜15g，共捣烂如泥；每晚睡前用热水泡脚10～15min，外敷足心（包括涌泉穴，及偏第4、5跖骨处），范围约4cm×4cm，厚1～2mm，用麝香止痛膏固定。[中国民间疗法，2000, 8 (07): 24]

鲜鹅不食草 | Xiān é Bù Shí Cǎo

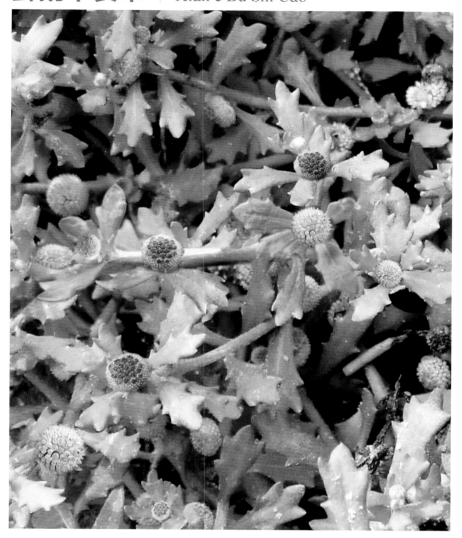

【来源】为菊科石胡荽属植物鹅不食草 *Centipeda minima* (L.) A. Braun & Asch. 的全草。主产于浙江杭州、宁波、平阳、天台、遂昌、龙泉等地。夏、秋二季花开时采收，鲜用。

【辨识要点】一年生小草本；茎多分枝；叶楔状倒披针形，顶端钝，基部楔形，边缘有少数锯齿，无毛或背面微被蛛丝状毛。头状花序小，扁球形，单生于叶腋，无花序梗或极短；瘦果椭圆形，棱上有长毛，无冠状冠毛。

【别名】球子草、石胡荽、地胡椒、三牙戟、连地稗、猪屎潺。

【性味】辛，温。

【功效】祛风通窍，解毒消肿。

【主治】风寒头痛，咳嗽痰多，鼻塞不通，鼻渊流涕。

【用法用量】内服：煎汤，15～30g。外用：适量，捣敷。

【使用注意】表虚多汗者忌服；胃溃疡及胃炎患者慎用。

【临证参考】

1. 治寒痰齁喘：野鹅不食草研汁，和酒服。（《濒湖集简方》）

2. 治疳积腹泻：鲜石胡荽三钱。水煎服。（《湖南药物志》）

3. 治蛇伤：鲜石胡荽捣烂，外敷伤部。（《泉州本草》）

4. 治间日疟及三日疟：鲜鹅不食草，捻成团，填鼻内，初感有喷嚏，宜稍忍耐，过一夜，效。（《现代实用中药》）

5. 治脑漏：鲜石胡荽捣烂，塞鼻孔内。（《浙江民间草药》）

6. 治伤风头痛、鼻塞、目翳：鲜鹅不食草搓揉，嗅其气，即打喷嚏，每日2次。（《贵阳民间草药》）

7. 治痔疮肿痛：鲜鹅不食草捣贴之。（《濒湖集简方》）

8. 治单双喉蛾：鲜鹅不食草30g，捣烂，取汁浸30g糯米磨浆，给患者徐徐含咽。（《广西民间常用草药》）

9. 治跌打肿痛：鹅不食草适量，捣烂，炒热，敷患处。（《广西民间常用草药》）

10. 治胬肉攀睛：鲜鹅不食草60g，捣烂，取汁煮沸澄清，加梅片0.3g调匀，点入眼内。（《广西民间常用草药》）

11. 治牛皮癣：鲜鹅不食草捣涂。（《贵阳民间药草》）

12. 治膀胱结石：鲜鹅不食草60g。洗净捣汁，加白糖少许，1次服完。（《贵阳民间草药》）

鲜杜衡 Xiān Dù Héng

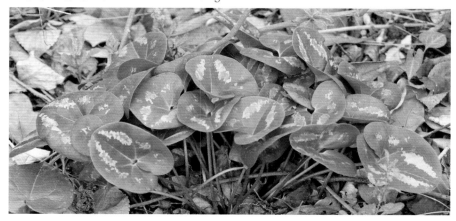

【来源】为马兜铃科细辛属植物杜衡 *Asarum forbesii* Maxim. 的根茎及根或全草。主产于浙江杭州、平阳、乐清、安吉、兰溪等。4～6月间采收，鲜用。

【辨识要点】多年生草本；根状茎短，根丛生，稍肉质。叶片阔心形至肾心形，先端钝或圆，基部心形，叶面深绿色，中脉两旁有白色云斑，脉上及其近边缘有短毛，叶背浅绿色。花暗紫色，单花顶生。蒴果肉质，具多数黑褐色种子。

【别名】怀蘅薇香，楚蘅，杜蘅，土杏，马蹄香，杜衡葵，土细辛，钹儿草。

【性味】辛，温。**有小毒**。

【功效】疏风散寒，消痰利水，活血止痛。

【主治】风寒感冒，痰饮喘咳，水肿，风寒湿痹，跌打损伤，头痛，齿痛，胃痛，痧气腹痛，瘰疬，肿毒，蛇咬伤。

【用法用量】内服：煎汤，9～15g。外用：适量，研末吹鼻或捣敷。

【使用注意】体虚多汗、咳嗽咯血及孕妇忌服。

【临证参考】

1. 治龋齿疼痛：杜衡鲜叶捻烂，塞入蛀孔中。（《福建民间草药》）

2. 治损伤疼痛及蛇咬伤：鲜杜衡，捣敷患处。（《浙江天目山药用植物志》）

3. 治疮毒：杜衡根、青蓬叶各一至二钱。捣烂敷患处。（《浙江天目山药用植物志》）

4. 治无名肿毒，瓜藤痈（壮医的热毒病）初起，漫肿无头，木痛不红，连贯而生：杜衡鲜叶七片，酌冲开水，炖 1h，服后出微汗，日服一次；渣捣烂加热敷贴。（《福建民间草药》）

鲜苍耳 | Xiān Cāng ěr

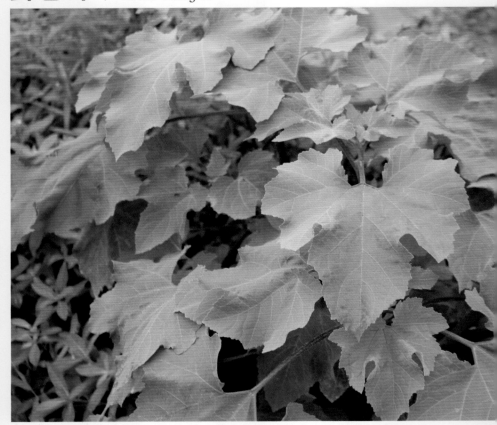

【来源】为菊科苍耳属植物苍耳 *Xanthium strumarium* L. 或蒙古苍耳 *Xanthium mongolicum* Kitag. 的全草。主产于浙江杭州、德清、磐安、丽水等地。夏季采收，鲜用。

【辨识要点】一年生草本；叶互生，具长柄，宽卵状三角形或心形，与叶柄连接处成相等的楔形，边缘有不规则的粗锯齿，上面绿色，下面苍白色。头状花序近于无柄，聚生，单性同株；瘦果 2 个，倒卵形。

【别名】卷耳、菤、苓耳、地葵、枲耳、白胡荽、常枲、爵耳、耳珰草。

【性味】苦、辛，寒。**有毒**。

【功效】祛风散热，解毒杀虫。

【主治】头风，头晕，湿痹拘挛，目赤、目翳，风癞，疔肿，热毒疮疡，皮肤瘙痒。

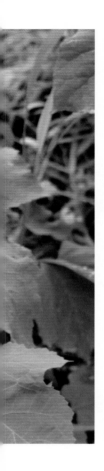

【用法用量】内服：煎汤，捣汁、熬膏或入丸、散，20～30g，大剂量30～60g。外用：适量，捣敷或煎水洗。

【使用注意】

1. 不可与猪肉共食。

2. 忌米泔。

3. 散气耗血，虚人勿服。

【临证参考】

1. 治中风伤寒头痛，又疗疔肿困重：生捣苍耳根叶，和小儿尿绞取汁，冷撮一升，日三度。(《食疗本草》)

2. 治中风，头痛，湿痹，四肢拘挛痛：苍耳嫩苗叶一斤，酥一两。先煮苍耳三、五沸，漉出，用豉一合，水二大盏半，煎豉取汁一盏半，入苍耳及五味，调和作羹，入酥食之。(《太平圣惠方》苍耳叶羹)

3. 治目上星瞖：鲜苍耳草，捣烂涂膏药上贴太阳穴。(《浙江民间草药》)

4. 治虫咬性皮炎：鲜苍耳茎叶、白矾、雄黄（明雄）各适量。共捣成膏，外敷蜇咬处，固定。(内蒙古《中草药新医疗法资料选编》)

5. 治中耳炎：鲜苍耳全草五钱（干的三钱）。冲开水半碗服。(《福建民间草药》)

6. 治热毒攻手足，赤肿焮热，疼痛欲脱：苍耳草绞取汁以渍之。(《备急千金要方》)

7. 治癞：嫩苍耳、荷叶各等分。为末，每服二钱，温酒调下。(《袖珍方》)

8. 治疥疮痔漏：苍耳全草煎汤熏洗。(《闽东本草》)

9. 治风疹和遍身湿痒：苍耳全草煎汤外洗。(《闽东本草》)

10. 治赤白汗斑：苍耳嫩叶尖和膏盐擂烂。五、六月间擦之，五、七次。(《摘元方》)

11. 治膝关节炎、肩周炎：取鲜苍耳适量，捣烂成泥，均匀涂抹于患处，纱布包扎。[中国中医药学会基层中医药会议专刊，1997:461]

鲜虎耳草 | Xiān Hǔ ěr Cǎo

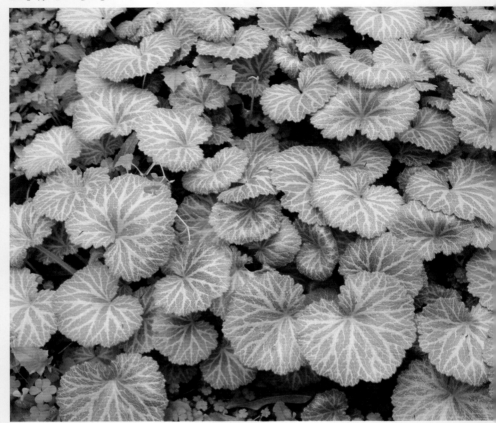

【来源】为虎耳草科虎耳草属植物虎耳草 *Saxifraga stolonifera* Curt. 的全草。主产于浙江杭州、宁波、温州、德清、安吉、金华、开化、台州、丽水等地。春、夏两季采收，除去杂质，鲜用。

【辨识要点】多年生草本；茎高达 45cm，被长腺毛；基生叶近心形、肾形或扁圆形，先端急尖或钝，基部近截形、圆形或心形，边缘浅裂，并具不规则齿牙和腺睫毛，两面被腺毛和斑点；聚伞花序圆锥状。

【别名】天青地红、通耳草、耳朵草、丝棉吊梅、狮子草、耳聋草、金丝荷叶、天荷叶。

【性味】辛、苦，寒。**有小毒**。

【功效】疏风清热，凉血解毒。

【主治】风热咳嗽，肺痈，吐血，风火牙痛，急性中耳炎，大疱性鼓膜

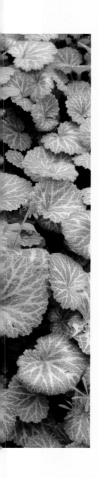

炎，风疹瘙痒，痔肿痛，毒虫咬伤，外伤出血。

【用法用量】内服：煎服，10～15g。外用：适量，捣汁滴；或煎水熏洗。

【使用注意】孕妇禁用。

【临证参考】

1. 治荨麻疹：虎耳草、青黛。煎服。(《四川中药志》)

2. 治风丹热毒，风火牙痛：鲜虎耳草一两，水煎服。(《南京地区常用中草药》)

3. 治风疹瘙痒，湿疹：鲜虎耳草五钱至一两。煎服。(《上海常用中草药》)

4. 治湿疹，皮肤瘙痒：鲜虎耳草一斤，切碎，加95％酒精拌湿，再加30％酒精1000ml浸泡一周，去渣，外敷患处。(《南京地区常用中草药》)

5. 治肺热咳嗽气逆：虎耳草三至六钱，冰糖半两。水煎服。(《江西民间草药》)

6. 治吐血：虎耳草三钱，猪皮肉四两。混匀剁烂，做成肉饼，加水蒸熟食。(《江西民间草药》)

7. 治血崩：鲜虎耳草一至二两，加黄酒、水各半煎服。(《浙江民间常用草药》)

8. 治痔：虎耳草一两，水煎，加食盐少许，放罐内，坐熏，一日两次，(《江西民间草药》)

9. 治冻疮溃烂：鲜虎耳草叶捣烂敷患处。(《南京地区常用中草药》)

10. 治中耳炎：鲜虎耳草叶捣汁滴入耳内。(《浙江民间常用草药》)

11. 治乳痈：鲜虎耳草捣烂外敷。[中国乡村医药，1998(07): 13]

12. 缓解牙痛：虎耳草全草30g，洗净切碎后加鸡蛋1个共炒，内服，每日1次。[安徽农业科学，2009, 37(31): 15224-15226]

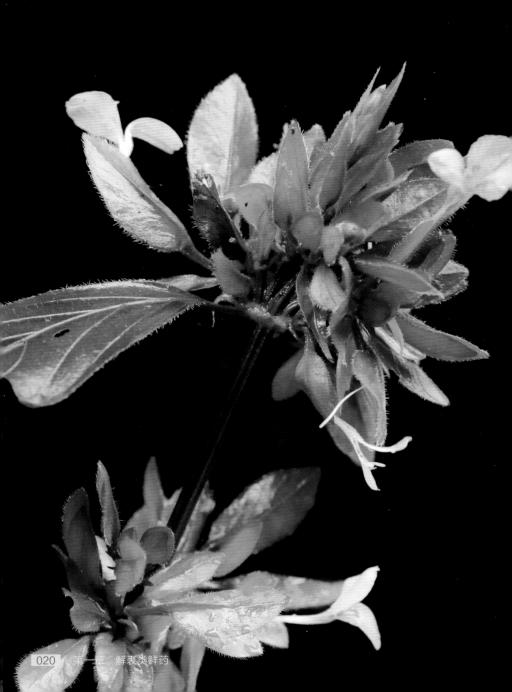

【来源】为爵床科九头狮子草属植物九头狮子草 *Peristrophe japonica* (Thunb.) Bremek. 的全草。主产于浙江杭州、宁波、泰顺、安吉、绍兴、磐安、开化、舟山、天台、温岭、丽水等地。夏、秋二季采收，除去杂质，鲜用。

【辨识要点】草本；高 20～50cm；小枝节上和节间均被柔毛；叶卵状长圆形，先端渐尖或尾尖，基部钝或急尖；花序顶生或生于上部叶腋，由聚伞花序组成，花冠粉红色或微紫色；蒴果，疏生短柔毛，开裂时胎座不弹起，上部具 4 粒种子，下部实心；种子有小疣状突起。

【别名】咳嗽草、六角英、观音草、广西山蓝、接骨草、尖惊药、土细辛、万年青、绿豆青、辣叶青药。

【性味】辛、微苦、甘，凉。

【功效】祛风清热，凉肝定惊，散瘀解毒。

【主治】感冒发热，肺热咳喘，肝热目赤，小儿惊风，咽喉肿痛，痈肿疔毒，乳痈，聤耳，瘰疬，痔，蛇虫咬伤，跌打损伤。

【用法用量】内服：煎服，18～30g；或绞汁饮。外用：适量，捣敷；或煎汤熏洗。

【临证参考】

1. 治肺热咳嗽：鲜九头狮子草一两，加冰糖适量。水煎服。（《福建中草药》）

2. 治肺炎：鲜九头狮子草二至三两，捣烂绞汁，调少许食盐服。（《福建中草药》）

3. 治虚弱咳嗽：辣叶青药嫩尖七个，蒸五分麦芽糖服。（《贵州草药》）

4. 治咽喉肿痛：鲜九头狮子草二两，水煎，或捣烂绞汁一至二两，调蜜服。（《福建中草药》）

5. 治痔：尖惊药二两，槐树根二两，折耳根二两。炖猪大肠头，吃五次。（《贵阳民间药草》）

6. 治蛇咬伤：鲜九头狮子草、半枝莲、紫花地丁，三种药草加盐卤捣烂，涂敷于咬伤部位。（《浙江民间草药》）

7. 治黑疱疔：九头狮子草茎叶，捣烂，涂敷。（《浙江民间草药》）

8. 治白带，经漏：九头狮子草四两，炖猪肉吃。（《常用中草药配方》）

9. 治阴道炎：取九头狮子草（尖惊药）、铁扫帚，水煎，每日分 3 次服用。[广州医药，2020，51 (03): 21-25]

10. 治中耳炎：取九头狮子草适量，加少许盐，捣烂取汁滴耳。[云南化工，2020，47(10): 3-5]

第二章

清热类
鲜药

鲜大叶金花草 | Xiān Dà Yè Jīn Huā Cǎo

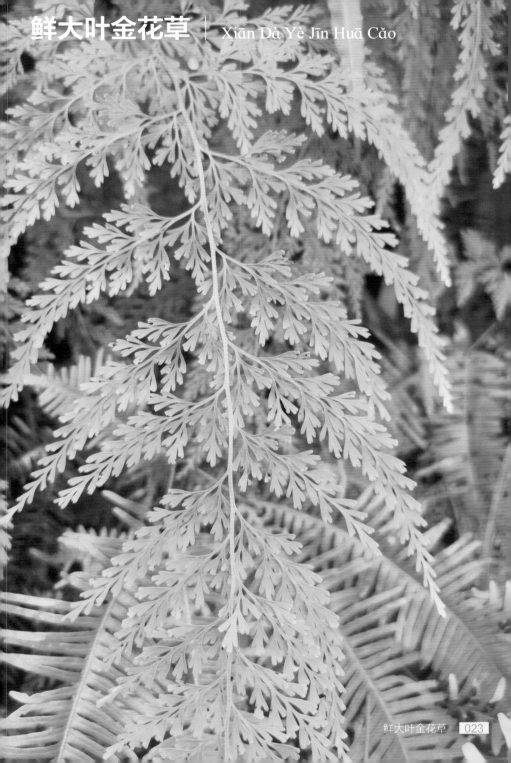

【来源】为鳞始蕨科乌蕨属植物乌蕨 *Stenoloma chusanum* (L.) Ching 的全草或根茎。主产于浙江杭州、宁波、平阳、乐清、金华、开化、玉环、天台、丽水等地。四季可采，夏、秋较佳。洗净，鲜用。

【辨识要点】多年生草本；根状茎短而横走，粗壮，密被赤褐色的钻状鳞片；叶近生，叶片披针形，先端渐尖，四回羽状；叶坚草质，干后棕褐色，通体光滑；孢子囊群边缘着生，囊群盖灰棕色，革质，半杯形，宽，与叶缘等长，近全缘或多少啮蚀，宿存。

【别名】乌蕨、乌韭、雉鸡尾、孔雀尾、小叶野鸡尾、蟛蚨参、石青苇、野黄连、水黄连、大金花草。

【性味】微苦，寒。

【功效】清热，解毒，利湿，止血。

【主治】感冒发热，咳嗽，扁桃体炎，腮腺炎，肠炎，痢疾，肝炎，食物中毒，农药中毒，烧烫伤，皮肤湿疹。

【用法用量】内服：煎汤，30～60g；解食物中毒，用鲜叶绞汁饮。外用：适量，捣敷、鲜草煎水洗患处。

【临证参考】

1. 治肝炎（急性黄疸性和无黄疸性传染性肝炎）：乌韭全草三两。水煎汁分三次服，连服十至十五剂。（《浙江民间常用草药》）

2. 治狂犬咬伤：鲜乌韭根茎五至六两，用铜器水煎，空腹服，连服数日。服药期间环境必须安静。（《浙江民间常用草药》）

3. 治毒蛇咬伤：乌蕨根茎捣敷并煎服。（《浙江天目山药用植物志》）

4. 治中暑发痧：鲜乌韭叶四两。捣烂绞汁服。（《福建中草药》

5. 治痢疾：鲜乌韭全草、鲜水蜈蚣全草各一两。水煎服。（《福建中草药》）

6. 治急性支气管炎：乌韭鲜叶二两。水煎服。（《福建中草药》）

7. 治白浊、湿热带下：乌韭鲜全草一至二两。捣烂绞汁，调米泔水服。（《福建中草药》）

8. 治乳痈：乌韭根茎一两。水煎，冲黄酒服，鲜叶捣烂敷患处。（《浙江民间常用草药》）

9. 治对口疮：乌韭鲜叶，以蜜或盐同捣外敷。（《福建中草药》）

10. 治烫火伤：大金花草叶捣烂或研末，冷开水调敷患处。（《广西中草药》）

鲜牡蒿 | Xiān Mǔ Hāo

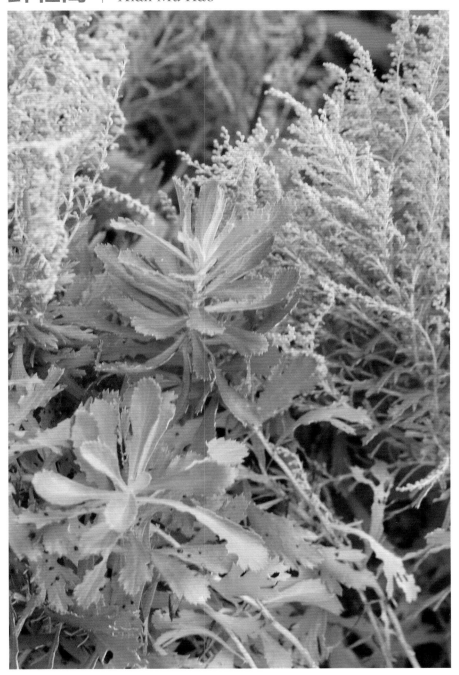

【来源】为菊科蒿属植物牡蒿 *Artemisia japonica* Thunb. 的全草。主产于浙江杭州、宁波、文成、泰顺、金华、开化、天台、缙云、遂昌、云和、龙泉等地。未开花前采收，鲜用。

【辨识要点】多年生草本；植株有香气。主根稍明显，侧根多，常有块根；茎单生或少数，有纵棱，紫褐色或褐色。叶纸质，两面无毛或初时微有短柔毛，后无毛，叶倒卵形或宽匙形，基部楔形，渐狭窄；头状花序多数，卵球形或近球形；瘦果小，倒卵形。

【别名】蔚、水辣菜、油蒿、齐头蒿、野塘蒿、土柴胡。

【性味】苦、甘，平。

【功效】清热，凉血，解暑。

【主治】感冒发热，中暑，疟疾，肺结核潮热，高血压病；外用治创伤出血，疔疮肿毒。

【用法用量】内服：煎汤，20～30g。外用：适量，捣敷，或煎水熏洗。

【使用注意】体弱虚寒者慎用；孕妇慎用。

【临证参考】

1. 治喉蛾：牡蒿鲜全草一至二两。切碎，水煎服。(《浙江民间常用草药》)

2. 治疟疾寒热：齐头蒿根、滴滴金根各一把。擂生酒一钟，未发前服；以滓敷寸口。(《海上名方》)

3. 治疥疮湿疹：牡蒿煎水洗患处。(《浙江民间常用草药》)

4. 治传染性肝炎：鲜牡蒿根 100g，公猪瘦肉 100g，水煎，吃肉喝汤，一天一剂。[河南赤脚医生，1977(05):60]

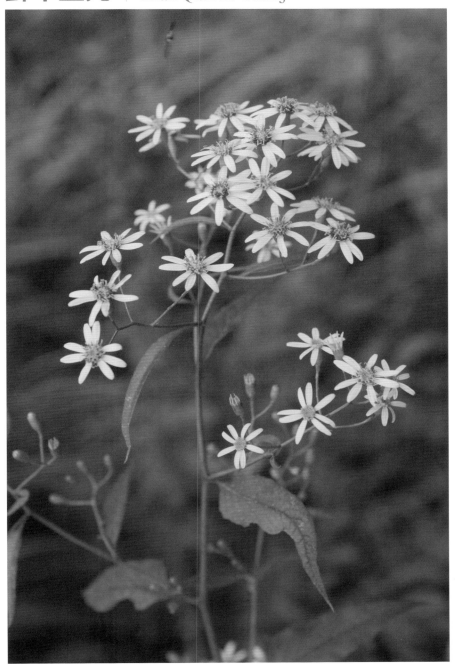

【来源】为菊科千里光属植物千里光 *Senecio scandens* Buch.-Ham. ex D. Don 的全草。主产于浙江杭州、镇海、平阳、泰顺、磐安、开化、舟山、天台、丽水等地。夏、秋二季采收，鲜用。

【辨识要点】多年生草本；茎多分枝，被柔毛或无毛；叶片卵状披针形至长三角形，顶端渐尖，基部宽楔形、截形、戟形或稀心形，两面被短柔毛至无毛；头状花序顶生，舌状花；瘦果圆柱形，被柔毛，冠毛白色。

【别名】千里及、九里明、九领光、一扫光。

【性味】苦、辛，凉。**有小毒。**

【功效】清热解毒，凉血消肿，清肝明目。

【主治】风火赤眼，疮疖肿毒，皮肤湿疹及痢疾腹痛等病症。

【用法用量】内服：煎汤，15～30g。外用：适量，捣敷，或煎水熏洗。

【使用注意】中寒泄泻者勿服。

【临证参考】

1. 治痈疽疮毒：千里光（鲜）一两，水煎服；另用千里光（鲜）适量，水煎外洗；再用千里光（鲜）适量，捣烂外敷。（《江西草药》）

2. 治化脓性感染：取鲜品千里光适量，煎汁湿敷，连用4日。[四川中医，1998(11):39]

3. 治流感：千里光鲜全草30～60g，水煎服。（江西《草药手册》）

4. 治毒蛇咬伤：鲜千里光全草60g，雄黄3g，共捣烂，敷患处，另取鲜全草适量，水煎洗伤处；鲜千里光根60g，水煎代茶饮。（《常用中草药选编》）

5. 治风热感冒：鲜千里光全草30g，六角仙（爵床）、野菊鲜全草各30g。水炖。分三次服，每日1剂。（《常用中草药选编》）

6. 治疮痈溃烂：千里光、半边莲、犁头草各适量。共捣烂，敷患处。（《广西民间常用中草药手册》）

7. 治外科感染性疾病：鲜品千里光煎汁湿敷。[四川中医，1998,16(11):39]

鲜肾蕨 | Xiān Shèn Jué

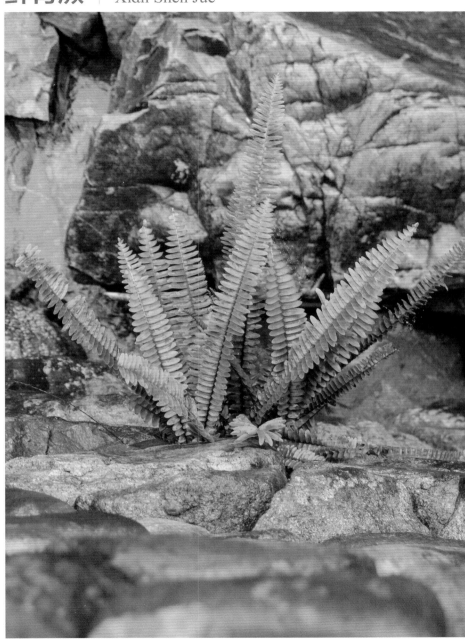

【来源】肾蕨科肾蕨属植物肾蕨*Nephrolepis cordifolia* (L.) C. Presl的全草、叶或块茎。主产于浙江杭州、平阳、泰顺等地。全年可采，洗净鲜用。

【辨识要点】多年生草本；叶簇生，直立；一回羽状，披针形，先端钝圆或有时为急尖头，基部心脏形，通常不对称；孢子囊群位于主脉两侧，肾形；囊群盖肾形，褐棕色。

【别名】圆羊齿、蜈蚣草、篦子草、石黄皮、天鹅抱蛋、石蛋果、蛇蛋参、凤凰蛋、乌脚蕨、蜈蚣蕨。

【性味】苦、辛，平。

【功效】清热，利湿，消肿，解毒。

【主治】黄疸，淋浊，小便涩痛，痢疾，疝气，乳痈，瘰疬，烫伤，刀伤。

【用法用量】内服：煎汤，50～100g。外用：适量，鲜全草或根茎捣敷。

【临证参考】

1. 治久痢：圆羊齿鲜叶三两。捣烂，加米泔水调匀绞汁取。（《福建中草药》）

2. 治乳房肿痛：肾蕨嫩茎叶，捣绒敷。（《四川中药志》）

3. 治刀伤：蜈蚣蕨嫩叶捣敷。（《贵州民间药物》）

鲜大叶骨牌草 | Xiān Dà Yè Gǔ Pái Cǎo

【来源】 为水龙骨科星蕨属植物江南星蕨 *Microsorum fortunei* (Moore) Ching 的全草和根状茎。主产于浙江宁波。四季可采，洗净，鲜用。

【辨识要点】 多年生草本；根茎长，横走，顶部被贴伏鳞片；叶片线状披针形或披针形，基部渐窄下延成窄翅，全缘，具软骨质边缘；孢子囊群大而圆形，近中脉；孢子豆瓣形，周壁具不规则褶皱。

【别名】 凤尾金星、七星剑、旋鸡尾、排骨草、七星凤尾、一包针、龙眼草、七星草、金鸡尾。

【性味】 苦，寒。

【功效】 清热利湿，凉血解毒。

【主治】 热淋，小便不利，赤白带下，痢疾，黄疸，咯血，衄血，痔疮出血，瘰疬结核，痈肿疮毒，毒蛇咬伤，风湿疼痛，跌打骨折。

【用法用量】 内服：煎汤，15～30g；或捣汁。外用：适量，鲜品捣敷。

【使用注意】 虚寒者慎服。

【临证参考】

1. 治肺痨咯血：鲜江南星蕨二至三两，水煎，调冰糖服。(《福建中草药》)

2. 治肺痈咳嗽胸痛：鲜江南星蕨、鲜苇茎各二两，煎汤服。(《泉州本草》)

3. 治小便赤、涩痛或带血：鲜江南星蕨一至二两，水煎服。(《福建中草药》)

4. 治热痢口渴：鲜江南星蕨二至三两，水煎，代茶饮。(《福建中草药》)

5. 治痈疽发背：鲜江南星蕨捣烂敷患处。(《泉州本草》)

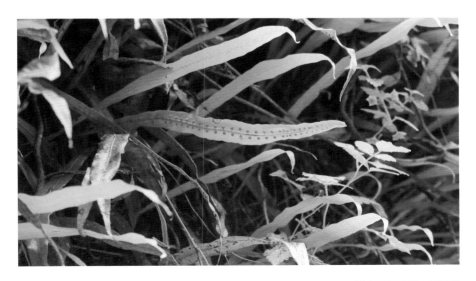

鲜水龙骨 | Xiān Shuǐ Lóng Gǔ

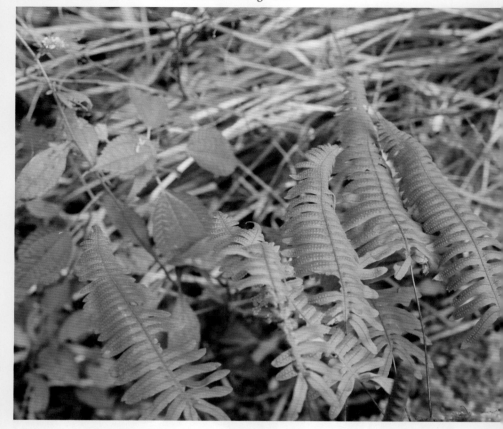

【来源】为蕨类水龙骨科水龙骨属植物水龙骨 *Polypodium nipponicum* Mett. 的根状茎。主产于浙江淳安、建德、临安、宁波、平阳、泰顺、安吉、天台、丽水等地。四季可采，洗净，鲜用。

【辨识要点】多年附生草本；根茎长，横走，密被鳞片，乌黑色；叶疏生或近生；叶片卵状披针形或宽披针形，基部心形；叶草质，两面近无毛，下面疏被小鳞片；孢子囊群圆形，较小，生于内藏小脉顶端，近裂片中脉着生，无盖。

【别名】石蚕、石豇豆、青石莲、青龙骨、草石蚕、铁打粗、青竹标、岩鸡尾、人头发。

【性味】甘、苦，凉。

【功效】解毒退热，祛风利湿，止咳止痛。

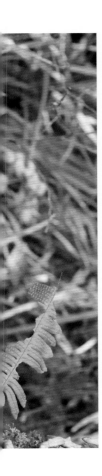

【主治】小儿高热，咳嗽气喘，急性结膜炎，尿路感染，风湿关节痛，牙痛；外用治荨麻疹，疮疖肿毒，跌打损伤。

【用法用量】内服：煎汤，30～60g。外用：适量，煎水洗；或鲜品捣敷。

【临证参考】

1. 治小儿高热惊风：鲜水龙骨一两，一枝黄花五钱，水煎服。（《浙江民间常用草药》）

2. 治牙痛：鲜水龙骨三钱，金银花五钱，中华常春藤三钱，水煎服。（《浙江民间常用草药》）

3. 治荨麻疹：鲜水龙骨根茎二至四两，红枣十个。水煎服。另取全草一斤煎水，趁热洗浴。（《浙江民间常用草药》）

4. 治病后骨节疼痛：新鲜岩鸡尾一把，熬水，兑烧酒少许洗身上（由上至下）数次。（《贵州民间药物》）

鲜榉树叶 | Xiān Jǔ Shù Yè

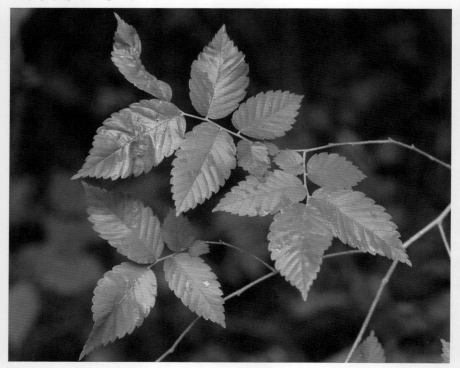

【来源】为榆科榉属植物大叶榉树 *Zelkova schneideriana* Hand.-Mazz. 或其同属植物的叶。主产于浙江杭州、安吉、天台等地。夏、秋季采收，鲜用。

【辨识要点】乔木；树皮灰褐色至深灰色，呈不规则的片状剥落；一年生枝密被伸展灰色柔毛；叶卵形至椭圆状披针形，先端渐尖、尾状渐尖或锐尖，基部稍偏斜，圆或宽楔形，稀浅心形，上面被糙毛，下面密被柔毛，具圆齿状锯齿；叶柄被柔毛。

【别名】无。

【性味】苦，寒。

【功效】清热解毒，凉血。

【主治】疮疡肿痛，崩中，带下。

【用法用量】内服：煎汤，24 ～ 40g。外用：适量，捣敷。

【临证参考】

1. 治火烂疮：嫩叶，挼贴火烂疮有效。(《唐本草》)

2. 凉心肺：作饮凉心肺；挼贴火丹。(姚可成《食物本草》)

鲜杠板归 | Xiān Gàng Bǎn Guī

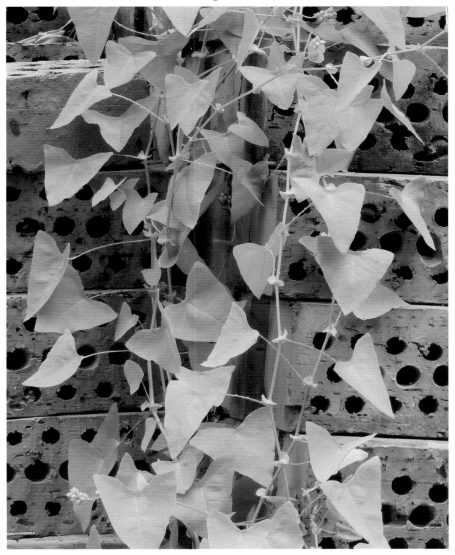

　　【来源】为蓼科蒿蓄属植物杠板归 *Polygonum perfoliatum* L. 的地上部分。主产于浙江杭州、平阳、文成、泰顺、平湖、绍兴、金华、开化、江山、舟山、天台、丽水等地。夏季花开时采集，鲜用。

　　【辨识要点】一年生攀缘草本；茎具纵棱，沿棱疏生倒刺；叶三角形，先端钝或微尖，基部近平截，下面沿叶脉疏生皮刺，托叶鞘叶状；总状花序呈短穗状，顶生或腋生，花被白绿色，花被片椭圆形，果时增大，深蓝色；瘦果球形，黑色。

【别名】蛇倒退、犁头刺、河白草、蚂蚱簕、急解索、老虎俐、猫爪刺、蛇不过。

【性味】酸，微寒。

【功效】清热解毒，利水消肿，止咳。

【主治】上呼吸道感染，气管炎，百日咳，急性扁桃体炎，肠炎，痢疾，肾炎水肿；外用治带状疱疹，湿疹，痈疖肿毒，蛇咬伤。

【用法用量】内服：50～100g。外用：适量，鲜品捣烂敷或干品煎水洗患处。

【临证参考】

1. 治痈肿：鲜杠板归全草60～90g。水煎，调黄酒服。（《福建中草药》）

2. 治下肢关节肿痛：鲜杠板归全草60～90g。水煎服。（《福建中草药》）

3. 治缠腰火丹（带状疱疹）：鲜杠板归叶，捣烂绞汁，调雄黄末适量，涂患处，一日数次（《江西民间草药》）。

4. 治慢性湿疹：鲜杠板归120g。水煎，外洗，每日1次。（《单方验方调查资料选编》）

5. 治蛇咬伤：杠板归叶，不拘多少，捣汁，酒调随量服之，用渣搽伤处。（《万病回春》）

6. 治大面积湿疹：鲜杠板归500g，煎汤外洗，每日早晚各1次，1周为1个疗程。[浙江中医杂志，2000 (07): 39]

鲜藜 | Xiān Lí

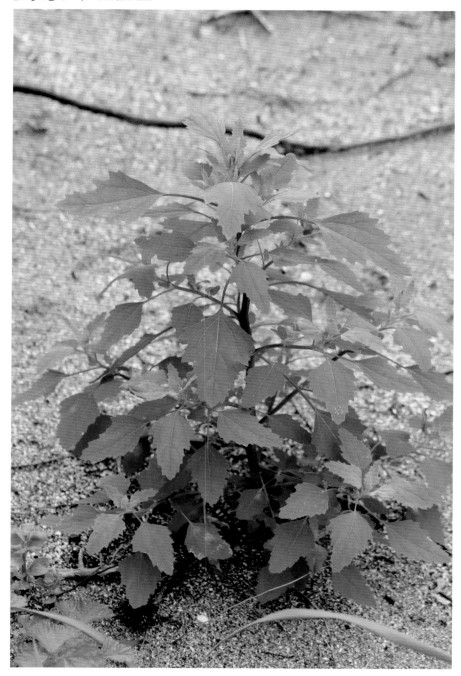

【**来源**】为苋科藜属植物藜 *Chenopodium album* L. 的幼嫩全草。主产于浙江杭州、天台、温岭等地。夏、秋采收，鲜用。

【**辨识要点**】一年生草本；茎直立，粗壮，具条棱及绿色或紫红色色条，多分枝；叶片菱状卵形至宽披针形，先端急尖或微钝，基部楔形至宽楔形，具不整齐锯齿；花被扁球形或球形，5 深裂，裂片宽卵形或椭圆形，背面具纵脊，先端钝或微凹，边缘膜质。

【**别名**】莱、厘、蔓华、蒙华、鹤顶草、红落藜、舜芒谷、红心灰藋、落藜、胭脂菜、灰菜、飞扬草。

【**性味**】甘，平，**微毒**。

【**功效**】清热，利湿，杀虫。

【**主治**】痢疾，腹泻，湿疮痒疹，毒虫咬伤。

【**用法用量**】内服：煎汤，100 ～ 200g。外用：适量，煎水漱口或熏洗；或捣涂。

【**临证参考**】

1. 治龋齿：鲜灰菜适量，水煎漱口。(《中国沙漠地区药用植物》)

2. 治毒虫咬伤，白癜风：灰菜茎叶，捣烂外涂。(《中国沙漠地区药用植物》)

鲜空心莲子草

Xiān Kōng Xīn Lián Zǐ Cǎo

【来源】为苋科莲子草属植物空心莲子草 *Alternanthera philoxeroides* (Mart.) Griseb. 的全草。主产于浙江杭州、宁波、温州、嘉兴、湖州、绍兴、磐安、兰溪、衢州、舟山、台州等地。秋季采集，洗净鲜用。

【辨识要点】多年生草本；茎基部匍匐；叶长圆形、长圆状倒卵形或倒卵状披针形，先端尖或圆钝，具短尖，基部渐窄，全缘，两面无毛或上面被平伏毛，下面具颗粒状突起；头状花序具花序梗，单生叶腋，白色花被片长圆形，花丝基部连成杯状，子房倒卵形，具短柄。

【别名】喜旱莲子草、空心苋、革命草、水花生、过塘蛇、空心蕹藤菜、水蕹菜、蟛蜞菊。

【性味】苦、甘，寒。

【功效】清热利尿，凉血解毒。

【主治】乙脑、流感初期，肺结核咯血；外用治湿疹，带状疱疹，疔疮，毒蛇咬伤，流行性出血性结膜炎。

【用法用量】内服：鲜品 50 ～ 100g。外用：适量，鲜全草取汁外涂，或捣烂调蜜糖外敷。治眼病时用点眼药水，每日 3 ～ 4 次。

【临证参考】

1. 治肺结核咯血：鲜空心苋全草四两，冰糖五钱。水炖服。(《福建中草药》)

2. 治淋浊：鲜空心苋全草二两。水炖服。(《福建中草药》)

3. 治毒蛇咬伤：鲜空心苋全草四至八两。捣烂绞汁服，渣外敷。(《福建中草药》)

4. 治带状疱疹：鲜空心苋全草。加洗米水捣烂绞汁抹患处。(《福建中草药》)

5. 治疔疮：鲜空心苋全草捣烂调蜂蜜外敷。(《福建中草药》)

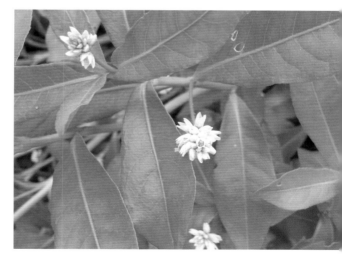

鲜凹头苋 | Xiān Āo Tóu Xiàn

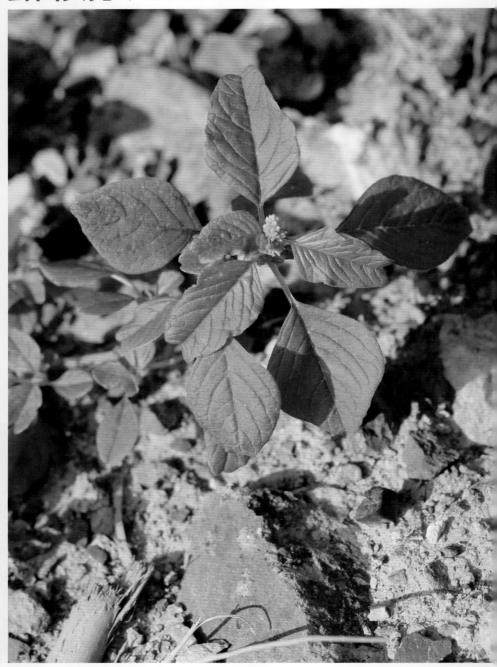

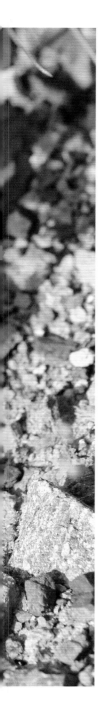

【来源】为苋科苋属植物凹头苋 *Amaranthus ascendens* Loisel. 的全草和种子。主产于浙江杭州、奉化、天台、龙泉等地。秋季采集，洗净鲜用。

【辨识要点】一年生草本；茎伏卧上升，从基部分枝；叶片卵形或菱状卵形，先端凹缺，具芒尖，或不明显，基部宽楔形，全缘或稍呈波状；花簇腋生；胞果扁卵形，不裂，近平滑，露出宿存花被片；种子圆形，黑色或黑褐色，边缘具环状边。

【别名】野苋菜、光苋菜。

【性味】甘、淡，凉。

【功效】清热利湿。

【主治】肠炎，痢疾，咽炎，乳腺炎，痔疮肿痛出血，毒蛇咬伤。

【用法用量】内服：煎汤，50～400g。外用：鲜草适量，捣烂敷患处。

【临证参考】

1. 治痢疾：鲜野苋根一至二两，水煎服。（《福建中草药》）

2. 治痔疮肿痛：鲜野苋根一至二两，猪大肠一段，水煎，饭前服。（《福建中草药》）

3. 治毒蛇咬伤：鲜野苋全草一至二两，捣烂绞汁服；或鲜全草一两，杨梅鲜树皮三钱，水煎调泻盐三钱服。（《福建中草药》）

4. 治乳痈：鲜野苋根一至二两，鸭蛋一个，水煎服；另用鲜野苋叶和冷饭捣烂外敷。（《福建中草药》）

5. 治蛇头疔：鲜野苋叶和食盐捣烂敷患处。（《福建中草药》）

鲜刺苋菜 | Xiān Cì Xiàn Cài

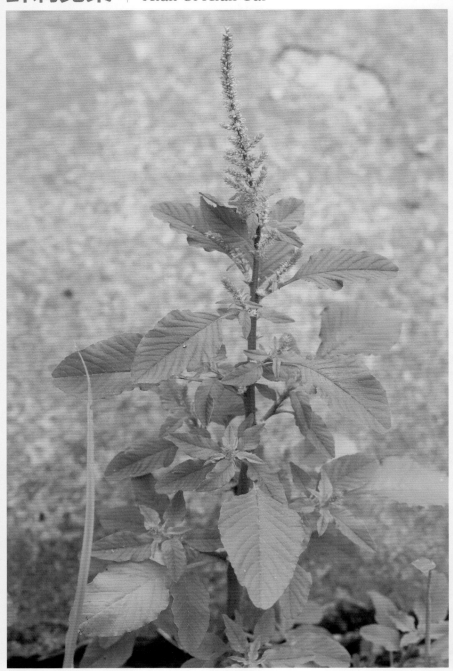

【来源】为苋科苋属植物刺苋 *Amaranthus spinosus* L. 的全草或根、茎、叶。主产于浙江杭州、宁波、温州、嘉兴、湖州、绍兴、金华、衢州、舟山、台州等地。夏秋采挖，鲜用。

【辨识要点】一年生草本；茎直立，圆柱形或钝棱形；叶片菱状卵形或卵状披针形，顶端圆钝，具微凸头，基部楔形，全缘；叶柄无毛，在其旁有刺；圆锥花序腋生及顶生；种子近球形，黑色或带棕黑色。

【别名】刺苋、野苋菜、野刺苋、假苋菜、猪母刺、白刺苋。

【性味】甘、淡，凉。

【功效】清热利湿，解毒消肿，凉血止血。

【主治】痢疾，肠炎，胃、十二指肠溃疡出血，痔疮便血；外用治毒蛇咬伤，皮肤湿疹，疖肿脓疡。

【用法用量】内服：100～200g。外用：适量，鲜品捣烂敷患处。

【临证参考】

1. 治痢疾：鲜刺苋菜根 30g，红糖 15g，酌加水，煎取半碗，饭前服。（《福建民间草药》）

2. 治痢疾、急性肠炎、泄泻：鲜刺苋菜及根 30～60g，凤尾草 30g，水煎，一日 2～3 次分服。（《全国中草药汇编》）

3. 治尿道炎、血尿：鲜野苋菜根、车前草各 30g，水煎服。（《食物中药与便方》）

4. 治臁疮：鲜刺苋全草捣烂，加生桐油和匀，敷贴患处。（《草药手册》）

5. 治咽喉痛：鲜刺苋菜根 45g，水煎服。（《江西草药》）

6. 治胆囊炎、胆道结石：鲜刺苋叶 150g，猪小肠（去油脂）180g，加水炖熟，分 3 次服，1 天服完，7 天为 1 个疗程。（《福建药物志》）

7. 治溃疡病合并出血：刺苋菜根半斤洗净切片，加水 800ml，文火浓煎 1～2h，煎至 300ml，日服 3 次，每次 100ml。[广西中医药，1980 (02)：45]

鲜青葙 | Xiān Qīng Xiāng

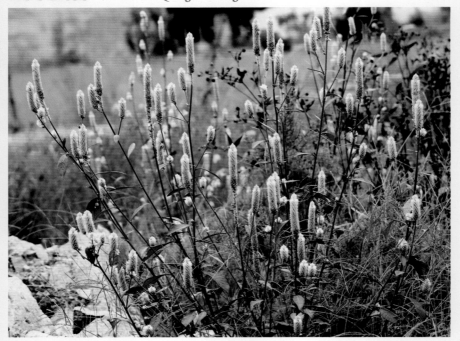

【来源】为苋科青葙属植物青葙 *Celosia argentea* L. 的茎叶及根、成熟种子。主产于浙江杭州、宁波、遂昌等地。花期采收或秋季果实成熟时采割植株或摘取果穗收集种子，鲜用。

【辨识要点】一年生草本；叶长圆状披针形、披针形或披针状条形，绿色常带红色，先端急尖或渐尖，具小芒尖，基部渐窄；塔状或圆柱状穗状花序不分枝；苞片及小苞片披针形，白色，先端渐尖成细芒，具中脉；胞果卵形，包在宿存花被片内；种子肾形，扁平，双凸。

【别名】草蒿、姜蒿、昆仑草、野鸡冠、鸡冠苋、狼尾巴果、鸡冠菜、土鸡冠、狐狸尾、指天笔。

【性味】苦，微寒。

【功效】清热燥湿，杀虫，止血。

【主治】风瘙身痒，疥疮，痔疮，金疮出血。

【用法用量】内服：煎汤或捣汁，鲜用 50 ～ 100g。外用：适量，捣敷。

【临证参考】

治创伤出血：鲜青葙叶捣烂，敷于伤处，纱布包扎。（江西《草药手册》）

鲜紫茉莉 | Xiān Zǐ Mò Lì

【来源】为紫茉莉科植物紫茉莉 *Mirabilis jalapa* L. 的根、叶和果实。主产于浙江杭州、平阳、泰顺、天台等地。秋、冬挖取块根，洗净泥沙，叶生长茂盛花未开时采摘，9～10月果实成熟时采收，除去杂质，鲜用。

【辨识要点】一年生草本；茎多分枝，节稍肿大；叶卵形或卵状三角形，先端渐尖，基部平截或心形，全缘；花常数朵簇生枝顶，总苞钟形，花被紫红色、黄色或杂色，花被筒高脚碟状，檐部浅裂，花午后开放，有香气，次日午前凋萎；瘦果球形，黑色；种子胚乳白粉质。

【别名】根：入地老鼠、花粉头、水粉头、粉子头、胭脂花头。果实：白粉果、土山奈。

【性味】根：甘、苦，平。叶：甘，平。果实：甘，微寒。

【功效】根：利尿，泄热，活血散瘀。叶：清热解毒，祛风渗湿，活血。果实：清热化斑，利湿解毒。

【主治】根：淋浊，带下，肺痨吐血，痈疽发背，急性关节炎。叶：痈疮，疥癣，创伤。果实：生斑痣，脓疮。

【用法用量】根：内服：煎汤，鲜品25～50g。外用：适量，捣敷。叶：内服：适量，鲜品捣敷或取汁外搽。果实：外用：适量，去外壳研末搽；或煎水洗。

【使用注意】孕妇忌服。

【临证参考】

1. 治急性关节炎：鲜紫茉莉根三两。水煎服，体热加豆腐，体寒加猪脚。（福建晋江《中草药手册》）

2. 治痈疽背疮：紫茉莉鲜根一株。去皮洗净，加红糖少许，共捣烂，敷患处，日换两次。（《福建民间草药》）

3. 治创伤痈疮：捣敷创伤、痈疮。（《南宁市药物志》）

4. 治疥疮：紫茉莉鲜叶一握，洗净捣烂，绞汁抹患处。（《福建民间草药》）

鲜马齿苋 | Xiān Mǎ Chǐ Xiàn

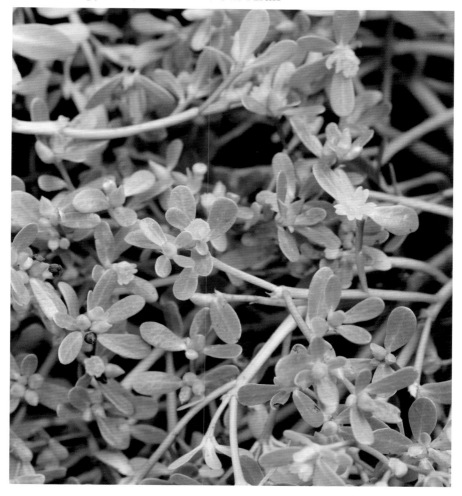

【来源】为马齿苋科马齿苋属植物马齿苋 *Portulaca oleracea* L. 的干燥地上部分。主产于浙江杭州、宁波、温州、嘉兴、兰溪、天台、遂昌、龙泉等地。夏、秋二季采收，鲜用。

【辨识要点】一年生草本；全株无毛，茎多分枝；叶互生或近对生，扁平肥厚，倒卵形；花无梗，簇生枝顶，萼片对生，绿色，盔形；种子黑褐色，具小疣。

【别名】马齿草、马苋、马齿菜、马齿龙芽、五方草、长命菜、九头狮子草、灰苋、马踏菜。

【性味】酸，寒。

【功效】清热解毒，凉血止血，止痢。

【主治】湿热泄泻，痢疾，黄疸，内痔出血，黄水疮。

【用法用量】内服：煎汤，30～60g；或绞汁。外用：适量，捣敷患处；或煎水洗。

【使用注意】脾胃虚寒者慎用；不宜与甲鱼同食，否则会导致消化不良、食物中毒等症；孕妇忌用。

【临证参考】

1. 治血痢：马齿苋两大握（切），粳米三合。上以水和马齿苋煮粥，不着盐醋，空腹啖食。（《太平圣惠方》）

2. 治产后血痢，小便不通，脐腹痛：生马齿苋，捣，取汁三大合，煎一沸，下蜜一合调，顿服。（《经效产宝》）

3. 治小儿火丹，热如火，绕腰即损：杵马齿苋敷之，日二。（《贞元集要广利方》）

4. 治细菌性痢疾，肠炎：马齿苋（鲜草）750g。先经干蒸3～4min，捣烂取汁150ml左右。每服50ml，每日3次。（《全国中草药汇编》）

5. 治急性阑尾炎：马齿苋、蒲公英各2两，水煎2次，浓缩为200ml，2次分服。（《全国中草药汇编》）

6. 治钩虫病：鲜马齿苋半斤，水煎，浓缩成流浸膏，加米醋50ml顿服，每日1次。3天为一个疗程。如需进行第二、三疗程时，每疗程间隔10～14天。（《全国中草药汇编》）

7. 治带状疱疹：鲜马齿苋2两，捣烂外敷患处，每日2次。（《全国中草药汇编》）

8. 治疟疾：鲜马齿苋、酢浆草各30g，水煎冲红糖服。（《福建药物志》）

9. 治伤风感冒、流感：鲜马齿苋45g，羌活15g，青蒿30g，上药煎汤两小碗，一日两次分服，连服2～3天。咽痛加鲜桔梗15g。（《江苏验方草药选编》）

鲜落葵 | Xiān Luò Kuí

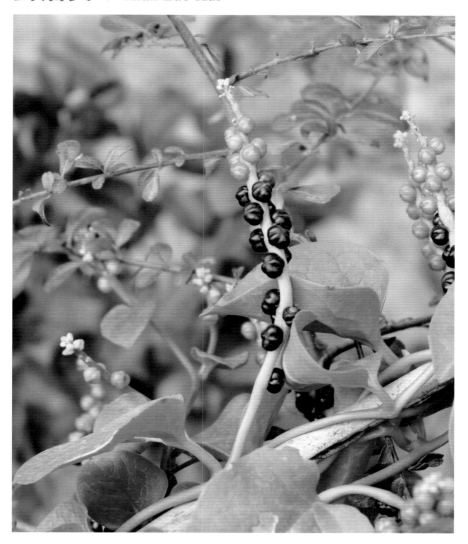

【来源】为落葵科落葵属植物落葵 *Basella rubra* L. 的全草。浙江各地均产。四季可采，鲜用。

【辨识要点】一年生缠绕草本；茎无毛，肉质，绿或稍紫红色；穗状花序腋生，花被片淡红色或淡紫色，卵状长圆形，雄蕊着生花被筒口，花药淡黄色，柱头椭圆形；果实球形，红色至深红色或黑色，多汁液，外包宿存小苞片及花被。

【别名】繁露、承露、天葵、藤葵、胡燕脂、藤儿菜、滑藤、西洋菜、御菜、燕脂菜。

【性味】甘、酸，寒。

【功效】滑肠通便，清热利湿，凉血解毒，活血。

【主治】大便秘结，小便短涩，痢疾，热毒疮疡，跌打损伤。

【用法用量】内服：煎汤，30～60g。外用：适量，鲜品捣敷；或捣汁涂。

【使用注意】脾冷人，不可食。孕妇忌服。

1.《本草纲目》：脾冷人，不可食。

2.《南宁市药物志》：孕妇忌服。

【临证参考】

1. 治小便短涩：鲜落葵每次二两。煎汤代茶频服。(《泉州本草》)

2. 治胸膈积热郁闷：鲜落葵每次二两。浓煎汤加酒温服。(《泉州本草》)

3. 治手脚关节风疼痛：鲜落葵全茎一两，猪蹄节一具或老母鸡一只（去头、脚、内脏）。和水酒适量各半炖服。(《闽南民间草药》)

4. 治疔疮：鲜落葵十余片。捣烂涂贴，日换一至二次。(《福建民间草药》)

5. 治阑尾炎：鲜落葵二至四两。水煎服。(《福建中草药》)

鲜无根藤 | *Xiān Wú Gēn Téng*

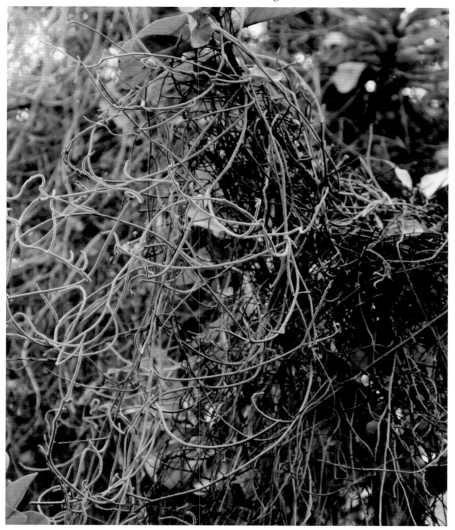

【来源】为樟科无根藤属植物无根藤 *Cassytha filiformis* L. 的全草。浙江大部均产。全年可采，洗净，切段，鲜用。注：禁采寄生在大茶药、马桑、鱼藤、羊角拗、夹竹桃等有毒植物上的，防止误用中毒。

【辨识要点】寄生缠绕草本，借盘状吸根附于寄主上。茎线状，绿色或绿褐色，无毛或稍有毛。叶退化为微小鳞片。花极小，两性，白色，无花梗，组成穗状花序，有微小苞片。果实小，球形。

【别名】无头藤、无娘藤、金丝藤、罗网藤、无根草。

【性味】甘、微苦，凉。**有小毒。**

【功效】清热利湿，凉血止血。

【主治】感冒发热，疟疾，急性黄疸性肝炎，咯血，衄血，尿血，泌尿系结石，肾炎水肿；外用治皮肤湿疹，多发性疖肿。

【用法用量】内服：煎汤，30～50g；外用适量，鲜品捣烂外敷，或煎水洗。

【使用注意】孕妇忌服。

【临证参考】

1. 治尿路结石：无根藤 60g，地骨皮、木通、灯心草各 12g。水煎服。(《香港中草药》)

2. 治慢性肾炎：无根藤、金丝草、田基黄各 30g。水煎服。(《香港中草药》)

3. 治阴囊肿大：取鲜无根草 24～30g，青壳鸭蛋 1 枚。水适量，炖服。每日服 1 次，连服 5～6 天。(《闽南民间草药》)

4. 治糖尿病：鲜无根藤 30g，赤小豆、山草薢各 9g。水煎服。(《福建药物志》)

5. 治乳糜尿：取寄生于龙眼树上的红无根藤 3～4 两（鲜），加水 2 碗，与 2 两瘦猪肉同煲，煎至 1 碗，分 2 次服，每日 1 剂。[广西赤脚医生，1976 (05): 20]

鲜血水草 | Xiān Xuè Shuí Cǎo

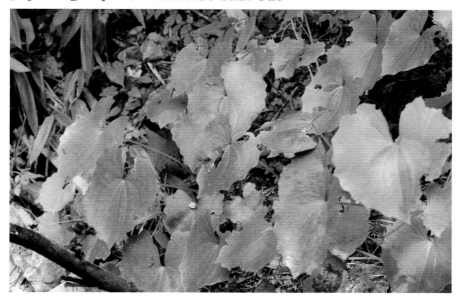

【来源】为罂粟科植物血水草属植物血水草 *Eomecon chionantha* Hance 的全草。主产于浙江杭州、文成、丽水等地。秋季采集全草，鲜用。

【辨识要点】多年生草本，具红黄色汁液；根茎匍匐，多分枝；基生叶数枚，心形或心状肾形，基部耳垂，边缘呈波状，掌状脉 5～7 条。

【别名】黄水芋、金腰带、一口血、小号筒、小绿号筒、水黄连、鸡爪莲、斗篷草、马蹄草。

【性味】苦，寒。有小毒。

【功效】清热解毒，活血止痛，止血。

【主治】目赤肿痛，咽喉疼痛，口腔溃疡，疔疮肿毒，毒蛇咬伤，癣疮，湿疹，跌打损伤，腰痛，咯血。

【用法用量】内服：煎汤，6～30g；或浸酒。外用：适量，捣敷；或煎水洗。

【使用注意】孕妇忌服。

【临证参考】

1. 治口腔溃疡：血水草全草适量。捣烂，绞汁漱口。(《中国民族药志》)
2. 治毒蛇咬伤：血水草适量。捣烂，兑淘米水外洗，外敷；亦可内服。(《中国民族药志》)

鲜黄堇 | Xiān Huáng Jǐn

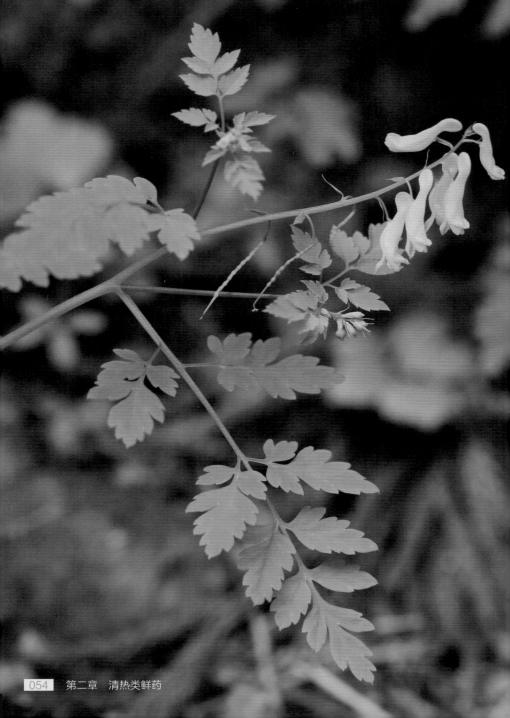

【来源】为罂粟科紫堇属小花黄堇 *Corydalis racemosa* (Thunb.) Pers. 的全草。主产于浙江杭州、平阳、天台、遂昌等地。夏季采收，洗净，鲜用。

【辨识要点】灰绿色丛生草本；外花瓣顶端勺状，具宽短尖，无鸡冠状突起，或有时仅上花瓣具浅鸡冠状突起；蒴果线形，具 1 列种子。

【别名】黄花鱼灯草、粪桶草、石莲、水黄连、虾子草、野水芹、鱼子草、断肠草。

【性味】苦、涩，寒。**有毒**。

【功效】清热利湿，解毒杀虫。

【主治】暑热腹泻，痢疾，肺结核咯血，高热惊风，目赤肿痛，流火，毒蛇咬伤，疮毒肿痛。

【用法用量】内服：煎汤，15 ～ 30g；或捣汁。外用：适量，捣敷；或用根以酒、醋磨汁搽。

【使用注意】江西《草药手册》：一般不作内服。

【临证参考】

1. 治牛皮癣、顽癣：黄堇根磨酒、醋外搽。（江西《草药手册》）

2. 治疮毒肿痛：鲜黄堇全草五钱，煎服；并用鲜叶捣汁涂患处。（《浙江天目山药用植物志》）

3. 治毒蛇咬伤：鲜黄堇草，捣汁涂敷。（《浙江天目山药用植物志》）

4. 治目赤肿痛：黄堇鲜全草加食盐少许捣烂，闭上患眼后。外敷包好，卧床 2h。

5. 治暑热腹泻、痢疾：黄堇鲜全草一两。水煎服，连服数日。

6. 治肺病咯血：黄堇鲜全草一至二两。捣烂取汁服（用水煎则无效）。（4 ～ 6 方出自《浙江民间常用草药》）

7. 治小儿惊风抽搐，人事不省：鲜黄堇一两。水煎服。（《浙江天目山药用植物志》）

鲜佛甲草 | Xiān Fó Jiǎ Cǎo

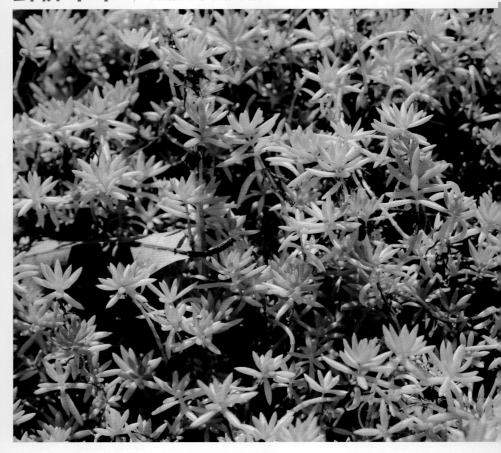

【来源】为景天科景天属佛甲草 *Sedum lineare* Thunb. 的茎叶。主产于浙江杭州、温州、舟山等地，鲜用随采。

【辨识要点】多年生草本；无毛，叶条形，常为 3 叶轮生，少有对生，基部有短距；花序聚伞状，顶生，疏生花，萼片线状披针形，花瓣 5，黄色，披针形。

【别名】火烧草、火焰草、佛指甲、半支莲、铁指甲、狗牙半支、龙水草、回生草、禾雀舌、狗牙瓣。

【性味】甘、淡，寒。

【功效】清热解毒，利湿，止血。

【主治】咽喉肿痛，目赤肿毒，热毒痈肿，疔疮，丹毒，缠腰火丹，烫

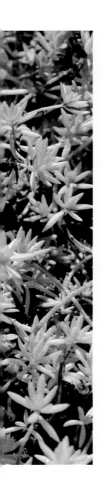

火伤，毒蛇咬伤，黄疸，湿热泻痢，便血，崩漏，外伤出血，扁平疣。

【用法用量】内服：煎汤，20～30g；或捣汁。外用：适量，鲜品捣敷；或捣汁含漱、点眼。

【使用注意】孕妇忌服。

【临证参考】

1. 治天蛇头疼不可忍：半支莲同香槽捣烂，少加食盐，包住患处。（《医宗汇编》）

2. 治喉癣：狗牙半支捣汁，加陈京墨磨汁，和匀漱喉，日咽四、五次。（《救生苦海》）

3. 治诸疔毒，火丹，头面肿胀将危者：铁指甲，少入皮硝捣罨之。（《李氏草秘》）

4. 治喉火：狗牙瓣五钱，捣烂，加蛋清冲开水服。（《贵阳民间药草》）

5. 治咽喉肿痛：鲜佛甲草二两。捣绞汁，加米醋少许，开水一大杯冲漱喉，日数次。（《闽东本草》）

6. 治乳痈红肿：狗牙瓣、蒲公英、金银花。加甜酒捣烂外敷。（《贵阳民间药草》）

7. 治无名肿毒：佛甲草加盐捣烂，罨敷患处。（《浙江民间草药》）

8. 治黄疸：狗牙瓣（生）一两，炖瘦肉四两，内服。（《贵阳民间药草》）

9. 治迁延性肝炎：佛甲草一两，当归三钱，红枣十个。水煎服，每日一剂。（《全展选编·传染病》）

10. 治目赤肿痛而生火翳：鲜狗牙瓣捣汁，加人乳点眼。（《贵阳民间药草》）

11. 治漆疮：鲜狗牙瓣捣烂外敷。（《贵阳民间药草》）

鲜垂盆草 | Xiān Chuí Pén Cǎo

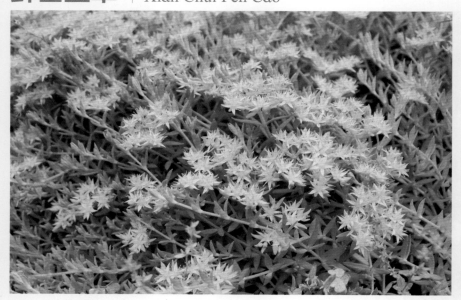

【来源】为景天科景天属垂盆草 *Sedum sarmentosum* Bunge 的全草。主产于浙江杭州、宁波、平阳、文成、泰顺、安吉、金华、舟山、台州、丽水等地。夏、秋二季采收，除去杂质，鲜用。

【辨识要点】多年生草本；3 叶轮生，叶倒披针形或长圆形，基部骤窄，有距；不育枝及花茎细，匍匐而节上生根，直到花序之下。

【别名】狗牙半支、石指甲、半支莲、养鸡草、狗牙齿、瓜子草。

【性味】甘、淡，凉。

【功效】清利湿热，解毒。

【主治】湿热黄疸，小便不利，痈肿疮疡，急、慢性肝炎。

【用法用量】内服：煎汤，50 ～ 100g；或捣汁。外用：适量，捣敷；或取汁外涂；或煎水湿敷。

【使用注意】脾胃虚寒者慎服。

【临证参考】

1. 治烫伤，烧伤：垂盆草鲜草洗净捣汁外涂。(《中国药典》)

2. 治湿疹：垂盆草适量浓煎，其药液浸于纱布覆盖患处湿敷，成人、儿童均可使用。[四川中医，1983 (04): 59-60]

鲜蛇莓 | Xiān Shé Méi

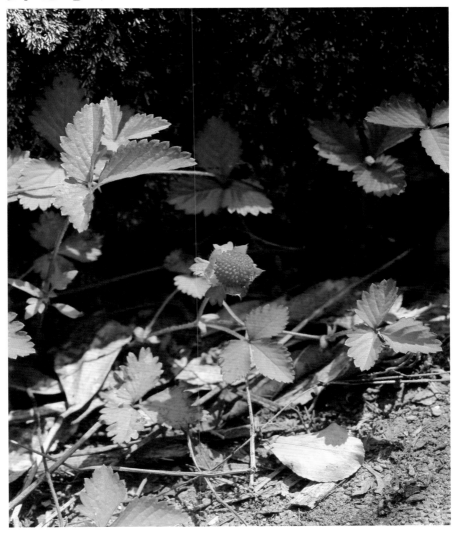

　　【来源】为蔷薇科蛇莓属蛇莓 *Duchesnea indica* (Andr.) Focke 的全草。浙江杭州、安吉、天台、遂昌等地均有分布，夏秋采收，鲜用。

　　【辨识要点】多年生草本；匍匐茎多数，被柔毛；小叶片倒卵形至菱状长圆形，先端圆钝，有钝锯齿，托叶窄卵形或宽披针形；花瓣倒卵形，黄色，雄蕊多枚，心皮多数，离生，花托在果期膨大，海绵质，鲜红色；瘦果卵圆。

【别名】鸡冠果、野杨梅、蛇蘑、地莓、蚕莓、三点红、龙吐珠、狮子尾、疔疮药、蛇蛋果、蛇泡草。

【性味】甘、酸，寒。**有小毒**。

【功效】清热解毒，散瘀消肿，凉血止血。

【主治】热病，惊痫，咳嗽，吐血，咽喉肿痛，痢疾，痈肿，疔疮，蛇虫咬伤，汤火伤，感冒，黄疸，目赤，口疮，痄腮，疖肿，崩漏，月经不调，跌打肿痛。

【用法用量】内服：30～60g；或捣汁。外用：适量，捣敷或研末撒。

【使用注意】脾胃虚寒者慎服。

【临证参考】

1. 治天行热盛，口中生疮：蛇莓自然汁，捣绞一斗，煎取五升，稍稍饮之。(《伤寒类要》)

2. 治吐血咯血：鲜蛇莓草二三两，捣烂绞汁一杯，冰糖少许炖服。(《闽东本草》)

3. 治咽喉肿痛：鲜蛇莓草炖汤内服及漱口。(《闽东本草》)

4. 治疟疾，黄疸：鲜蛇莓叶捣烂，用蚕豆大一团敷桡骨动脉处，布条包扎。(《江西民间草药》)

5. 治痢疾：鲜蛇莓全草一两，水煎服。(江西《草药手册》)

6. 治蛇头疔，乳痈，背疮，疔疮：鲜蛇莓草，捣烂，加蜜敷患处。初起未化脓者，加蒲公英一两，共杵烂，绞汁一杯，调黄酒二两炖服，渣敷患处。(《闽东本草》)

7. 治蛇窜丹：蛇泡草适量，雄黄五分，大蒜一个。共捣烂，布包，外搽。(《贵阳民间药草》)

8. 治脓疱疮：蛇泡草炖肉吃，并捣烂外敷。(《贵阳民间药草》)

9. 治跌打损伤：鲜蛇莓捣烂，甜酒少许，共炒热外敷。(《江西草药》)

10. 治蛇咬伤，毒虫咬伤：鲜蛇莓草，捣烂敷患处。(《江西民间草药》)

11. 治小面积烧伤：鲜蛇莓捣烂外敷。如创面有脓，加鲜犁头草；无脓，加冰片少许。(《江西草药》)

12. 治瘰疬：鲜蛇莓草一至二两，洗净，煎服。(《上海常用中草药》)

鲜铁苋菜 | Xiān Tiě Xiàn Cài

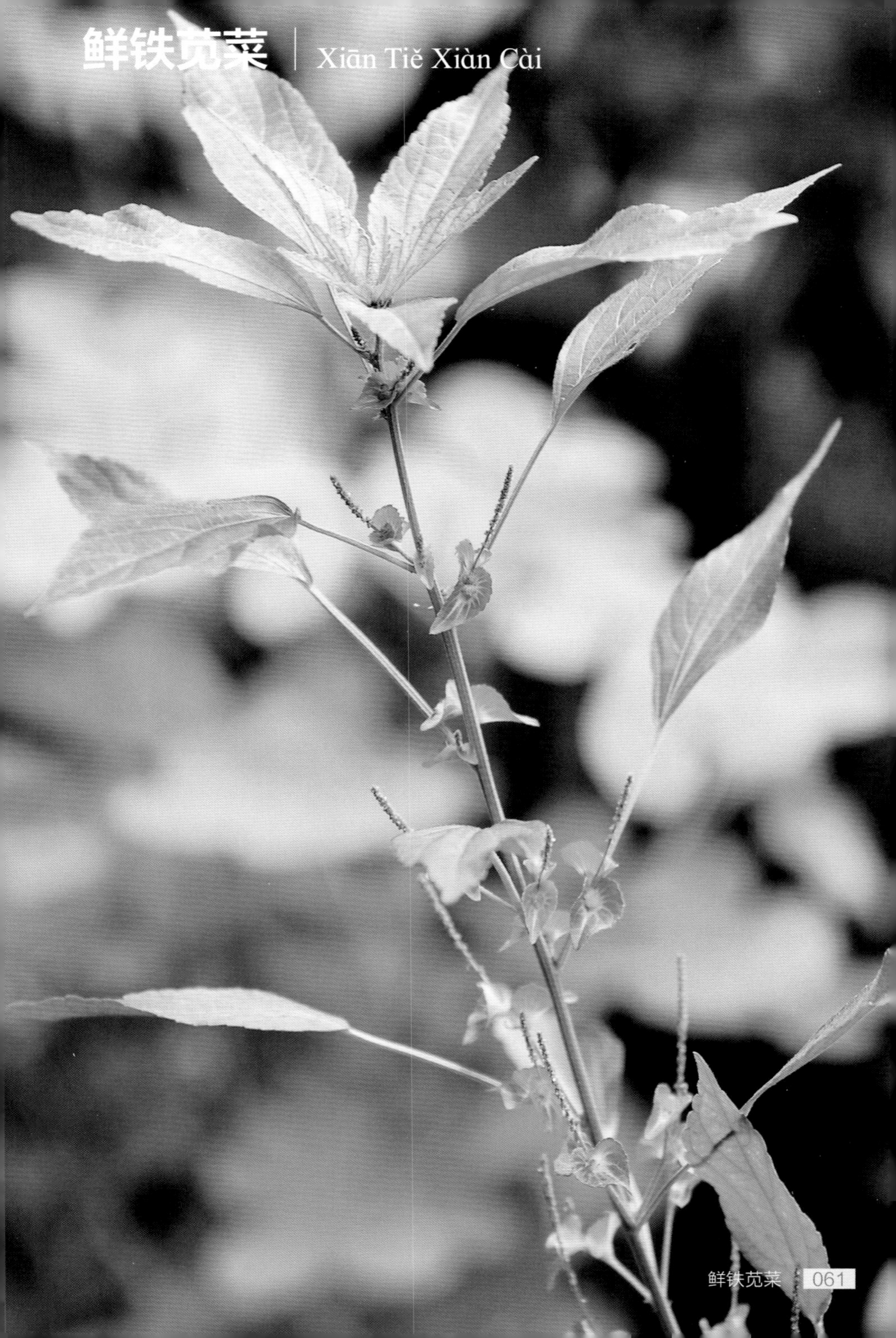

【来源】为大戟科铁苋菜属铁苋菜 *Acalypha australis* L. 全草。主产于浙江杭州、宁波、温州、吴兴、磐安、开化、天台、临海、丽水等地。夏秋采集全草，去泥土，鲜用。

【辨识要点】一年生草本；小枝被平伏柔毛，叶长卵形、近菱状卵形或宽披针形，叶柄长 2～6cm，被柔毛，托叶披针形，具柔毛；雄花集成穗状或头状，生于花序上部，下部具雌花。

【别名】人苋、血见愁、海蚌含珠、撮斗装珍珠、叶里含珠、野麻草。

【性味】苦、涩，凉。

【功效】清热解毒，消积，止痢，止血。

【主治】肠炎，细菌性痢疾，阿米巴痢疾，小儿疳积，肝炎，疟疾，吐血，衄血，尿血，便血，子宫出血；外用治痈疖疮疡，外伤出血，湿疹，皮炎，毒蛇咬伤。

【用法用量】内服：煎汤，30～60g。外用：适量，捣敷。

【临证参考】

1. 治吐血，衄血：铁苋菜、白茅根各 50g。水煎服。(《内蒙古中草药》)

2. 治血淋：鲜铁苋菜 50g，蒲黄炭、小蓟、木通各 15g，水煎服。(《青海常用中草药手册》)

3. 治疮痈肿毒，蛇虫咬伤：鲜铁苋菜适量，捣烂外敷。(《内蒙古中草药》)

4. 治阿米巴痢疾：铁苋菜根、凤尾草根（均鲜）各 30g，腹痛加南瓜卷须（鲜）15g，水煎浓汁，早晚空腹服。(《江西草药》)

5. 治痢疾、肠炎：鲜铁苋菜全草 30～60g，水煎服；或鲜铁苋菜全草、鲜地锦草各 30g，水煎服。(《浙江药用植物》)

6. 治瘘管：鲜铁苋菜捣烂取汁 30g，羊肉 190g，或鳗鱼适量，酒水各半炖服。(《福建药物志》)

7. 治乳汁不足：鲜铁苋菜 15～30g，煎水，煮鱼服。(《东北常用中草药手册》)

8. 治疳积：鲜铁苋菜全草 30～60g，同猪肝煮服食。或用铁苋菜鲜品 15g，姜、葱各 30g 捣烂，加入鸭蛋清搅匀，外敷脚心 1 晚，隔 3 天 1 次，连敷 5～7 次。重病例内服、外敷并同。(《浙南本草新编》)

鲜金线兰 | Xiān Jīn Xiàn Lán

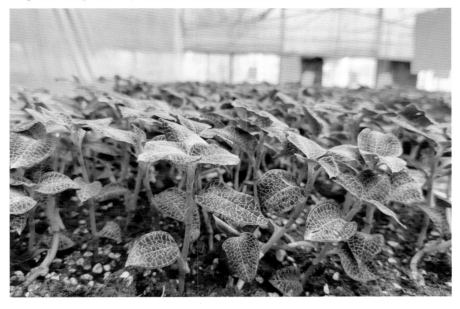

【来源】为兰科植物花叶开唇兰 *Anoectochilus roxburghii* (Wall.) Lindl. 和金线兰 *Anoectochilus formosanus* Hayata 的全草。主产于浙江龙泉、金华等地。秋季采收，洗净，鲜用。

【辨识要点】叶卵圆形或卵形，上面暗紫色或黑紫色，具金红色网脉，下面淡紫红色，基部近截形或圆形；基部鞘状抱茎；花序轴淡红色和花序梗均被柔毛，苞片淡红色，卵状披针形或披针形，子房被柔毛，花白或淡红色。

【别名】金丝线、金耳环、鸟人参、金线虎头蕉、金线入骨消、金线莲、金钱草、金线石松。

【性味】甘，凉。

【功效】清热凉血，除湿解毒。

【主治】肺热咯血，肺结核咯血，尿血，小儿惊风，破伤风，肾炎水肿，风湿痹痛，跌打损伤。

【用法用量】内服：煎汤，鲜品 15 ~ 30g。外用：适量，捣敷。

【临证参考】

治毒蛇咬伤：金线莲鲜草一至二钱，冷开水洗净，捣烂，开水送下；另用鲜草捣烂外敷。(《福建中草药》)

鲜茭白 | Xiān Jiāo Bái

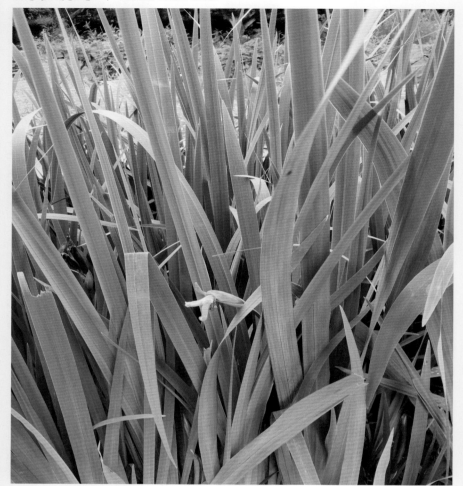

【来源】为禾本科植物菰 *Zizania caduciflora* (Turcz.ex Trin.) Hand.-Mazz. 的花茎经茭白黑粉的刺激而形成的纺锤形肥大的菌瘿。浙江多地均有分布，鲜用。

【辨识要点】多年生草本，常有根茎；秆直立，叶鞘肥厚，长于节间，基部者常有横脉纹，叶片扁平而宽广，表面粗糙，背面较光滑；圆锥花序大型，分枝多簇生，开花时上举，结果时开展。

【别名】出隧、绿节、菰菜、茭首、菰首、菰笋、菰蒋子、菰手、茭笋、茭粑、茭瓜、茭耳菜。

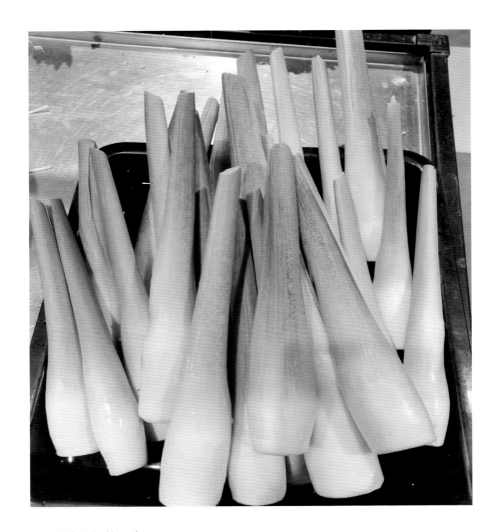

【性味】甘，寒。

【功效】解热毒，除烦渴，利二便。

【主治】烦热，消渴，二便不通，黄疸，痢疾，热淋，目赤，乳汁不下，疮疡。

【用法用量】内服：煎汤，30～60g。

【使用注意】脾虚泄泻者慎服；精滑便泻者勿食。

【临证参考】

催乳：茭白五钱至一两，通草三钱，猪脚煮食。（《湖南药物志》）

鲜黑面叶 | Xiān Hēi Miàn Yè

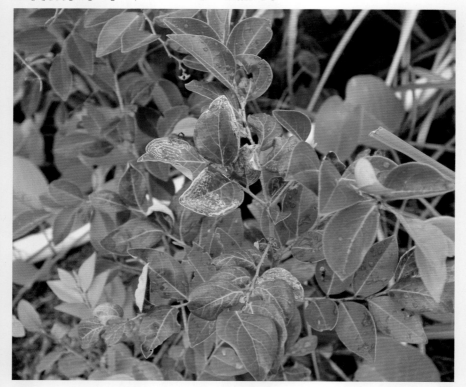

【来源】为大戟科黑面神属植物黑面神 *Breynia fruticosa* (L.) Hook.f. 的嫩枝叶。主产于浙江杭州、平阳、泰顺、天台、景宁等地。全年均可采收，鲜用。

【辨识要点】灌木；小枝上部扁；叶革质，卵形、宽卵形或菱状卵形，下面粉绿色，干后黑色，具小斑点；托叶三角状披针形；花单生或簇生叶腋；蒴果球形。

【别名】田中逵、四眼叶、夜兰茶、铁甲将军、老鸦写字、庙公仔、鸡肾叶、锅盖仔、青凡木、乌漆臼。

【性味】微苦，凉。**有毒**。

【功效】清热祛湿，活血解毒。

【主治】腹痛吐泻，湿疹，缠腰火丹，皮炎，漆疮，风湿痹痛，产后乳汁不通，阴痒。

【用法用量】内服：煎汤，15～30g；或捣汁。外用：适量，捣敷；或煎水洗。

【使用注意】孕妇忌服。

《全国中草药汇编》：孕妇忌服。

【临证参考】

1. 治带状疱疹：黑面神鲜叶适量，捣烂绞汁，调雄黄末涂患处。(《福建药物志》)

2. 治烂疮：青凡木叶 30g，半边莲 15g，墨旱莲（黑墨草）6g。共捣烂敷患处。《广西民间常用中草药》)

3. 治刀伤出血：青凡木叶适量，捣烂，敷患处。(《广西民间常用中草药》)

4. 治蜘蛛咬伤：青凡木叶、黄糖各适量，捣烂，敷患处。(《广西民间常用中草药》)

5. 治蛇咬伤：黑面神叶、蛇总管、黑骨走马，捣烂取汁，再用洗米水将药煎汤 1 小碗，加入药汁和服，药渣外敷伤口周围。忌饮生水及生水浸润伤口。(《岭南草药志》)

6. 治慢性支气管炎：黑面叶（鲜）30g，东风橘、芒果叶各 15g，红糖 9g。水煎服，每日 1 剂。(《全国中草药汇编》)

7. 治乳管不通而乳少：黑面神叶捣烂，和酒糟蜜糖服之。(《岭南采药录》)

8. 治疗疮：黑面神叶洗净，捣烂外敷数日。[广西林业，2018 (12): 45]

9. 治皮肤过敏：黑面神叶煎水洗或者用鲜叶捣汁涂，使用数日。[广西林业，2018 (12): 45]

10. 治阴道炎：黑面神叶 200g、九里明 150g、金银花 100g、黄柏 100g、一点红 100g、大叶桉 100g，水煎外洗阴道或注入药液。[广西林业，2018 (12): 45]

11. 治慢性湿疹：黑面神 1000g、大飞扬 500g、毛麝香 12g，加水 2250ml 煎成 750ml，湿敷、坐浴或外洗患处。[广西林业，2018 (12): 45]

鲜地锦草 | Xiān Dì Jǐn Cǎo

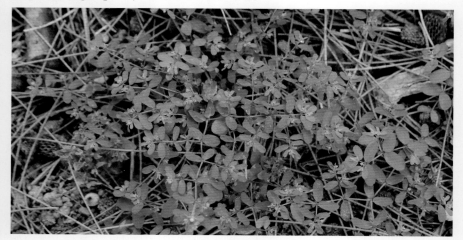

【来源】为大戟科大戟属植物地锦草 *Euphorbia humifusa* Willd. 的全草。主产于浙江杭州、宁波、温州、嘉兴、舟山、台州、天台、遂昌等地。夏、秋二季采收，除去杂质，鲜用。

【辨识要点】一年生草本；茎匍匐；叶对生，矩圆形或椭圆形，先端钝圆，基部偏斜，略渐狭，边缘常于中部以上具细锯齿；叶面绿色，叶背淡绿色，有时淡红色，两面被疏柔毛；叶柄极短；花序单生叶腋；蒴果三棱状卵球形；种子三棱状卵球形。

【别名】草血竭、血见愁草、小虫儿卧单、铁线草、酱瓣草、血风草、雀儿卧单。

【性味】辛，平。

【功效】清热解毒，凉血止血，利湿退黄。

【主治】痢疾，泄泻，咯血，尿血，便血，崩漏，疮疖痈肿，湿热黄疸。

【用法用量】内服：煎汤，15 ～ 30g。外用：适量，捣敷。

【使用注意】血虚无瘀及脾胃虚弱者慎服。

1.《本草汇言》：凡血病而因热所使者，用之合宜，设非血热为病，而胃气薄弱者，当斟酌行之。

2.《本草从新》：非血滞血瘀勿用。

【临证参考】

1. 治风疮疥癣：血见愁草同满江红草捣末敷。（《本草纲目》引《乾坤秘韫》）

2. 治趾间鸡眼：将鸡眼割破出血，以血见愁草捣敷之。（《本草纲目》引

《乾坤秘韫》）

3. 治妇女血崩：地锦草嫩者蒸熟，以油、盐、姜腌食之，饮酒二杯送下，或阴干为末，姜、酒调服一二钱。（《世医得效方》）

4. 治金疮出血不止：血见愁草研烂涤之。（《世医得效方》）

5. 治牙齿出血：鲜地锦草，洗净，煎汤漱口。（《泉州本草》）

6. 治咽喉发炎肿痛：鲜地锦草 15g，咸酸甜草 15g。捣烂绞汁，调蜜泡服，日 3 次。（《泉州本草》）

7. 治痈疮疔毒肿痛：鲜地锦草，洗净，和酸饭粒、食盐少许敷患处。（《泉州本草》）

8. 治跌打肿痛：鲜地锦草适量，同酒糟捣匀，略加面粉外敷。（《湖南药物志》）

9. 治妇人乳汁不通：取鲜地锦草全草 30 ～ 45g 和瘦猪肉 120 ～ 180g，酌加红酒或开水，炖 2h 后服。（《福建民间草药》）

10. 治缠腰蛇（带状疱疹）：鲜地锦草捣烂，加醋搅匀，取汁涂患处。（《福建中草药》）

11. 治黄蜂毒：黄蜂蜇后立刻用鲜地锦草汁涂擦 2min。若时间长已出现红肿，则用鲜地锦草捣烂外敷，或用50%的乙醇提取液外涂，每天 4 ～ 6 次，用 2 日。[时珍国药研究，1996, 7(03): 54]

12. 治血热崩漏：鲜地锦草 30 ～ 60g，鲜地耳草 30 ～ 60g，血量多者可将药用文火微炒焦再加水煎服；血量少者以酒、水各半煎服，每日 1 剂。[东方药膳，2007 (04): 44]

13. 治眼外伤肿痛：用地锦草 120g 水煎，先熏后洗，1 日 2 ～ 3 次。[东方药膳，2007 (04): 44]

14. 治夏季湿毒腹泻：地锦草 200g，洗净，切碎。以菜油或茶油 1 ～ 2 匙下锅，待油温，将鸡蛋 1 ～ 2 个打开与地锦草一并倒入油中拌和炒熟，当菜吃。至痊愈为止。[农村百事通，2013 (15): 70]

15. 治细菌性痢疾：鲜地锦 50g，茶叶 6g，车前草 30g。水煎服，每日 1 剂。[农村百事通，2013 (15): 70]

16. 治皮肤瘙痒：鲜地锦草 200g，水煎，每天一剂，分两次服用。另将药渣加水再煎，取药液待温时擦洗皮肤，每晚睡前一次。7 天为一个疗程，治疗 1 ～ 3 个疗程。[恋爱婚姻家庭（月末），2019 (03): 25]

鲜冬青皮 | Xiān Dōng Qīng Pí

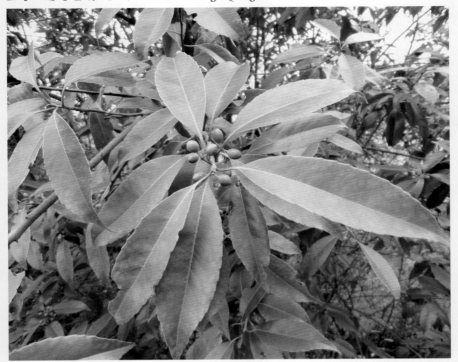

【来源】为冬青科冬青属植物冬青 *Ilex chinensis* Sims 的树皮及根皮。主产于浙江杭州、镇海、奉化、泰顺、海宁、安吉、诸暨、开化、舟山、天台、温岭、丽水等地。全年均可采，鲜用。

【辨识要点】常绿乔木；幼枝被微柔毛；叶椭圆形或披针形，稀卵形，先端渐尖，基部楔形或钝，具圆齿，无毛；复聚伞花序单生叶腋；果长球形。

【别名】冬青木皮。

【性味】甘、苦，凉。

【功效】凉血解毒，止血止带。

【主治】烫伤，月经过多，白带。

【用法用量】内服：煎汤，30～60g。外用：适量，捣敷。

【临证参考】

1. 治月经过多，赤白带下：鲜冬青根皮八钱至一两，作煎剂。（《草药新纂》）

2. 治烫火伤：冬青根皮（鲜）适量。捣烂，再加井水少许擂汁，放置30min，上面即凝起一层胶状物，取此胶外搽。（《江西草药》）

鲜救必应 | Xiān Jiù Bì Yīng

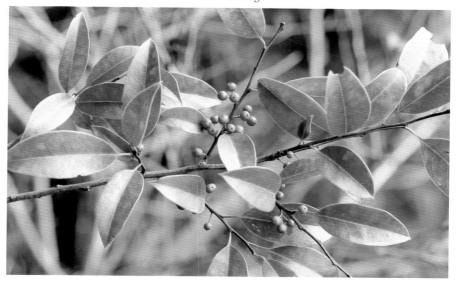

【来源】为冬青科冬青属植物铁冬青 *Ilex rotunda* Thunb. 的树皮或根皮。主产于浙江杭州、宁波、平阳、乐清、安吉、诸暨、武义、开化、江山、舟山、天台、温岭、丽水等地。夏、秋二季剥取，鲜用。

【辨识要点】常绿灌木或乔木；树皮灰色至灰黑色；叶片薄革质或纸质，卵形、倒卵形或椭圆形，先端短渐尖，基部楔形或钝，全缘，稍反卷，叶面绿色，背面淡绿色，两面无毛，主脉在叶面凹陷，背面隆起；聚伞花序或伞形状花序具 4～6 花；果近球形或稀椭圆形。

【别名】白木香、羊不吃、土千年健、矮四陀、观音柴、消癀药、白银香、白银树、山熊胆。

【性味】苦，寒。

【功效】清热解毒，利湿止痛。

【主治】暑湿发热，咽喉肿痛，湿热泻痢，脘腹胀痛，风湿痹痛，湿疹，疮疖，跌打损伤。

【用法用量】内服：煎汤，18～30g。外用：适量，捣敷；或熬膏涂。

【临证参考】

烫伤：鲜救必应根 500g，洗净捣烂，用纱布包洗（根 500g 用清水36g），反复搓洗至胶水状，蘸药汁涂于患处，干后再涂。如药液成冻，可加少量菜油调涂。（《全国中草药汇编》）

鲜乌蔹莓 | Xiān Wū Liǎn Méi

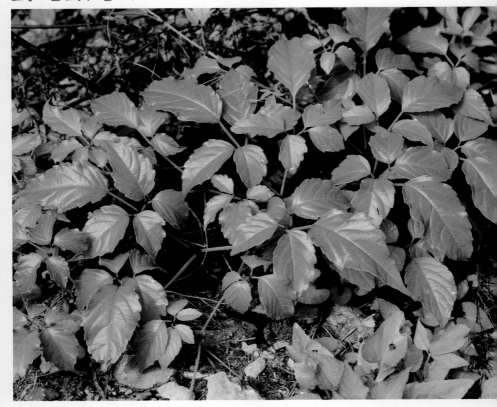

【来源】为葡萄科乌蔹莓属植物乌蔹莓 *Cayratia japonica* (Thunb.) Gagnep. 的全草或根。主产于浙江杭州、镇海、奉化、温州、安吉、开化、舟山、台州、丽水等地。夏、秋季割取藤茎或挖出根部，除去杂质，洗净，切段，鲜用。

【辨识要点】草质藤本；卷须分枝；鸟足状复叶，椭圆形或椭圆披针形，先端渐尖，基部楔形或宽圆，具疏锯齿，中央小叶显著狭长；复二歧聚伞花序腋生，花萼碟形，花瓣三角状宽卵形，花盘发达；果近球形；种子倒三角状卵圆形，腹面两侧洼穴从近基部向上过种子顶端。

【别名】拔、茏葛、龙尾、虎葛、五叶莓、笼草、乌蔹草、五叶藤、五爪龙、五爪龙草。

【性味】苦、酸，寒。

【功效】清热利湿，解毒消肿。

【主治】热毒痈肿，疔疮，丹毒，咽喉肿痛，蛇虫咬伤，水火烫伤，风湿痹痛，黄疸，泻痢，白浊，尿血。

【用法用量】内服：煎汤，30～60g；浸酒或捣汁饮。外用：适量，捣敷。

【临证参考】

1. 治一切肿毒、发背、乳痈、便毒、恶疮初起者：五叶藤或根一握，生姜一块。捣烂，入好酒一盏，绞汁热服，取汗，以渣敷之。用大蒜代姜亦可。（《寿域神方》）

2. 治项下热肿，俗名虾蟆瘟：五叶藤捣敷之。（《丹溪纂要》）

3. 治喉痹：乌蔹莓、五爪龙草、车前草各一握，上三物，杵汁，徐徐饮之。（《医学正传》）

4. 治臁疮：鲜乌蔹莓叶，捣烂敷患处，宽布条扎护，每日换 1 次；或晒干研末，每药末 30g，同生猪脂 90g，捣成膏，将膏摊纸上贴敷患处。（《江西民间草药》）

5. 治乳腺炎：鲜乌蔹莓，捣烂敷患处。（《青岛中草药手册》）

6. 治淋巴结炎：乌蔹莓叶适量，和等量水仙花鳞茎、红糖少许，共捣烂，加温敷患处。（《福建药物志》）

7. 治黄疸病：用乌蔹莓鲜根 30g。泡酒，每次服 1 杯。（《重庆草药》）

8. 治毒蛇咬伤，眼前发黑，视物不清：鲜乌蔹莓全草捣烂绞取汁 60g，米酒冲服。外用鲜全草捣烂敷伤处。（《江西民间草药》）

9. 治蜂蜇伤：五爪龙鲜叶，煎水洗。（江西《草药手册》）

10. 治急性扭挫伤：采用乌蔹莓的鲜根，用清水洗去附在根部的泥土，晾干，然后去除其中木质部，用其根皮，加少许食盐或醋后捣碎成糊状。将糊状乌蔹莓均匀地涂在纱布上，敷于患处，用布带扎牢。7h 后如患者症状尚未消除，且无较明显的变态反应（过敏反应）出现时，可重新用此法外敷，直到症状全部消除为止。[浙江中医杂志，1997 (09): 423]

11. 治手足口病、口腔溃疡：摘乌蔹莓嫩叶 5～8 片，洗净后捣碎，取汁水口服，合作的患儿可行口腔包含，较小或不合作的患儿，取汁水溶于配好的牛奶中服用，每日 3 次。[中外医学研究，2011, 9 (10): 88]

12. 治小儿口腔疱疹：乌蔹莓鲜叶 60g，杵捣（也可用榨汁机榨取）取汁 15ml，每次 5ml，分 3 次与米汤或牛奶、饮料等兑服。5 天为一疗程。[中国医药指南，2012, 10 (27): 328]

鲜了哥王 | Xiān Liǎo Gē Wáng

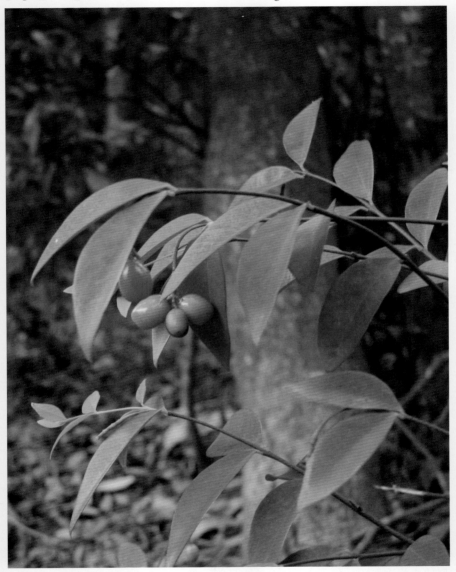

　　【来源】为瑞香科荛花属植物了哥王 *Wikstroemia indica* (L.) C.A. Mey. 的茎叶及果实。主产于浙江温州、温岭、青田等地。全年可采，洗净，切段，鲜用。

　　【辨识要点】灌木；枝红褐色，无毛；叶对生，纸质至近革质，倒卵形、椭圆状长圆形或披针形，先端钝或尖，基部宽楔形或楔形，侧脉细密，无毛；顶生短总状花序；花数朵，黄绿色，花柱极短，柱头头状，果椭圆形，无毛，成熟时暗紫色或鲜红色。

【别名】九信菜、九信药、鸡仔麻、山黄皮、鸡杜头、鸟子麻、山麻皮、山棉皮、雀儿麻、埔银。

【性味】苦、辛，寒。**有毒**。

【功效】清热解毒，化痰散结，消肿止痛。

【主治】痈肿疮毒，瘰疬，风湿痛，跌打损伤，蛇虫咬伤。

【用法用量】内服：煎汤（宜久煎4h以上），6～9g。外用：适量，捣敷，或煎水洗。

【使用注意】体质虚弱者慎服，孕妇禁服。

《生草药性备要》：有毒，能杀人，不可乱服。

【临证参考】

1. 治痰火疬（腋下鼠蹊生核疮或四肢挛拳疼痛）：了哥王叶15g。加入食盐少许，共捣烂敷患处，敷3～5次可愈。（《岭南草药志》）

2. 治疮疡乳痈：了哥王叶适量。捣烂敷患处。（《广西中草药》）

3. 治无名肿毒：了哥王叶，捣烂，加米酒少量。敷患处。（江西《草药手册》）

4. 治妇科风结腹痛：青金树皮、埔银叶。共捣烂，加酒，焙热，贴之。（《岭南草药志》）

5. 治疖疮肿毒，蛇虫咬伤，小儿头疮：（南岭荛花）了哥王鲜茎叶捣烂，外敷或绞汁外涂。（《浙江药用植物志》）

6. 治感冒发热：用了哥王鲜茎（去皮）120g。加水适量，文火煎3h后服。（《广西本草选编》）

7. 治热眼起膜：埔银叶、鸡蛋白、黄糖各适量。共捣烂，做成药饼状，敷患眼，两三天即愈。（《岭南草药志》）

8. 治打伤：埔银叶捣汁，兑酒服。（《台湾药用植物志》）

9. 治寻常疣：在疣之局部以0.1%新洁尔美液消毒后，用消毒三棱针将疣逐个挑破或刮平；多发损害者可选其发病最早之"母疣"予以挑破或刮平，然后涂擦了哥王汁（或酊），每日涂1次，每次涂擦4～5min，连用2～3天，伤口不包扎。或者分批分期治疗。制法：取成熟之了哥王果，捣碎，浸泡在等量95%酒精内（均以重量计），两周后过滤成酚剂备用；或者以鲜了哥王果汁直接涂用也可。[新医药学杂志，1975 (07): 40]

鲜积雪草 | Xiān Jī Xuě Cǎo

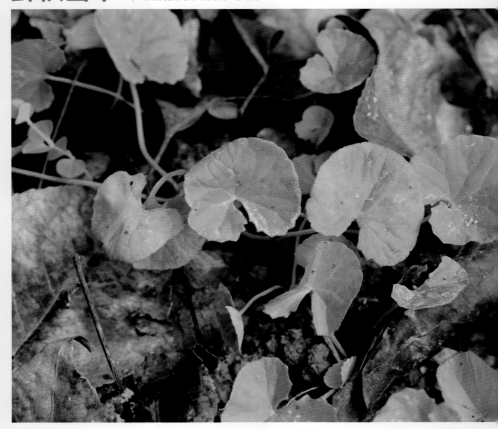

【来源】为伞形科积雪草属植物积雪草 *Centella asiatica* (L.) Urban 的全草。主产于浙江杭州、温州、磐安、开化、舟山、台州、遂昌、景宁、龙泉等地。夏、秋二季采收，除尽泥沙，鲜用。

【辨识要点】多年生草本；茎匍匐，节上生根；叶肾形或马蹄形，边缘有钝锯齿，两面无毛或在下面脉上疏生柔毛；伞形花序；花瓣卵形，紫红色或乳白色；果两侧扁，表面有毛或平滑。

【别名】连钱草、地钱草、马蹄草、老公根、葵蓬菜、崩口碗、落得打、地棠草、大马蹄草。

【性味】苦、辛，寒。

【功效】清热利湿，解毒消肿。

【主治】湿热黄疸，中暑腹泻，石淋血淋，痈肿疮毒，跌扑损伤。

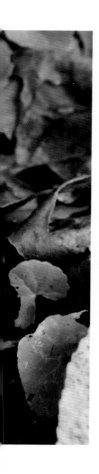

【用法用量】内服：煎汤，15～30g；或捣汁。外用：适量，捣敷或绞汁涂。

【使用注意】脾胃虚寒者慎服。

《植物名实图考》：虚寒者不宜。

【临证参考】

1. 治感冒头痛：积雪草（雷公根）30g，生姜9g。捣烂，敷额上。(《广西民间常用草药手册》)

2. 治痢疾：鲜积雪草全草60g，或加凤尾草、紫花地丁鲜全草各30g。水煎，调适量冰糖和蜜服。(《福建中草药》)

3. 治黄疸性肝炎：鲜积雪草全草15～30g；或加茵陈15g，栀子6g，白糖15g。水煎服。(《福建中草药》)

4. 治小儿湿热水肿，尿闭：鲜积雪草全草捣绞汁15～30g，炖温服。若为尿闭少腹胀，另用鲜积雪草、车前草、田螺各适量，捣烂加热敷脐部。(《福建中草药》)

5. 治膀胱湿热，小便短赤涩：积雪草60g，白糖60g。同捣烂，米水（用冷开水洗米）冲服。(《陆川本草》)

6. 治白浊：积雪草250g，捣烂取汁冲白糖125g服。连服2～3次。(《岭南草药志》)

7. 治咯血，吐血，鼻出血：鲜积雪草全草60～90g。水煎或捣汁服。(《福建中草药》)

8. 治鹅口疮：鲜积雪草、鲜天胡荽各30g，黄栀子果1个。水煎，用布蘸洗口腔。(《江西草药》)

9. 治喉蛾，咽喉红肿：鲜积雪草30g。捣烂取汁，人乳少许，调和含咽。(《江西草药》)

10. 治一切疔疮，阳性肿毒初起：积雪草、半边莲、犁头草各等分，捣烂外敷患处。(《庐山中草药》)

11. 治痔核未溃者：积雪草125g，锅中烹熟，捣烂摊在荷叶上，以12粒白胡椒打面放中间，趁热时坐肛门，到冷为止，五天一次。(《重庆草药》)

12. 治冻伤：积雪草汁125g，桐油60g。同煎，涂患处，溃烂处不涂。(《广西民间常用草药手册》)

13. 治跌打肿痛：鲜积雪草捣烂绞汁30g，调酒，炖温服，

渣敷患处。(《福建中草药》)

14. 治流行性腮腺炎：每日取鲜积雪草煎服，3～5周岁30g；6～10周岁60g；11～14周岁90g；14周岁以上120g。另取鲜积雪草适量，晾干，捣烂，绞汁，加入少许米醋，涂患处，每日5～8次。[福建中草药，1990，21 (04)：45）]

15. 治外感暑热鼻衄：鲜积雪草、鲜墨旱莲、鲜青蒿各30g，共捣烂取汁，用冷开水冲服。[开卷有益（求医问药），2005 (09)：31]

16. 治中暑腹泻：鲜积雪草60g，水煎汤代茶饮。[开卷有益（求医问药），2005 (09)：31]

17. 治新生儿脓疱疮：取新鲜积雪草500g，洗净，清水5kg，将积雪草及清水放入锅中。先用武火煮沸，然后用文火煮10～15min，去渣备用。于患儿哺乳后1h，室温调节于28℃，将煮好的积雪草药液倒入浴盆中，保持在38～40℃，缓慢将患儿放入浴盆，使患处浸入药液中。浸泡时间为15～30min，每日1～2次，连续35天。[医学信息（中旬刊），2010，5 (11)：3414]

18. 治带状疱疹及后遗神经痛：采用新鲜积雪草全草，用清水洗净后再用蒸馏水浸洗，沥干水，用无菌手术剪刀剪碎积雪草100g放入搅拌机的杯中，再加生糯米10g和适量蒸馏水搅成糊状，配制成100ml，用消毒玻璃瓶分装，室温18～26℃保存24h有效，放冰箱8～10℃保存72h有效，用无菌棉签在疱疹部位表面均匀涂搽积雪草糯米糊1次/4h，直至愈合。[护理学报，2012，19 (5B)：67]

鲜金钟花 | Xiān Jīn Zhōng Huā

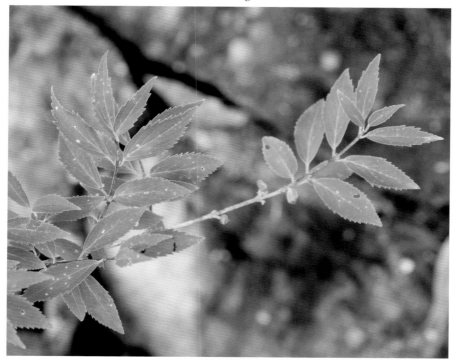

【来源】为木樨科连翘属植物金钟花 *Forsythia viridissima* Lindl. 的根或叶。主产于浙江杭州、宁波、温州、浦江、舟山、天台、仙居、丽水等地。根，全年可挖取，洗净，切段，鲜用；叶，春、夏、秋季均可采集，鲜用。

【辨识要点】落叶灌木；全株除花萼裂片边缘具睫毛外，余无毛；单叶，长椭圆形或披针形，先端锐尖，基部楔形，上部常具不规则锐齿或粗齿，稀近全缘，两面无毛；果卵圆形或宽卵圆形，先端喙状渐尖，具皮孔。

【别名】土连翘。

【性味】苦，凉。

【功效】清热，解毒，散结。

【主治】感冒发热，目赤肿痛，痈疮，丹毒，瘰疬。

【用法用量】内服：煎汤，20～30g。外用：适量，煎水洗。

【临证参考】

治目赤肿痛，筋骨酸痛：金钟花鲜根60～90g，红枣7枚。水煎服。(《浙江药用植物志》)

鲜马蹄金 | Xiān Mǎ Tí Jīn

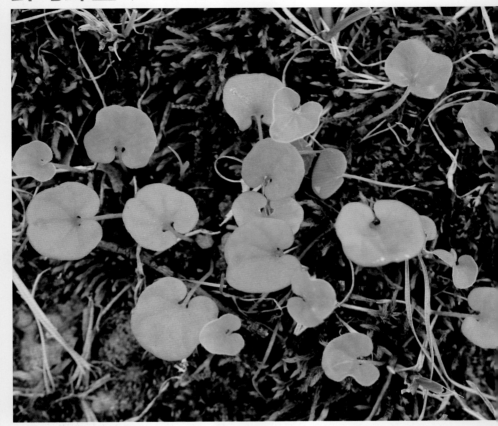

【来源】为旋花科马蹄金属植物马蹄金 *Dichondra micrantha* Urban 的全草。主产于浙江杭州、宁波、泰顺、金华、椒江、天台、丽水等地。全年可采，鲜用。

【辨识要点】多年生小草本；株匍匐；茎细长，被短柔毛，节上生根；叶肾形或圆形，先端宽圆形或微缺，基部阔心形；花梗短于叶柄，花萼宽钟状，花冠黄色，5 裂至中部；蒴果果皮膜质；种子黄色至褐色，无毛。

【别名】黄胆草、小金钱草（四川）、螺丕草、小马蹄草、荷包草、九连环、小碗碗草、小迎风草、月亮草、肉馄饨草。

【性味】苦、辛，凉。

【功效】清热，利湿，解毒。

【主治】黄疸，痢疾，砂淋，白浊，水肿，疔疮肿毒，跌打损伤，毒蛇

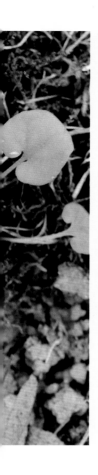

咬伤。

【用法用量】内服：煎汤，30～60g。外用：适量，捣敷。

【使用注意】忌盐及辛辣食物。

1.《本草纲目拾遗》：忌盐。

2.《广西中药志》：忌五辛。

【临证参考】

1. 治黄疸：荷包草、螺蛳三合。同捣汁澄清，煨热服。（《本草纲目拾遗》引《周益生家宝方》）

2. 治蛇咬：灰藋、肉馄饨草、野甜菜，三味共捣敷之。（《本草纲目拾遗》引《周益生家宝方》）

3. 治眼中生疔：肉馄饨草（连根、叶）和酒酿糟捣汁饮。（《本草纲目拾遗》引《删述眼科要览》）

4. 治水肿初起：活鲫鱼大者一尾，用瓷片割开，去鳞及肠血，以纸试净，勿见水，以荷包草填腹令满，甜白酒蒸熟，去草食鱼。（《百草镜》）

5. 治肾炎水肿：马蹄金鲜草捣烂敷脐上，每日1次，7日为1疗程；或15～30g，煎服。（《上海常用中草药》）

6. 治痢疾：鲜马蹄金两三握，洗净后，捣烂并绞汁，加冰糖一两炖30min，饭前分两次服。（《福建民间草药》）

7. 治跌打损伤：用鲜马蹄金60～120g捣烂加白酒60ml，调敷伤处。用柏树皮固定包扎。其甚者配合内服马蹄金120～240g。[四川中医，1986 (6): 53]

8. 治湿热黄疸：鲜马蹄金50～100g，文火水煎，分早晚两次服；热重于湿加白糖调服，湿重于热加烧酒，小盅冲服，连服三天，七天为一疗程。[中国民间疗法，1995 (03): 27]

9. 治泌尿系统结石：马蹄金、天胡荽、金钱草鲜品各30g，水煎，分2次服，每天一剂，本方也治尿路感染。[中国民族民间医药，2018, 27 (20): 119]

鲜龙葵 | Xiān Lóng Kuí

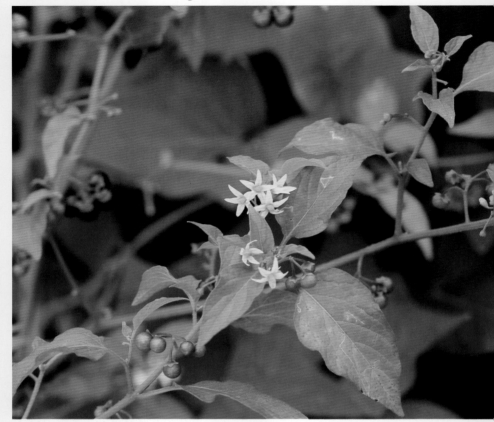

【来源】为茄科茄属植物龙葵 *Solanum nigrum* L. 的全草。主产于浙江杭州、宁波、金华、温岭、景宁等地。夏、秋季采收，鲜用。

【辨识要点】一年生草本；茎近无毛或被微柔毛；叶卵形，先端短尖，基部楔形至宽楔形，下延，全缘或每边具不规则的波状粗齿，两面无毛或疏被短柔毛；蝎尾状花序腋外生；浆果球形，黑色；果柄弯曲；种子多数，近卵形，两侧压扁。

【别名】苦菜、苦葵、老鸦眼睛草、天茄子、天茄苗儿、天天茄、救儿草、后红子、水茄。

【性味】苦，寒。**小毒**。

【功效】清热解毒，活血消肿。

【主治】疔疮，痈肿，丹毒，跌打扭伤，咳嗽，水肿。

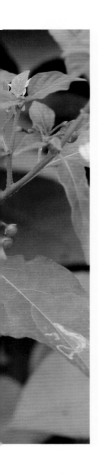

【用法用量】内服：煎汤，15 ～ 30g。外用：适量，捣敷或煎水洗。

【临证参考】

1. 治疔肿：老鸦眼睛草，擂碎，酒服。（《普济方》）

2. 治痈肿无头：捣龙葵敷之。（《本草纲目》引《经验方》）

3. 治一切发背痈疽恶疮：用虾蟆一个，同老鸦眼睛藤叶捣敷。（《本草纲目》引《袖珍方》）

4. 治天疱湿疮：龙葵苗叶捣敷之。（《本草纲目》）

5. 治吐血不止：人参一分，天茄子苗半两。上二味，捣罗为散。每服二钱匕，新水调下，不拘时。（《圣济总录》人参散）

6. 治跌打扭筋肿痛：鲜龙葵叶 1 握，连须葱白 7 个。切碎，加酒酿糟适量，同捣烂敷患处，每日换 1 ～ 2 次。（《江西民间草药》）

7. 治痢疾：鲜龙葵叶 48 ～ 60g，白糖 24g。水煎服。（《江西民间草药》）

8. 治急性肾炎，水肿，小便少：鲜龙葵、鲜芫花各 15g，木通 6g。水煎服。（《河北中药手册》）

9. 治毒蛇咬伤：龙葵、六月雪鲜叶各 30g，捣烂取汁内服，药渣外敷，连用 2 天。（《全国中草药汇编》）

10. 治癌症胸腹水：鲜龙葵 500g。水煎服，每日 1 剂。（《全国中草药汇编》）

11. 治慢性腹泻：鲜龙葵一小把（30 ～ 50g），热性腹泻加白糖，寒性腹泻加红糖，寒热并存者加红、白糖，煎服。[中国民间疗法，2001 (01): 45]

12. 治老年丹毒：龙葵鲜品 100 ～ 150g，洗净捣烂后外敷患处，每日 2 次，3 ～ 5 天即愈。鲜品 200g 水煎浸泡患处，每日 3 次，每次浸泡 30min，持续湿敷。局部皮肤破溃者给予黄连粉或云南白药局部外撒（湿敷后用）。[山东中医杂志，2001 (02): 85]

13. 治眼睑带状疱疹：取鲜龙葵 20 ～ 30g，洗净捣烂外敷患处，一般用 12cm×15cm 大小棉垫覆盖，胶布固定，每日换药 1 次，连续外敷。[中国民族医药杂志，2004 (02): 42]

鲜鹿茸草 | Xiān Lù Róng Cǎo

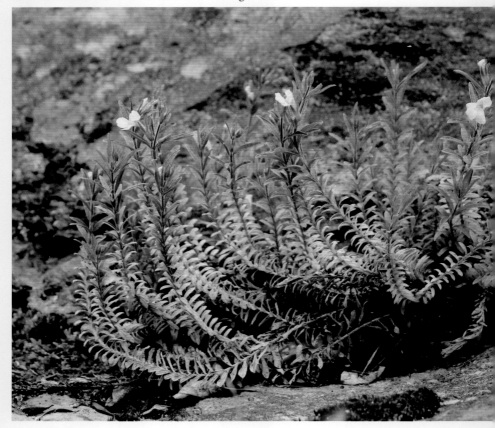

【来源】为玄参科鹿茸草属植物沙氏鹿茸草 *Monochasma savatieri* Franch. ex Maxim. 的全草。主产于浙江杭州、宁波、温州、金华、天台、临海、遂昌、龙泉等地。春、夏季采收，鲜用。

【辨识要点】多年生草本；主根粗短；茎多数，丛生；叶交互对生，下部叶鳞片状，向上渐大，长圆状披针形或线状披针形；总状花序顶生，花少数，单生于叶腋；蒴果长圆形，顶端具稍弯尖喙。

【别名】千年艾、千重塔、瓶儿蜈蚣草、山门穿、千层矮、龙须草、白路箕、毛茵陈、锦毛鹿茸草、白丝草。

【性味】苦、涩，凉。

【功效】清热解毒，祛风止痛，凉血止血。

【主治】感冒，咳嗽，肺炎发热，小儿鹅口疮，牙痛，风湿骨痛，疮疖

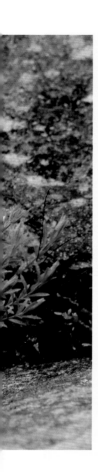

痈肿，月经不调，崩漏，赤白带下，便血，吐血，外伤出血。

【用法用量】内服：煎汤，30～60g。外用：适量，煎水洗或捣敷。

【临证参考】

1. 治风寒感冒：鲜锦毛鹿茸草 30～60g。水煎服（《福建中草药》）

2. 治乳痈、肿毒：鲜鹿茸草 30g，甜酒糟适量，捣汁，每日服 3 次，药渣捣敷。（《江西草药》）

3. 治创伤及烫伤：鲜鹿茸草捣烂敷（《湖南药物志》）

4. 治婴儿秋泻：鲜千年艾全草 10g 水煎两次，每次加水 125ml，煎成两次混合液约 180ml，趁热加适量冰糖拌溶，晾温后频频喂服，日一剂。[时珍国药研究，1992 (03): 135].

鲜野菰　Xiān Yě Gū

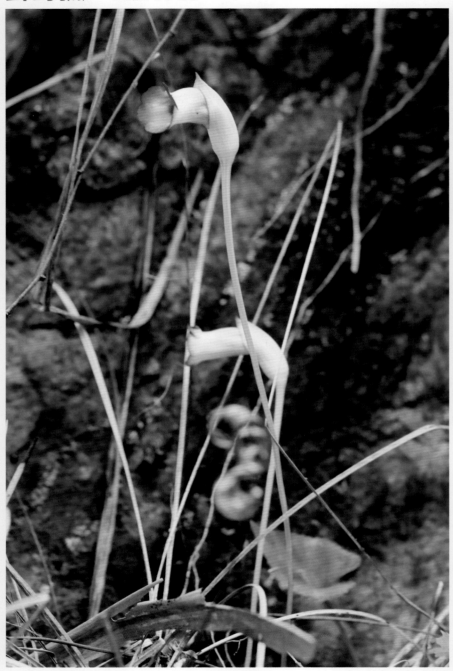

【来源】为列当科野菰属植物野菰 *Aeginetia indica* L. 的肉质茎、花或全草。主产于浙江杭州、宁波、温州、开化、舟山、天台、丽水等地。春、夏季采收，鲜用。

【辨识要点】一年生寄生草本；根稍肉质；叶肉红色，卵状披针形或披针形；花芽顶端渐尖；蒴果圆锥形或长卵球形。

【别名】土灵芝草、蔗寄生、金锁匙、僧幔花、土地公拐、灌草菰、蛇箭草、白茅花、赤膊花。

【性味】苦，凉。**小毒**。

【功效】清热解毒。

【主治】咽喉肿痛，咳嗽，小儿高热，尿路感染，骨髓炎，毒蛇咬伤，疔疮。

【用法用量】内服：煎汤，9～15g，大剂量可用至30g。外用：适量，捣敷，或捣汁漱口。

【使用注意】慎服。

《江西草药》：本品有毒，内服慎用。

【临证参考】

1. 治咽喉肿痛：鲜野菰全草捣汁，加醋适量漱口。(《浙江药用植物志》)

2. 治子宫脱垂：鲜野菰花9g，加红糖少许。捣烂，黄酒冲服。(《浙江药用植物志》)

3. 治疔疮：①鲜野菰花适量，麻油少许。捣烂外敷。(《江西草药》)②鲜野孤、蜂蜜各适量，捣烂敷患处。(《福建药物志》)

4. 治毒蛇咬伤：野菰鲜草配七叶黄荆、木芙蓉叶、半边莲、鬼针草等，捣烂敷伤口周围。(《湖南药物志》)

5. 治指头疔：鲜野菰全草捣烂，加酒糟、食盐少许包患处。(《湖南药物志》)

鲜水蓑衣 | Xiān Shuǐ Suō Yī

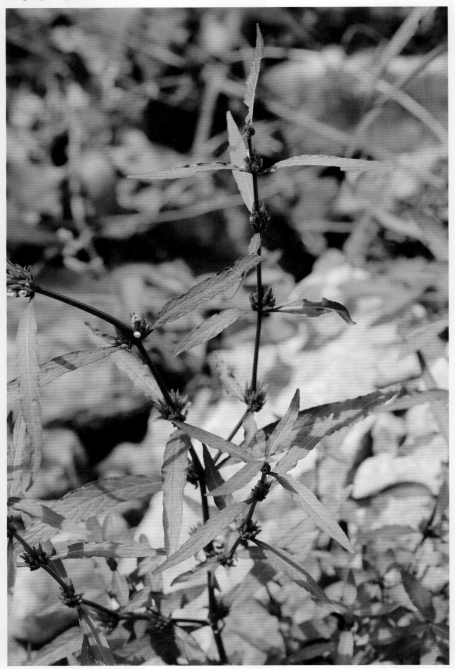

【来源】为爵床科水蓑衣属植物水蓑衣 *Hygrophila ringens* (Linnaeus) R. Brown ex Sprengel 的全草。主产于浙江杭州、天台等地。夏、秋季采收，洗净，鲜用。

【辨识要点】草本；茎四棱形；叶长椭圆形、披针形或线形，两端渐尖，先端钝，近无柄；花簇生于叶腋，无梗；蒴果干时淡褐色，无毛。

【别名】大青草、青泽兰、化痰清、方箭草、水骨节、水箭草、锁药、窜心蛇、九节花、接骨草。

【性味】甘、微苦，凉。

【功效】清热解毒，散瘀消肿。

【主治】时行热毒，丹毒，黄疸，口疮，咽喉肿痛，乳痈，吐衄，跌打伤痛，骨折，毒蛇咬伤。

【用法用量】内服：煎汤，12 ～ 60g；或泡酒；或绞汁饮。外用：适量，捣敷。

【使用注意】胃寒者慎服。

【临证参考】

1. 治骨折：先正骨，再用九节花适量捣绒，加酒炒热外敷；并捣绒取汁半茶杯内服，每日 1 次。(《贵州草药》)

2. 治外伤吐血：鲜水蓑衣叶 60g，捣烂绞汁，冲黄酒服。(《浙江药用植物志》)

鲜白花蛇舌草 | Xiān Bái Huā Shé Shé Cǎo

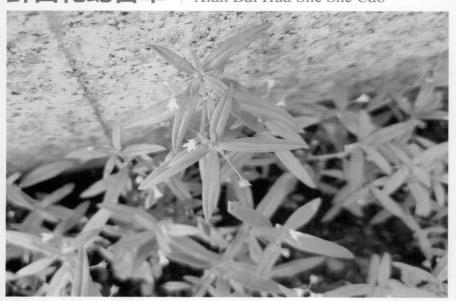

【来源】本品为茜草科耳草属植物白花蛇舌草 *Hedyotis diffusa* Willd. 的全草。主产于浙江临安、龙泉等地。夏、秋采集，洗净，鲜用。

【辨识要点】一年生、披散、纤细、无毛草本；叶无柄，线形，先端短尖，边缘干后常背卷，上面中脉凹下，侧脉不明显；托叶基部合生，先端芒尖；花单生或双生叶腋，花梗略粗壮；蒴果扁球形，无毛；成熟时顶部室背开裂。

【别名】蛇舌草、矮脚白花蛇利草、蛇舌癀、目目生珠草、节节结蕊草、鹤哥利、千打捶。

【性味】苦、甘，寒。

【功效】清热解毒，活血消肿，利湿退黄。

【主治】肺热喘嗽，咽喉肿痛，肠痈，疔肿疮疡，毒蛇咬伤，热淋涩痛，水肿，痢疾，肠炎，湿热黄疸，癌肿。

【用法用量】内服：煎汤，30 ～ 60g，大剂量可至120g；或捣汁。外用：捣敷。

【使用注意】孕妇慎用。

【临证参考】

1. 治咽喉肿痛：白花蛇舌草鲜全草 30 ～ 60g，水煎服。(《福建中草药》)

2. 治小儿急惊风：白花蛇舌草鲜全草 9 ～ 15g，开水炖服；或鲜全草捣烂绞汁 1 杯，和蜜炖服。(《福建中草药》)

3. 治毒蛇咬伤：白花蛇舌草鲜全草 30 ～ 60g，捣烂绞汁或水煎服。(《福建中草药》)

4. 治疗疮痈肿，疮疖肿毒：白花蛇舌草鲜全草 30 ～ 60g，水煎服；另取鲜全草和冷饭捣烂，敷患处。(《福建中草药》)

5. 治跌打损伤：鲜白花蛇舌草 120g。水酒各半煎，内服。(江西《草药手册》)

6. 治阑尾炎：①白花蛇舌草 120g 捣烂，榨汁半茶杯配以同等分量淘米水或同等分量的蜜糖冲服。(《广东中药》) ②急性阑尾炎：鲜白花蛇舌草 30 ～ 120g，水煎服，病情轻者，首次剂量 60 ～ 90g；病情重者，首次剂量可至 120g，以后按首次剂量一半给药，第 1 日服 4 剂，第 2 日起每日服 2 ～ 3 剂。服药 3 ～ 4 天。[中西医结合杂志，1983 (5): 284]

7. 治结膜炎：鲜白花蛇舌草 50g，千里光 30g，水煎服，2 剂 / 日，3 日后眼红减退可痊愈。[福建医药杂志，1999 (01): 124]

8. 治蚊虫叮咬：鲜白花蛇舌草 200g，浓煎药液 30 ～ 60ml，林可霉素注射液 120 ～ 240ml。先用生理盐水将叮咬伤处清洗干净，再用上述药液涂擦，每日 2 ～ 3 次，连用 3 ～ 7 天。[中医杂志，2009, 50 (07): 629]

9. 治食管炎、胃炎、肠炎：鲜白花蛇舌草 50g。日煎服一次。[光明中医，2010, 25 (07): 1296]

10. 治菌痢：鲜白花蛇舌草 50g，广木香（后下）10g。日煎服一次。[光明中医，2010, 25 (07): 1296]

11. 治肝炎、胆囊炎：鲜白花蛇舌草 100g，鲜溪黄草 50g。日煎服一次。慢性肝炎可用上方加丹参 15g，柴胡 15g，太子参 20g。急性胆囊炎用鲜白花蛇舌草 50g，郁金 10g。日煎服一次。慢性胆囊炎用上方加柴胡 12g，芍药 15g。[光明中医，2010, 25 (07): 1296]

12. 治泌尿系统感染：鲜白花蛇舌草 80g，鲜金钱草 30g，日煎服一次。[光明中医，2010, 25 (07): 1296]

13. 治阴道炎、盆腔炎白带过多：鲜白花蛇舌草 50g，黄柏 10g，苍术 10g。日煎服一次。[光明中医，2010, 25 (07): 1296]

14. 治各种癌肿：鲜白花蛇舌草 50g，干虎杖 50g，鲜半枝莲 20g，鲜半边莲 20g，日煎服一剂。[光明中医，2010, 25 (07): 1296]

鲜山大刀 | Xiān Shān Dà Dāo

【来源】为茜草科九节属植物九节 *Psychotria asiatica* Wall. 的嫩枝及叶。浙江多地均产。夏、秋季采收嫩枝、叶，鲜用。

【辨识要点】灌木或小乔木；叶长圆形、椭圆状长圆形、倒披针状长圆形或长圆状倒卵形，先端渐尖或短尖，基部楔形，侧脉 5～15 对，脉腋有簇毛；托叶膜质；伞房状或圆锥状聚伞花序顶生，花序梗极短；核果球形或宽椭圆形，有纵棱，红色。

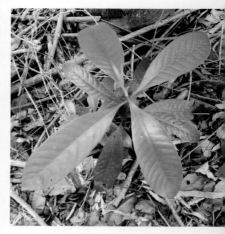

【别名】大丹叶、暗山公、暗山香、山大颜、吹筒管、刀斧伤、血丝罗伞、大退七、脂红叶。

【性味】苦，寒。

【功效】清热解毒，祛风除湿，活血止痛。

【主治】感冒发热，咽喉肿痛，白喉，痢疾，肠伤寒，疮疡肿毒，风湿痹痛，跌打损伤，毒蛇咬伤。

【用法用量】内服：煎汤，20～60g。外用：适量，煎水熏洗；或捣敷。

【临证参考】

1. 治刀伤出血：山大刀叶捣烂或研末敷。（《陆川本草》）

2. 治疮疖：大罗伞叶、土牛膝叶各适量。共捣烂，用酒调，冷敷患处。（《广西中草药》）

3. 治白喉：山大颜鲜嫩叶，1 岁以内 36g，1～3 岁 72g，4～5 岁 90g，6～10 岁 150g，水煎，分四次服。（《全国中草药汇编》）

4. 治下肢溃疡：山大颜嫩叶，沸水烫过使叶较软，如溃疡面腐肉多，用叶背向溃疡面贴；如溃疡面干净，用叶面向溃疡面贴。每日早晚各换药 1 次。（《全国中草药汇编》）

5. 治烫伤：鲜山大颜嫩叶捣烂，调适量新鲜洗米水外敷。[四川中医，1987 (05): 45]

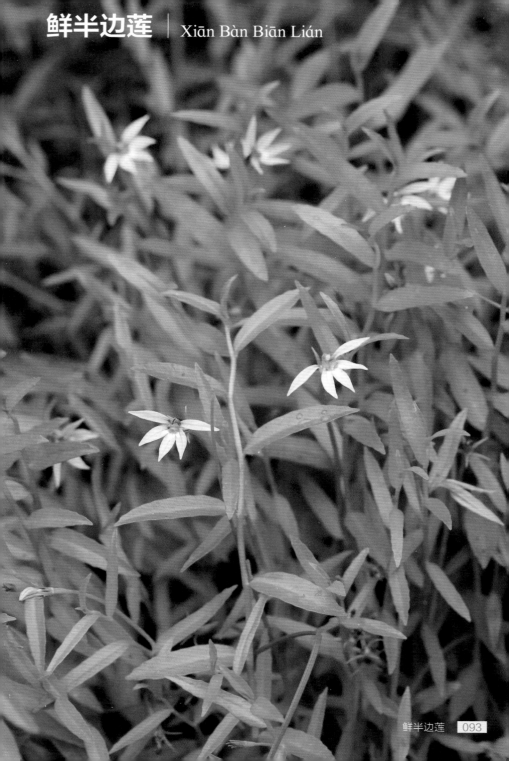

鲜半边莲 | Xiān Bàn Biān Lián

【来源】为桔梗科半边莲属植物半边莲 *Lobelia chinensis* Lour. 的全草。主产于浙江杭州、宁波、温州、磐安、开化、台州、丽水等地。夏季采收，除去泥沙，洗净，鲜用。

【辨识要点】多年生草本；全株无毛，茎匍匐，节上生根，分枝直立；叶互生，无柄或近无柄，椭圆状披针形至线形，先端急尖，基部圆形或宽楔形，全缘或顶部有明显的锯齿；花通常 1 朵，生分枝的上部叶腋；蒴果倒锥状；种子椭圆状，稍扁压，近肉色。

【别名】急解索、蛇利草、细米草、蛇舌草、鱼尾花、半边菊、半边旗、奶儿草、半边花。

【性味】辛，平。

【功效】清热解毒，利尿消肿。

【主治】痈肿疔疮，蛇虫咬伤，臌胀水肿，湿热黄疸，湿疹湿疮。

【用法用量】内服：煎汤，30 ～ 60g，或捣汁。外用：适量，捣敷，或捣汁调涂。

【使用注意】虚证水肿禁服。

《广西中药志》：脾胃虚寒者慎用。

【临证参考】

1. 治气喘：用半边莲、雄黄各二钱。二味捣为泥，放铜器内，用碗覆之，待颜色变青色后，加饭糊为丸，如梧桐子大，每服九丸，空心盐汤送下。（《医方类聚》引《寿域神方》）

2. 治毒蛇伤：①半边莲捣汁饮，以滓围涂之。（《本草纲目》）②半边莲 15g，鸡冠花蕊 30g。用米酒适量，捣烂，过滤，将药汁内服，药渣外敷伤口。（《岭南草药志》）

3. 治疔疮，一切阳性肿毒：鲜半边莲适量。加食盐数粒同捣烂，敷患处，有黄水渗出，渐愈。（《江西民间草药验方》）

4. 治喉蛾：鲜半边莲如鸡蛋大一团，放在瓷碗内，加好烧酒 90g，同捣极烂，绞取药汁，分 3 次口含，每次含 10 ～ 20min 吐出。（《江西民间草药验方》）

5. 治急性中耳炎：半边莲捣烂绞汁，和酒少许滴耳。（《岭南采药志》）

6. 治乳腺炎：鲜半边莲适量，捣烂敷患处。（《福建中草药》）

7. 治时行赤眼或起星翳：①鲜半边莲，洗净，揉碎作一小丸，塞入鼻腔，患左眼塞右鼻，患右眼塞左鼻。3 ～ 4h 换 1 次。②鲜半边莲适量，捣烂，敷眼皮上，用纱布盖护，每日换药两次。（《江西民间草药验方》）

8. 治漆疮：半边莲全草捣汁涂。（《湖南药物志》）

9. 治呕泻：半边莲 15g，水杨柳 12g，车前草 30g，萝卜 12g。捣烂，开水冲服。（《湖南药物志》）

10. 治急性蜂窝织炎：将鲜半边莲全草洗净，捣绒，敷于疮口周围组织肿胀处，隔 3 ～ 4h 换药 1 次。[四川医学，1983, 4 (3): 176]

11. 治带状疱疹：鲜半边莲，用量视病变范围大小而定，捣烂如泥，敷于患处，上盖纱布，胶布固定，药干用冷开水湿润之。每日换药 1 ～ 2 次。亦可将鲜品捣烂绞汁，不时外搽患处。[中医杂志，1983 (3): 54]

12. 治急性肾炎（三鲜赤小豆汤）：鲜白茅根、鲜半边莲、鲜蒲公英各 30g，赤小豆 12g，麻黄、连翘、桑白皮、杏仁各 9g。水煎服，一日 1 剂。[四川中医，1992 (12): 34]

13. 治蛇腹疔：将鲜半边莲捣烂，再将等量芒硝倒入混合后，捣拌均匀，外敷。[恩施医专学报，1995, 12 (02): 24]

14. 治术后增生性瘢痕瘙痒症：鲜半边莲茎叶适量，洗净，再用冷开水漂洗，晾 30min，加少许盐捣烂，每晚睡前捣敷患处，晨起弃药。[中医药临床杂志，2005, 17 (05): 441]

15. 治肝硬化：鲜半边莲 60 ～ 120g。水煎，加入红糖溶化服，每天 2 次。[中国伤残医学，2013, 21 (08): 258]

鲜天名精 | Xiān Tiān Míng Jīng

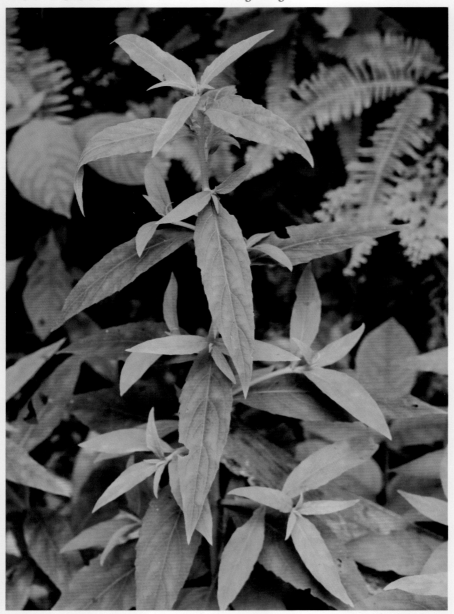

【来源】为菊科天名精属植物天名精 *Carpesium abrotanoides* L. 的全草。主产于浙江杭州、宁波、温州、德清、安吉、金华、开化、舟山、台州、丽

水等地。7～8月采收，洗净，鲜用。

【辨识要点】多年生粗壮草本；茎下部近无毛，上部密被短柔毛，多分枝；叶宽椭圆形至椭圆状披针形，茎上部叶较密且狭；头状花序多数，生茎端及沿茎、枝生于叶腋，成穗状花序式排列。

【别名】蒴葙、豕首、麦句姜、虾蟆蓝、天芜菁、天门精、玉门精、彘颠、蟾蜍兰、觐、地菘。

【性味】苦、辛，寒。

【功效】清热化痰，解毒，杀虫，破瘀，止血。

【主治】乳蛾，喉痹，急慢惊风，牙痛，疔疮肿毒，痔瘘，皮肤痒疹，毒蛇咬伤，虫积，癥瘕，吐血，衄血，血淋，创伤出血。

【用法用量】内服：煎汤，20～30g；或捣汁；或入丸、散。外用：适量，捣敷；或煎水熏洗及含漱。

【使用注意】脾胃虚寒者慎服。

《本草经疏》：脾胃寒薄，性不喜食冷，易泄无渴者勿服。

【临证参考】

1. 治产后口渴气喘，面赤有斑，大便泄，小便闭，用行血利水药不效：天名精根叶，浓煎膏饮。下血，小便通而愈。（《本草从新》）

2. 治发背初起：地菘，杵汁一升，日再服，瘥乃止。（《伤寒类要》）

3. 治恶疮：捣地菘汁服之，每日两三服。（孟诜《必效方》）

4. 治咽喉肿塞，痰涎壅滞，喉肿水不可下者：地菘捣汁。鹅翎扫入，去痰最妙。（《伤寒蕴要全书》）

5. 治黄疸性肝炎：鲜天名精全草120g，生姜3g。水煎服。（《浙江药用植物志》）

6. 治流行性腮腺炎：取新鲜的天名精90g用清水洗净，以鲜品捣汁内服，一次10ml，每日2次。可连续治疗3～7天，然后再取鲜品30g捣如泥状，均匀地放在棉布上，药物厚度0.3～0.5cm为宜，外贴患处，用胶布固定，每日换药1次。[中国民间疗法，2014, 22 (10): 55]

7. 治带状疱疹：取鲜天名精洗净，捣烂取汁，装于瓶内，用时以灭菌棉签或脱脂棉球蘸药液涂于患处，每日3～5次。[中国民族民间医药杂志，1999 (40): 306]

8. 治扁平疣：取鲜天名精洗净，捣烂取汁以棉签蘸之涂擦患处，每日3次，5天为1疗程。[甘肃中医，2001, 14 (01): 52]

鲜野菊 | Xiān Yě Jú

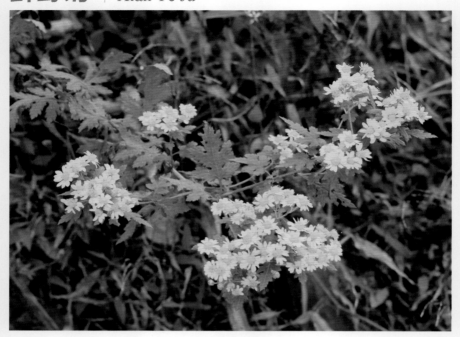

【来源】为菊科植物野菊、北野菊及岩香菊等 *Chrysanthemum indicum* L. 的全草及根。主产于浙江杭州、平阳、泰顺、奉化、天台、金华、开化、舟山、温岭、丽水等地。夏、秋间采收，鲜用。

【辨识要点】多年生草本；茎枝疏被毛；头状花序直径 1.5 ～ 2.5cm，排成疏散伞房圆锥花序或伞房状花序；总苞片约 5 层，边缘白色或褐色宽膜质，先端钝或圆，外层卵形或卵状三角形，中层卵形，内层长椭圆形；舌状花黄色，先端全缘或 2 ～ 3 齿；瘦果长 1.5 ～ 1.8mm。

【别名】野菊花、土菊花、草菊、苦薏、野山菊、路边菊、黄菊仔、鬼仔菊、山九月菊。

【性味】苦、辛，寒。

【功效】清热解毒，明目。

【主治】感冒，气管炎，肝炎，高血压病，痢疾，痈肿，疔疮，目赤肿痛，瘰疬，湿疹。

【用法用量】内服：煎汤，30 ～ 60g；或捣汁。外用：适量，捣敷；或煎水洗；或熬膏涂。

【临证参考】

1. 治疔疮：野菊花根、菖蒲根、生姜各一两。水煎，水酒对服。(《医钞类编》)

2. 治痈疽疔肿，一切无名肿毒：①野菊花，连茎捣烂，酒煎，热服取汗，以渣敷之。(《孙天仁集效方》) ②野菊花茎叶、苍耳草各一握，共捣，入酒一碗，绞汁服，取汗，以滓敷之。(《卫生易简方》)

3. 治瘰疬疮肿不破者：野菊花根，捣烂煎酒服之，仍将煎过菊花根为末敷贴。(《瑞竹堂经验方》)

4. 治天疱湿疮：野菊花根、枣木。煎汤洗之。(《医学集成》)

5. 治妇人乳痈：路边菊叶加黄糖捣烂，敷患处。(《岭南草药志》)

6. 治蜈蚣咬伤：野菊花根，捣烂敷伤口周围。(《岭南草药志》)

7. 治白喉：①野菊花一两，和醋糟少许，捣汁，冲开水漱口。②野菊叶和醋半匙，将野菊叶捣烂后，加白醋调匀涂在喉头。(《贵州中医验方》)

8. 预防及治疗疟疾：①鲜野菊揉烂，塞鼻，每天塞 2h，两鼻孔交替进行，连用 3 天。②鲜野菊一两，水煎服，连服 3 天。(徐州《单方验方新医疗法选编》)

9. 治风热感冒：野菊花、积雪草各 15g，地胆草 9g。水煎服。(《福建药物志》)

10. 治肝风头眩：野菊全草 15g。水煎眼。(《湖南药物志》)

11. 治结合膜炎：野菊花、谷精草各 15g，水煎服；或加冬桑叶 9g、叶下珠 18g，水煎分两半，一半熏眼（熏时以布遮之以防泄气），一半内服。(《福建药物志》)

12. 治再生障碍性贫血：野菊根茎 30g，鲜精猪肉 30g，煎煮，去渣。食肉喝汤，每日 1 剂 [辽宁中医杂志：1984 (04): 30]

鲜地胆草 | Xiān Dì Dǎn Cǎo

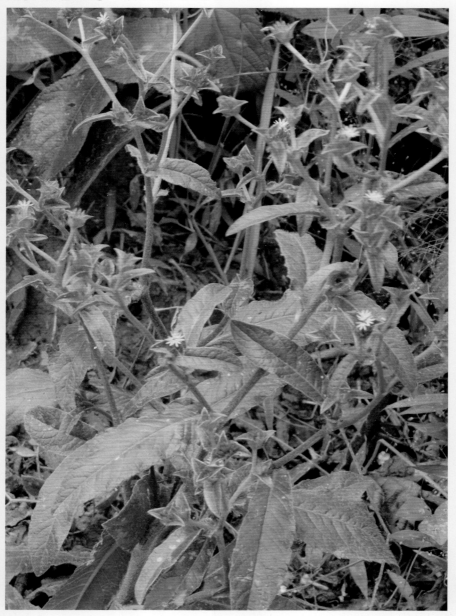

　　【来源】为菊科地胆草属植物地胆草 *Elephantopus scaber* L. 的全草。主产于浙江平阳、泰顺、松阳、龙泉等地。夏、秋采收，去杂质，洗净鲜用。

【辨识要点】多年生草本；根茎平卧或斜升；茎叶少而小，倒披针形或长圆状披针形；头状花序在枝端束生成球状复头状花序，总苞片绿色或上端紫红色，长圆状披针形，先端具刺尖，被短糙毛和腺点；花淡紫色或粉红色；瘦果长圆状线形，被柔毛。

【别名】草鞋根、草鞋底、地胆头、磨地胆、苦地胆、地苦胆、理肺散、牛吃埔、牛托鼻、兔耳风。

【性味】苦、辛，寒。

【功效】清热凉血，解毒，利湿。

【主治】感冒，急性扁桃体炎，咽喉炎，眼结膜炎，流行性乙型脑炎，百日咳，急性黄疸性肝炎，肝硬化腹水，急、慢性肾炎，疖肿，湿疹。

【用法用量】内服：煎汤，50～100g；或捣汁。外用：适量，捣敷或煎水熏洗。

【使用注意】孕妇慎服。

1.《南宁市药物志》：体虚者忌之。

2.《广西中药志》：寒证勿用。

3.《泉州本草》：孕妇慎用。

【临证参考】

1. 治腋下生肿毒，散肿止痛，脓已成者亦安，亦治一切肿毒：天芥菜以盐醋同捣敷之。（《医林类证集要》）

2. 治脚气：苦地胆全草一至二两，豆腐二至四两。酌加开水炖服。（《福建民间草药》）

3. 治热淋：鲜地胆草三两，瘦猪肉四两，食盐少许。加水同煎，去渣，分四次服用。（《江西民间草药验方》）

4. 治扁桃体炎、咽喉炎：地苦胆二钱。泡入 300ml 热开水中 30min，内服，每天一剂。亦可制成片剂含服。（《中草药新医疗法处方集》）

5. 治尿闭：地胆草五钱至一两。水煎服。（《福建中草药》）

6. 治痢疾：兔耳风 60g，煨水服。（《贵州草药》）

7. 治疟疾：地胆草全草 15g，火烧花树皮 30g，水煎服。（《中国民族药志》）

8. 治结合膜炎：地胆草、小叶榕树叶各 30g，水煎服，每日 1 剂。（《全国中草药汇编》）

9. 治疖肿：地胆草全草适量，捣烂，加米醋调匀，敷患处。（《北海民间常用中草药手册》）

鲜一点红 | Xiān Yì Diǎn Hóng

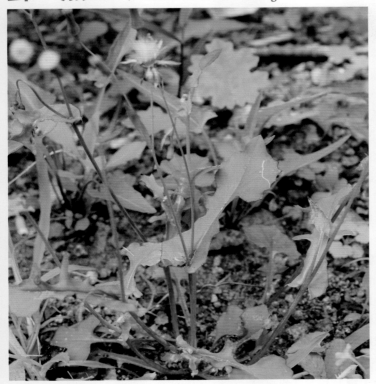

【来源】为菊科一点红属植物 *Emilia sonchifolia* (L.) DC. 的全草。主产于浙江杭州、宁波、温州、长兴、磐安、开化、舟山、台州、丽水等地。夏、秋采收，洗净，鲜用。

【辨识要点】一年生草本；茎直立或斜升；中部叶疏生，较小；上部叶少数，线形；头状花序长 8mm，在开花前下垂，花后直立，花序梗细，无苞片；瘦果圆柱形，肋间被微毛；冠毛多，细软。

【别名】紫背叶、红背果、片红青、叶下红、红头草、牛奶奶、花古帽、野木耳菜、羊蹄草、野芥兰。

【性味】苦，凉。

【功效】清热解毒，散瘀消肿。

【主治】上呼吸道感染，口腔溃疡，肺炎，乳腺炎，肠炎，菌痢，尿路感染，疮疖痈肿，湿疹，跌打损伤。

【用法用量】内服：煎汤，15～30g；或捣汁含咽。外用：适量，煎水洗或捣敷。

【使用注意】孕妇慎用。

【临证参考】

1. 治赤白痢及年久便血：一点红和猪精肉煎汤服之。（《岭南采药录》）

2. 治肠炎，腹泻：一点红200g，番桃叶200g。加水适量，煎成1250ml，每日二次，每次50ml。（广西《中草药新医疗法处方集》）

3. 治小儿疳积：一点红根15g。蒸瘦猪肉吃。（《广西中草药》）

4. 治肾盂肾炎：一点红500g，狗肝菜500g，车前草250g。水煎成500ml。成人每日三次，每次10ml。（广西《中草药新医疗法处方集》）

5. 治小儿上呼吸道感染及急性扁桃体炎：一点红、古羊藤各等量。上药每斤煎浓液500ml。三个月至三岁，每次20～40ml，三岁以上酌情增加。（广西《中草药新医疗法处方集》）

6. 治喉蛾：鲜一点红150g，水煎，频频含咽。（《江西民间草药验方》）

7. 痢疾、脱肛：一点红配火炭母；麻疹后热毒内困，赤眼，疮疖肿毒，湿疹痒痛，乳疮（外洗或捣敷），小儿生殖器红肿（外洗或内服）。（《广东中药》）

8. 治水肿：鲜一点红全草、灯心草各100g。水煎，饭前服，日两次。（《福建民间草药》）

9. 治无名肿毒，对口疮：鲜一点红叶一握，加红糖捣烂敷贴，日换两次。（《福建民间草药》）

10. 治指疔：鲜一点红同砂糖少许捣烂敷。（《江西民间草药验方》）

11. 治风热翳膜：野芥兰200g，梅片0.5g。共捣烂，敷眼眶四周。（《广西中草药》）

12. 治聤耳：鲜一点红，洗净，用开水浸润后。捣取自然汁。先洗净患耳，再将药汁滴入，日两三次，有排脓、消肿、止痛之效。（《江西民间草药验方》）

13. 治溃烂飞疡（多患于四肢，局部红肿灼热，起疱，痛痒相兼，接着便腐烂，并迅速蔓延扩展）：鲜一点红茎叶捣烂，敷于患处，日夜各换一次。（《江西民间草药验方》）

14. 治妇人乳痈初起：鲜一点红茎叶一握，加红糖共捣烂，加热敷贴。（《福建民间草药》）

15. 治跌打肿痛：一点红400g，土牛膝200g。共捣烂，敷患处。（《广西中草药》）

鲜红凤菜 | Xiān Hóng Fèng Cài

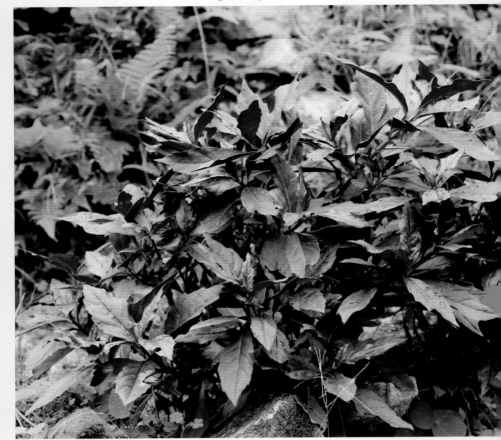

【来源】为菊科菊三七属植物红凤菜 *Gynura bicolor* (Willd.) DC. 的全草。浙江各地均产。全年均可采收，鲜用。

【辨识要点】多年生草本；茎直立，上部有伞房状分枝；中部叶倒卵形或倒披针形，两面无毛；上部和分枝上的叶披针形或线状披针形，具短柄或近无柄；头状花序多数，排成疏伞房状；小花橙黄色至红色；瘦果圆柱形，淡褐色，无毛；冠毛易脱落。

【别名】紫背菜、白背三七、金枇杷、玉枇杷、红菜、两色三七草、红番苋、紫背天葵、降压草。

【性味】辛、甘，凉。

【功效】清热凉血，解毒消肿。根茎止渴，解暑；叶健胃镇咳。

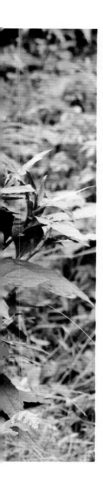

【主治】咯血，崩漏，外伤出血，痛经，痢疾，疮疡肿毒，跌打损伤，溃疡久不收敛。

【用法用量】内服：煎汤，30 ～ 90g。外用：适量，捣敷。

【临证参考】

1. 治妇女痛经：将红凤菜洗净，加米酒后，用水 6 碗，煎取 2 碗，早晚分服。[健康·饮食，2018 (03): 38-40]

2. 治妇人产后瘀血腹痛：将红凤菜根 112.5g 洗净，加水 2 碗半，黄酒 2 碗半，煎取 2 碗，早晚各服 1 碗。[健康·饮食，2018 (03): 38-40]

3. 治甲沟炎：将新鲜红凤菜 18.8g 加米酒少许捣烂，拌匀，外敷患处。[健康·饮食，2018 (03): 38-40]

4. 治疗疮肿毒：将鲜红凤菜与白糖共捣烂，外敷患处。[健康·饮食，2018 (03): 38-40]

5. 治脚抽筋：将红凤菜叶洗净，猪瘦肉切片，共炒熟当菜吃，或煮汤亦可。[健康·饮食，2018 (03): 38-40]

6. 治创伤出血：将新鲜红凤菜叶洗净，捣烂外敷出血处。[健康·饮食，2018 (03): 38-40]

鲜泥胡菜 | Xiān Ní Hú Cài

【来源】为菊科泥胡菜属植物泥胡菜 *Hemistepta lyrata* (Bunge) Bunge 的全草或根。浙江各地均产。夏、秋季采集，洗净，鲜用。

【辨识要点】一年生草本；茎单生，疏被蛛丝毛；上部茎叶的叶柄渐短，最上部茎叶无柄；头状花序在茎枝顶端排成伞房花序，稀头状花序单生茎顶；瘦果楔形或扁斜楔形；冠毛2层，外层刚毛羽毛状，基部连合成环，内层刚毛鳞片状，着生一侧，宿存。

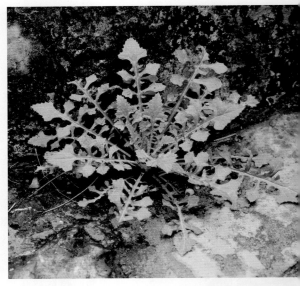

【别名】苦马菜、牛插鼻、石灰菜、糯米菜、猫骨头、剪刀草、绒球、苦郎头、苦蓝关菜。

【性味】辛、苦，寒。

【功效】清热解毒，散结消肿。

【主治】痔漏，痈肿疔疮，乳痈，淋巴结炎，风疹瘙痒，外伤出血，骨折。

【用法用量】内服：煎汤，9～15g。外用：适量，捣敷；或煎水洗。

【临证参考】

1. 治各种疮疡：泥胡菜、蒲公英各30g。水煎服。(《河北中草药》)

2. 治牙痛，牙龈炎：泥胡菜9g。水煎漱口，每日数次。(《青岛中草药手册》)

3. 治疔疮：糯米菜根、苎麻根、折耳根各适量。捣绒敷患处。(《贵州草药》)

4. 治乳痈：糯米菜叶、蒲公英各适量。捣绒外敷。(《贵州草药》)

5. 治颈淋巴结炎：鲜泥胡菜全草或鲜叶适量，或加食盐少许。捣烂敷患处。(《浙江药用植物志》)

6. 治刀伤出血：糯米菜叶适量。捣绒敷伤处。(《贵州草药》)

7. 治骨折：糯米菜叶适量。捣绒包骨折处。(《贵州草药》)

鲜苦苣菜 | Xiān Kǔ Jù Cài

【来源】为菊科苦苣菜属植物苦苣菜 Sonchus oleraceus L. 的全草。主产于浙江杭州、宁波、温州、嘉兴、绍兴、金华、舟山、台州、丽水等地。冬、春、夏三季均可采收，鲜用。

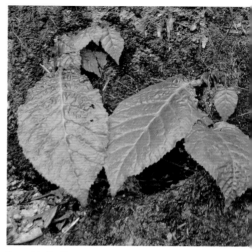

【辨识要点】一年生或二年生草本；茎枝无毛，或上部花序被腺毛；头状花序排成伞房或总状花序或单生茎顶；舌状小花黄色；瘦果褐色，长椭圆形或长椭圆状倒披针形，肋间有横皱纹；冠毛白色。

【别名】滇苦菜、苦荬菜、拒马菜、苦苦菜、野芥子、苦菜、苦马菜、紫苦菜。

【性味】苦，寒。

【功效】清热解毒，凉血止血。

【主治】痢疾，黄疸，血淋，痔瘘，疔肿，蛇咬伤。

【用法用量】内服：煎汤，15 ～ 30g；打汁。外用：适量，鲜品捣敷；或煎汤熏洗；或取汁涂搽。

【使用注意】脾胃虚寒者忌服。

1.《本草经疏》：脾胃虚寒者忌之。

2.《随息居饮食谱》：不可共蜜食。

【临证参考】

1. 治妇人乳结红肿、疼痛：紫苦菜捣汁水煎，点水酒服。（《滇南本草》）

2. 治壶蜂叮蜇：苦菜汁涂之。（《摘元方》）

3. 治对口恶疮：野苦荬擂汁一钟，入姜汁一匙，酒和服以渣敷。（《唐瑶经验方》）

4. 治朴蛇瘴：野苦马汁、灯心（浸水良久捻其末）。以和苦马汁服之。（《普济方》）

5. 治慢性气管炎：苦菜一斤，大枣二十个。苦菜煎烂，取煎液煮大枣，待枣皮展开后取出，余液熬成膏。早晚各服药膏一匙，大枣一枚。（内蒙古《中草药新医疗法资料选编》）

鲜牛筋草 | Xiān Niú Jīn Cǎo

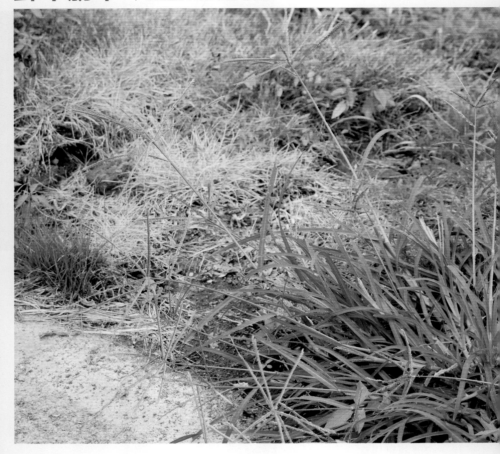

【来源】为禾本科穇属植物牛筋草 *Eleusine indica* (L.) Gaertn. 的根或全草。主产于浙江杭州、浦江、开化、温岭、遂昌等地。夏、秋季采，洗净，鲜用。

【辨识要点】一年生草本；秆丛生，基部倾斜；叶鞘两侧压扁而具脊，松弛，无毛或疏生疣毛；囊果卵形，基部下凹，具明显的波状皱纹。

【别名】千金草、千千踏、忝仔草、千人拔、穇子草、牛顿草、鸭脚草、粟仔越、野鸡爪。

【性味】甘、淡，平。

【功效】清热利湿，凉血解毒。

【主治】伤暑发热，小儿急惊，湿热黄疸，痢疾，小便不利；外用治跌打损伤。

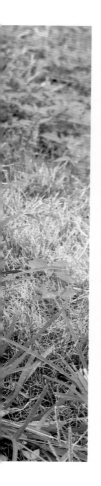

【用法用量】内服：煎汤，30～90g。外用：适量，捣烂敷患处。

【使用注意】脾胃虚弱、阴虚者及孕妇忌服。

【临证参考】

1. 治脱力黄，劳力伤，瘵：牛筋草连根净去泥，乌骨雌鸡腹内蒸熟，去草食鸡。（《本草纲目拾遗》）

2. 治高热，抽搐神昏：鲜牛筋草四两，水三碗，炖一碗，食盐少许，12h 内服尽。（《闽东本草》）

3. 治湿热黄疸：鲜牛筋草二两，山芝麻一两，水煎服。（江西《草药手册》）

4. 治小儿热结，小腹胀满，小便不利：鲜牛筋草根二两，酌加水煎成一碗，分三次，饭前服。（《福建民间草药》）

5. 治伤暑发热：鲜牛筋草二两，水煎服。（《福建中草药》）

6. 治淋浊：鲜牛筋草二两，水煎服。（《福建中草药》）

7. 治疝气：鲜牛筋草根四两，荔枝干十四个，酌加黄酒和水各半，炖 1h，饭前服，日两次。（《福建民间草药》）

8. 预防乙型脑炎：鲜牛筋草二至四两，水煎代茶饮。（《福建中草药》）

9. 治痢疾：鲜牛筋草 60～90g，三叶鬼针草 45g。水煎服。（《福建药物志》）

10. 治睾丸炎：①牛筋草、苦参各 30g。水煎。②鲜牛筋草根、茎 120g，荔枝核 10 个。水煎服。（《福建药物志》）

11. 治食管癌：鲜牛筋草 60～200g，水煎服。[医学文选，1991 (02)：20-21]

鲜芦根 | Xiān Lú Gēn

【来源】为禾本科芦苇属植物芦苇 *Phragmites australis* (Cav.) Trin. ex Steud. 的根茎。主产于浙江平阳等地。全年均可挖取，除去芽、须根及膜状叶，埋于湿沙中以供鲜用。

【辨识要点】多年生草本，根状茎十分发达；秆直立；叶舌边缘密生短纤毛，叶片披针状线形，顶端长渐尖成丝形；圆锥花序大型；雄蕊 3，黄色；颖果长约 1.5mm。

【别名】顺江龙，苇子根。

【性味】甘，寒。

【功效】清热生津，除烦止呕，利尿，透疹。

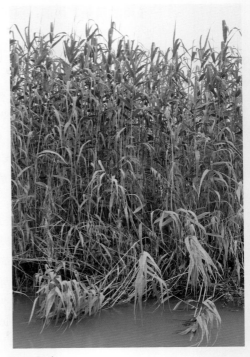

【主治】热病烦渴，胃热呕吐，噎膈，反胃，肺痿，肺痈。并解河豚鱼毒。

【用法用量】内服：煎汤，30～60g；或捣汁用。外用：适量，煎汤洗。

【使用注意】脾胃虚寒者忌服。

《本草经疏》：因寒霍乱作胀，因寒呕吐勿服。

【临证参考】

1. 治太阴温病，口渴甚，吐白沫黏滞不快者：梨汁、荸荠汁、鲜苇根汁、麦冬汁、藕汁（或用蔗浆），临时斟酌多少，和匀凉服，不甚喜凉者，重汤炖温服。（《温病条辨》）

2. 治五噎心膈气滞，烦闷吐逆，不下食：芦根五两。锉，以水三大盏，煮取二盏，去滓，不计时，温服。（《金匮玉函方》）

3. 治呕哕不止厥逆者：芦根三斤。切，水煮浓汁，频饮。（《肘后备急方》）

4. 治伤寒后呕哕反胃，及干呕不下食：生芦根（切）、青竹茹各一升，粳米三合，生姜三两。上四味，以水五升，煮取二升半，随便饮。（《备急千金要方》）

鲜黎辣根 Xiān Lí Là Gēn

【来源】为鼠李科鼠李属植物长叶冻绿 *Rhamnus crenata* Sieb.et Zucc. 的根及根皮。主产于浙江杭州、宁波、平阳、文成、泰顺、瑞安、安吉、诸暨、浦江、磐安、开化、江山、舟山、天台、临海、丽水等地。秋后采收根部，洗净，鲜用。

【辨识要点】落叶灌木或小乔木；茎不具棘针，小枝和嫩叶都被锈色短柔毛；叶互生，有短柄，椭圆状倒卵形或披针状椭圆形，先端尖，边缘具圆而向内弯的小锯齿，基部圆形或阔楔形，沿脉上有短柔毛；伞形花序腋生，具短柔毛；核果球形，成熟时由红变黑。

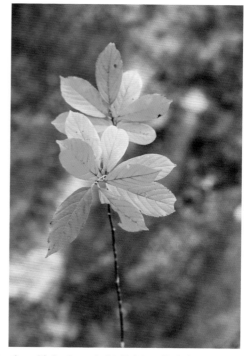

【别名】梨罗根、红点秤、一扫光、铁包金、山绿篱根、黎头很、琉璃根、土黄柏、马灵仙。

【性味】辛、苦，平。**有毒**。

【功效】清热解毒，杀虫利湿。

【主治】疥疮，顽癣，疮疖，湿疹，荨麻疹，癫痫头，跌打损伤。

【用法用量】内服：煎汤，3～5g；或浸酒。外用：适量，煎水洗；或捣敷；或磨醋擦。

【使用注意】本品有毒，以外用为主，内服宜慎。

《湖南药物志》：本品有毒，内服宜注意。

【临证参考】

治疥疮：黄藤根 500g，号筒杆 500g，黎辣根 1000g。洗净，切碎，捣烂，用 75% 酒精 5kg 浸渍 1 周，过滤，外涂。[广西中医药，1985 (02): 30]

鲜鸭跖草 | Xiān Yā Zhí Cǎo

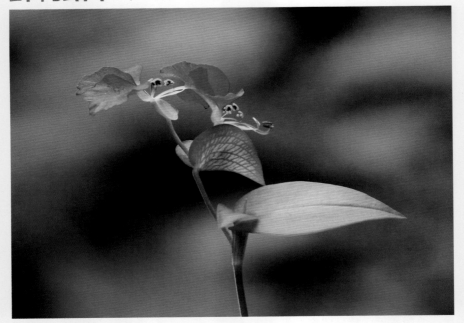

【来源】为鸭跖草科鸭跖草属植物鸭跖草 *Commelina communis* L. 的地上部分。主产于浙江杭州、奉化、海宁、武义、天台、青田、龙泉等地。夏、秋二季采收，鲜用。

【辨识要点】一年生披散草本；茎匍匐生根；叶披针形至卵状披针形；花瓣深蓝色；内面 2 枚具爪，长近 1cm；蒴果椭圆形，长 5～7mm，2 室，2 片裂，有种子 4 颗；种子长 2～3mm，棕黄色，一端平截、腹面平，有不规则窝孔。

【别名】鸡舌草、鼻斫草、碧竹子、碧蟾蜍、竹叶草、鸭脚草、耳环草、碧蝉儿花、地地藕。

【性味】淡、甘，寒。

【功效】清热解毒，利水消肿。

【主治】风热感冒，高热烦渴，咽喉肿痛，痈疮疔毒，水肿尿少，热淋涩痛。

【用法用量】内服：煎服，60～90g。外用：适量，捣敷或捣汁点喉。

【使用注意】脾胃虚寒者慎服。

《泉州本草》：脾胃虚弱者，用量宜少。

【临证参考】

1. 治小便不通：鸭跖草 30g，车前草 30g。捣汁入蜜少许，空心服之。（《濒湖集简方》）

2. 治流行性感冒：鸭跖草 30g，紫苏、马兰根、竹叶、麦冬各 9g，豆豉 15g。水煎服。（《全国中草药汇编》）

3. 治外感发热，咽喉肿痛：鸭跖草 30g，柴胡、黄芩各 12g，银花藤、千里光各 25g，甘草 6g。水煎服。（《四川中药志》）

4. 治喉痹肿痛：鸭跖草 60g。洗净捣汁，频濒含服。（《江西草药》）

5. 治赤白痢疾：鸭跖草 15g，竹叶 9g。水煎服。（《吉林中草药》）

6. 治高血压：鸭跖草 30g，蚕豆花 9g。水煎当茶饮。（《江西草药》）

7. 治上感高热及水痘：鸭跖草 30g，贯众 15g，黄芩 15g，射干 9g，板蓝根 30g。每日 1 剂，水煎服。[新中医，1983 (06): 35]

8. 治痈肿疮毒、毒蛇咬伤：鸭跖草、野菊花、马牙半支各 30g，田基黄 15g，甘草 6g。水煎服。（《四川中药志》）

9. 治黄疸性肝炎：鸭跖草 120g，猪瘦肉 60g。水炖，服汤食肉，每日 1 剂。（《江西草药》）

10. 治水肿、热淋：鸭跖草 30～60g，车前草 30g，天胡荽 15g。水煎服，白糖为引。（《江西草药》）

11. 治疟疾：鸭跖草 30g。水煎服。（《湖南药物志》）

12. 治咯血、吐血：竹叶菜、地星宿各 60g。捣绒，冲淘米水服。（《贵州草药》）

13. 治流行性腮腺炎：鲜鸭跖草 60g，板蓝根 15g，紫金牛 6g，水煎服；另用鲜草适量，捣烂外敷肿处。（《浙南本草新编》）

14. 治先兆流产：方 1 药用鸭跖草 15g，橘饼 30g。方 2 药用鸭跖草 15g，党参 15g，生白术 10g，生甘草 3g，续断 10g，桑寄生 15g，菟丝子 10g，紫苏梗 10g，砂仁 5g（后下），黄芩 10g，苎麻根 15g。轻者用方 1，重者用方 2。水煎，每日 1 剂，分早晚服，服 3～5 天。[实用中医药杂志，2006, 22 (09): 549]

鲜鸭舌草 | Xiān Yā Shé Cǎo

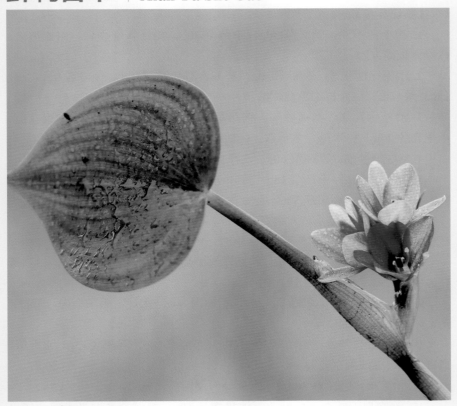

【来源】为雨久花科雨久花属植物鸭舌草 *Monochoria vaginalis* (Burm.f.) Presl 的全草。主产于浙江杭州、天台、龙泉等地。夏、秋季采收，鲜用。

【辨识要点】水生草本；根状茎极短，茎直立或斜上，全株光滑无毛；叶基生和茎生；叶片形状和大小变化较大，由心状宽卵形、长卵形至披针形；总状花序从叶柄中部抽出，蓝色；蒴果卵形至长圆形；种子多数，椭圆形，具 8～12 纵条纹。

【别名】蘩草、蘩荣、接水葱、鸭儿嘴、鸭仔菜、鸭儿菜、香头草、猪耳菜、马皮瓜、少花鸭舌草、肥猪草。

【性味】苦，凉。

【功效】清热凉血，利尿，解毒。

【主治】感冒高热，肺热咳喘，百日咳，咯血，吐血，崩漏，尿血，热淋，痢疾，肠炎，肠痈，丹毒，疮肿，咽喉肿痛，牙龈肿痛，风火赤眼，毒蛇咬伤，毒菇中毒。

【用法用量】内服：煎汤，30～60g；或捣烂绞汁。外用：适量，捣敷。

【使用注意】虚寒性泻痢者禁用。

【临证参考】

1. 治食各种毒菇中毒：鲜少花鸭舌草250g，捣烂绞汁，拌白糖适量，灌服。或鲜少花鸭舌草500g（捣汁），冰糖60g，炖至冰糖溶化后服。（《常见青草药选编》）

2. 治吐血：鸭舌草一至二两。炖猪瘦肉服。（江西《草药手册》）

3. 治小儿疖肿：鸭舌草15～30g。水煎服。（《红安中草药》）

4. 治小儿高热，小便不利：鲜少花鸭舌草30g，莲子草30g，水煎服。（《福州军区后勤部中草药手册》）

5. 治咯血：鲜少花鸭舌草30～60g，捣烂绞汁，调蜜服。（《福建中草药》）

6. 治尿血：鲜少花鸭舌草30～60g，鲜灯心草全草30～60g。水煎服。（《福建中草药》）

7. 治急性胃肠炎：鲜鸭舌草、墨旱莲各30g，共捣汁，加白糖适量内服。（《湖北中草药志》）

8. 治蛇、虫咬伤：鲜鸭舌草，捣敷。（江西《草药手册》）

9. 治风火赤眼：鲜少花鸭舌草叶，捣烂外敷眼睑。（《福建中草药》）

10. 治丹毒：鲜少花鸭舌草30～60g，捣烂敷患处。（《福建中草药》）

11. 治疗疮：鸭舌草加桐油捣敷患处。（江西《草药手册》）

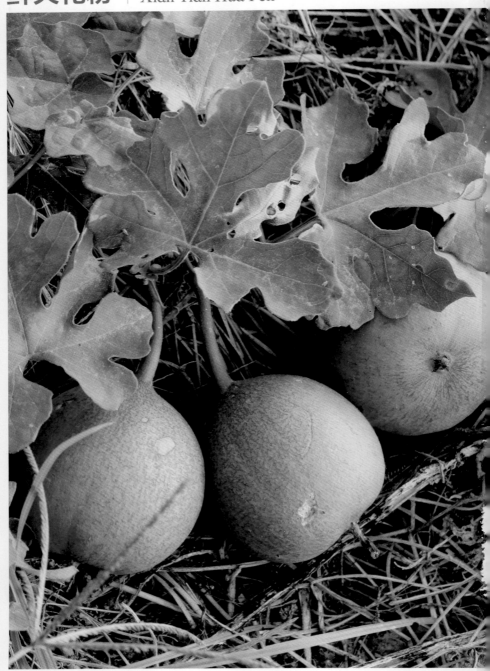

【来源】为葫芦科栝楼属植物栝楼 *Trichosanthes kirilowii* Maxim. 或双边栝楼 *Trichosanthes rosthornii* Harms 的根。浙江各地均产。秋、冬二季采挖，以秋季采者为佳，洗净，除去外皮，切段或纵剖成瓣，鲜用。

【辨识要点】多年生草本；根状茎肥厚，圆柱状，外皮黄色。茎多分枝，无毛；叶互生，近圆形或心形，雌雄异株；雄总状花序单生，花冠裂片倒卵形，雌花单生，子房卵形；果实近球形，熟时橙红色。

【别名】栝楼根、白药、瑞雪、天瓜粉、花粉、屎瓜根、栝蒌粉、蒌粉、蒌根。

【性味】甘、微苦，微寒。

【功效】清热泻火，生津止渴，消肿排脓。

【主治】热病烦渴，肺热燥咳，内热消渴，疮疡肿毒。

【用法用量】内服：煎汤，18～30g；或入丸、散。外用：适量，调敷。

【使用注意】脾胃虚寒大便滑泄者忌服。

1.《得配本草》：胃虚湿痰，亡阳作渴，病在表者禁用。

2.《本草经疏》：脾胃虚寒作泄者勿服。

3.《本草汇言》：汗下之后，亡液而作渴者不可妄投；阴虚火动，津液不能上承而作渴者，不可概施。

4.《本经逢原》：凡痰饮色白清稀者，皆当忌用。

【临证参考】

1. 治消渴，除肠胃热实：瓜蒌根、生姜各五两，生麦冬（用汁）、芦根（切）各二升，白茅根（切）三升，上五味细切，以水一斗，煮取三升，分三服。（《备急千金要方》）

2. 治黑疸危疾：瓜蒌根一斤，捣汁六合，顿服，随有黄水从小便出，如不出，再跟。（《简便单方》）

3. 治小儿忽发黄，面目皮肉并黄：生瓜蒌根捣取汁二合，蜜一大匙，二味暖相和，分再服。（《贞元集要广利方》）

4. 治热病烦渴，诸脏不安：以瓜蒌根，捣绞取汁，每服一合，时时服之。（《太平圣惠方》）

鲜淡竹叶 | Xiān Dàn Zhú Yè

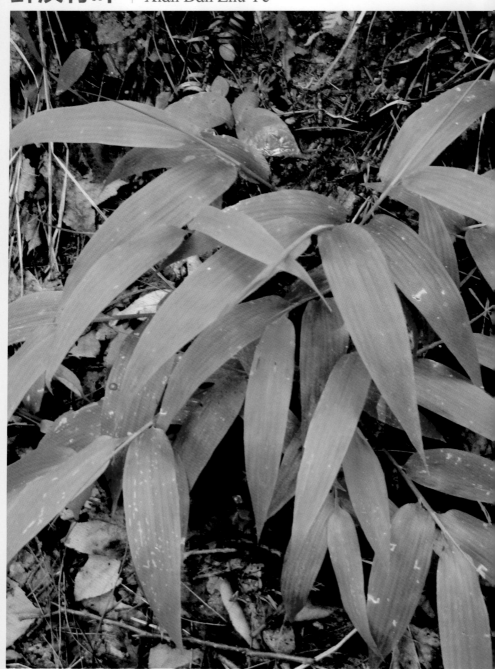

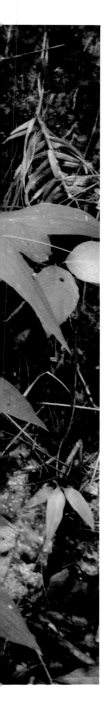

【来源】为禾本科淡竹叶属植物淡竹叶 *Lophatherum gracile* Brongn. 的茎叶。主产于浙江杭州、宁波、温州、浦江、磐安、舟山、天台、温岭、丽水等地。夏季未抽花穗前采割，除去杂质，鲜用。

【辨识要点】多年生草本植物；根状茎；须根中部可膨大为纺锤形肉质块根，黄白色；叶披针形，圆锥花序；颖果椭圆形。

【别名】竹叶门冬青、迷身草、山鸡米、金竹叶、长竹叶、山冬、地竹、淡竹米、林下竹。

【性味】淡、甘，寒。

【功效】清热泻火，除烦止渴，利尿通淋。

【主治】热病烦渴，口疮尿赤，热淋涩痛。

【用法用量】内服：煎服，20～30g。

【使用注意】体虚有寒或孕妇忌服。

《本草品汇精要》：孕妇勿服。

【临证参考】

1. 治口舌糜烂：鲜淡竹叶 30g，木通 9g，生地黄 9g。水煎服。(《福建中草药》)

2. 治口腔炎，牙周炎，扁桃体炎：淡竹叶 30～60g，犁头草、夏枯草各 15g，薄荷 9g。水煎服。(《浙江民间常用中草药手册》)

3. 治肺炎：鲜淡竹叶 30g，三桠苦 9g，麦冬 15g。水煎服。(《福州中草药临床手册》)

4. 治咽痛、目赤及皮肤疖痈之患：鲜淡竹叶 20g，水煎后取汁，加绿豆 50g、大米 100g，煮成稀粥，分顿随量食用。[中国中医药报，2015]

5. 治睑腺炎：取鲜淡竹叶茎，去其节，放在酒精灯上烧中部，待其汁渗出，稍停片刻，涂在患处，每日一次，涂后 2～3h 患者疼痛即减轻。[江苏医药，1976(05)：46-47]

6. 治热病烦渴：鲜淡竹叶，适量，煎汤当茶饮。[中医药通报，2012, 11(02)：59]

鲜穿心莲 | Xiān Chuān Xīn Lián

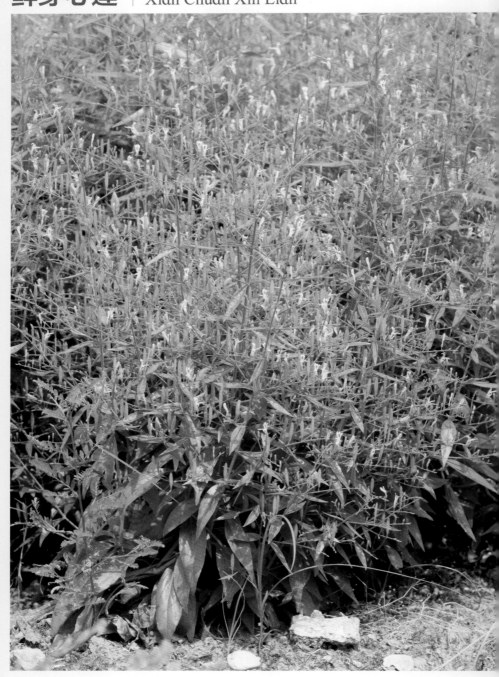

【来源】为爵床科穿心莲属植物穿心莲 *Andrographis paniculata* (Burm. f.) Nees 的地上部分。浙江各地均产。秋初茎叶茂盛时采割，鲜用。

【辨识要点】一年生草本；茎高 50 ～ 80cm，4 棱；叶卵状矩圆形至矩圆状披针形，顶端略钝。花序轴上叶较小，总状花序顶生和腋生，集成大型圆锥花序；花冠白色而小，下唇带紫色斑纹；蒴果扁，中有一沟，长约 10mm，疏生腺毛；种子 12 粒，四方形，有皱纹。

【别名】一见喜、万病仙草、四支邦、榄核莲、苦胆草、斩龙剑、日行千里、四方莲、金香草。

【性味】苦，寒。

【功效】清热解毒，凉血，消肿，燥湿。

【主治】感冒发热，咽喉肿痛，口舌生疮，顿咳劳嗽，泄泻痢疾，热淋涩痛，痈肿疮疡，毒蛇咬伤。

【用法用量】内服：煎服，10 ～ 20g。外用：适量，捣烂或制成软膏涂青患处。

【使用注意】不宜多服久服；脾胃虚寒者不宜用。

【临证参考】

1. 治甲沟炎：取新鲜穿心莲叶用清水洗净，甩干，捣烂呈糊状，加少量凡士林，局部按换药常规消毒，将穿心莲膏敷在患处，用一小块干净薄膜或纱布（防止药汁蒸发）盖上，表面再用纱布包扎，每日换药 1 次。[实用中医药杂志，2000 (06) :37]

2. 治细菌性痢疾、阿米巴痢疾、肠炎：穿心莲鲜叶 10 ～ 15 片，水煎，调蜜服。(《福建中草药》)

3. 治咽喉炎：鲜穿心莲 90g，嚼烂吞服。(《江西草药》)

4. 治鼻窦炎、中耳炎、结膜炎、胃火牙痛：鲜穿心莲全草 9 ～ 15g，水煎服；或捣汁滴耳。(《福建中草药》)

5. 治热淋：鲜穿心莲叶 14 ～ 15 片，捣烂，加蜜，开水冲服。(《福建中草药》)

6. 治蛇毒咬伤：鲜穿心莲叶捣烂，调旱烟筒内的烟油外敷；另取鲜叶 9 ～ 15g，水煎服。(《福建中草药》)

鲜大青叶 | Xiān Dà Qīng Yè

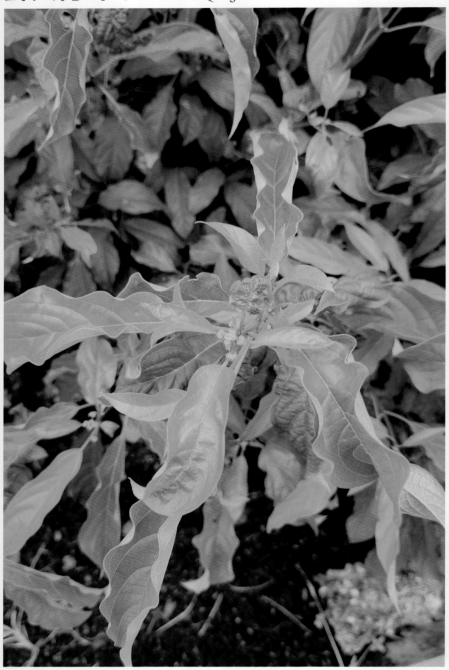

【来源】为十字花科菘蓝属植物菘蓝 *Isatis tinctoria* L. 的叶。浙江各地均产。夏、秋二季分 2 ～ 3 次采收，除去杂质，鲜用。

【辨识要点】二年生草本；叶片多皱缩卷曲，有的破碎。完整叶片展平后呈长椭圆形至长圆状倒披针形；上表面暗灰绿色，有的可见色较深稍突起的小点；先端钝圆，全缘或微波状，基部狭窄下延至叶柄呈翼状；叶柄淡棕黄色。质脆。

【别名】蓝叶、蓝菜。

【性味】苦，寒。

【功效】清热解毒，凉血消斑。

【主治】温病高热烦渴，神昏，斑疹，吐血，衄血，黄疸，泻痢，丹毒，喉痹，口疮，痄腮。

【用法用量】内服：煎汤，30 ～ 60g；或捣汁服。外用：适量，捣敷；煎水洗。

【使用注意】脾胃虚寒者忌服。

1.《本草经疏》：不可施之于虚寒脾弱之人。

2.《本草从新》：非心胃热毒勿用。

3.《得配本草》：虚作泻者禁用。

【临证参考】

1. 治喉风，喉痹：大青叶捣汁灌之，取效止。（《卫生易简方》）

2. 治风疹，丹毒：大青叶捣烂，罨之即散（先以磁锋砭去恶血）。（《本草汇言》）

3. 治血淋，小便尿血：鲜大青叶一至二两，生地黄五钱。水煎，调冰糖服。日二次。（《泉州本草》）

4. 治大头瘟：鲜大青叶洗净，捣烂外敷患处，同时取鲜大青叶一两，煎汤内服。（《泉州本草》）

5. 治肺炎高热喘咳：鲜大青叶一至二两。捣烂绞汁，调蜜少许，炖热，温服，日二次。（《泉州本草》）

6. 预防流行性感冒：用大青叶、贯众各 500g。混加水 5000ml，煎成2000ml，成人每次 100ml，日服 3 ～ 4 次，小儿酌减，连服 5 天。（《全国中草药汇编》）

7. 防治疔、疖、痱子：①大青叶（鲜）三两。水煎服，每日一剂。②大青叶适量，水煎浓汁，加薄荷油适量，洗患处，每日 2 ～ 3 次。（《江西草药》）

鲜蒲公英 | Xiān Pú Gōng Yīng

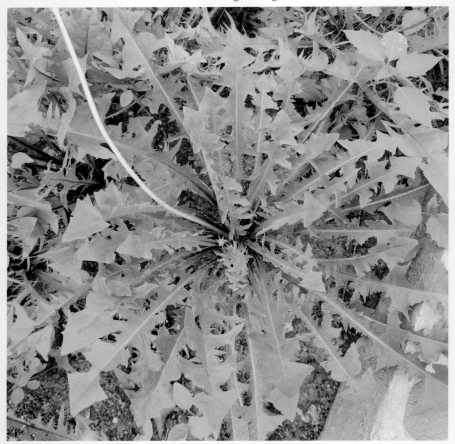

【来源】为菊科蒲公英属植物蒲公英 *Taraxacum mongolicum* Hand.-Mazz. 的全草。主产于浙江杭州、宁波、温州、安吉、开化、舟山、台州等地。春至秋季花初开时采挖，除去杂质，洗净，鲜用。

【辨识要点】多年生草本植物；根圆柱状，表面棕褐色，皱缩，叶边缘有时具波状齿或羽状深裂，基部渐狭成叶柄，叶柄及主脉常带红紫色；花葶上部紫红色，密被蛛丝状白色长柔毛，头状花序，总苞钟状；瘦果暗褐色，冠毛白色。

【别名】凫公英、蒲公草、耩褥草、仆公英、仆公罂、地丁、金簪草、孛孛丁菜、黄花苗。

【性味】甘、苦，寒。

【功效】清热解毒，消肿散结，利尿通淋。

【主治】疔疮肿毒，乳痈，瘰疬，目赤，咽痛，肺痈，肠痈，湿热黄疸，热淋涩痛。

【用法用量】内服：煎服，20～30g。外用：适量，捣敷或煎汤熏洗患处。

【使用注意】阳虚外寒、脾胃虚弱者忌用。

【临证参考】

1. 治疳疮疔毒：蒲公英捣烂覆之，别更捣汁，和酒煎服，取汗。(《本草纲目》)

2. 治噎膈：拣蒲公英高尺许者，掘下数尺，择根大如拳者，捣汁和酒服。(《鲜溪单方选》)

3. 治产后不自乳儿，蓄积乳汁，结作痈：蒲公英捣敷肿上，日三四度易之。(《梅师集验方》)

4. 治烧烫伤：蒲公英根洗净，捣碎取汁，待凝后涂患处。(《长白山植物药志》)

5. 治乳痈：蒲公英、金银花各60g，白芷、生甘草各20～30g，水煎服，每日2剂，每剂煎2次，6h服药1次。[陕西中医，1988, 9 (04): 174]

6. 治尿毒症：蒲公英30g，煅牡蛎20g，生大黄粉10g（后入煎3min），加水煎汁为300ml，保留灌肠，每日1次，7～14天为1疗程。病情改善后可改为每周灌肠2次或1次。[山东中医杂志，1985 (05): 19]

7. 治小儿便秘：蒲公英全草60～90g，水煎至50～100ml，鲜品煮20min加适量白糖或蜂蜜，每日1剂，顿服。[中级医刊，1987, 22 (06): 54]

8. 治甲状腺功能亢进症：蒲公英60g，水煎2碗，温服1碗，剩下1碗趁热熏洗，每天1次。[浙江中医杂志，1980 (08): 362]

9. 治腮腺炎：鲜蒲公英30g捣碎，加入1个鸡蛋清搅匀，再加冰糖适量，共捣成糊剂，摊于纱布上外敷耳前及下颌角区的肿胀处，每日换药1次。[新中医，1972 (10): 49]

10. 治眼疾：鲜蒲公英120g，白菊花15g，加水约3大碗，煎至2碗，温服1碗，将余下的1碗连药渣仍放在药锅内，用湿毛巾熏洗患眼，每次10～20min。1天内可熏洗2～3次，但每次必须重新煮沸趁热熏洗。[中医杂志，1966 (06): 30]

鲜紫花地丁 | Xiān Zǐ Huā Dì Dīng

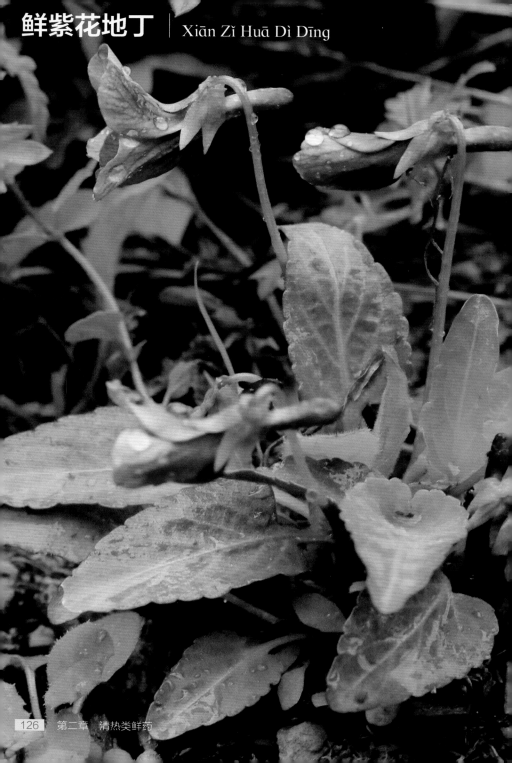

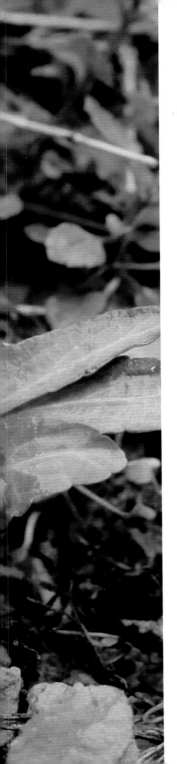

【来源】为堇菜科堇菜属植物紫花地丁 *Viola philippica* Cav. 的全草。主产于浙江杭州、温州、泰顺、安吉、磐安、舟山、临海、丽水等地。春、秋季采收全草，除去杂质，洗净，鲜用。

【辨识要点】属侧膜胎座目，堇菜科多年生草本；无地上茎，叶片下部呈三角状卵形或狭卵形，上部者较长，呈长圆形、狭卵状披针形或长圆状卵形；花中等大，紫堇色或淡紫色，稀呈白色，喉部色较淡并带有紫色条纹；蒴果长圆形；种子卵球形，淡黄色。

【别名】堇堇菜、箭头草、地丁、角子、独行虎、地丁草、宝剑草、犁头草、紫地丁、兔耳草。

【性味】辛、苦、寒。

【功效】清热解毒，凉血消肿。

【主治】疔疮，痈疽，丹毒，痄腮，乳痈，肠痈，瘰疬，湿热泻痢，黄疸，目赤肿痛，毒蛇咬伤。

【用法用量】内服：煎服，30～60g。外用：适量，捣敷。

【使用注意】体质虚寒者忌服，阴疽漫肿无头及脾胃虚寒者慎服。

【临证参考】

1. 治乳吹并一切毒：黄花地丁（即蒲公英）、紫花地丁各八两。以长流水洗净，用水熬汁去渣，又熬成膏摊贴。(《惠直堂经验方》)

2. 治流行性腮腺炎：新鲜仙人掌 30g，新鲜紫花地丁 20g。先将仙人掌用小刀去刺洗净，紫花地丁去泥，洗净，共捣烂呈泥状，若紫花地丁无鲜品，可取其干品焙干后碾成细末过筛，放入仙人掌泥中搅拌均匀亦可，现用现配。根据肿胀部位大小均匀摊于适当大小凡士林纱布上，覆盖于肿胀部位，外敷范围大于肿胀部位，对于颌下腺及舌下腺肿大者外敷面积要扩大至颌下，换药 2～3 次 / 天。[中国中医药科技，2015, 22 (03): 323-324]

鲜鱼腥草 | Xiān Yú Xīng Cǎo

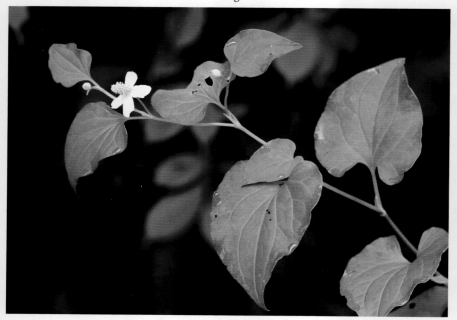

【来源】为三白草科蕺菜属植物蕺菜 *Houttuynia cordata* Thunb. 的全草或地上部分。浙江各地均产。夏季茎叶茂盛花穗多时采割，除去杂质，鲜用。

【辨识要点】多年生草本；具根茎；茎下部伏地，上部直立，无毛或节上被柔毛，有时带紫红色；叶薄纸质，密被腺点，宽卵形或卵状心形，先端短渐尖，基部心形，下面常带紫色；穗状花序顶生或与叶对生，基部多具4片白色花瓣状苞片；蒴果近球形，顶端开裂，花柱宿存。

【别名】岑草、蕺、菹菜、紫背鱼腥草、紫蕺、菹子、臭猪巢、侧耳根、猪鼻孔、九节莲、折耳根、肺形草、臭腥草。

【性味】辛，微寒。

【功效】清热解毒，消痈排脓，利尿通淋。

【主治】肺痈吐脓，痰热喘咳，热痢，热淋，痈肿疮毒。

【用法用量】内服：30 ～ 50g，不宜久煎；或捣汁服。外用：适量，捣敷或煎汤熏洗患处。

【使用注意】虚寒证及阴性外疡忌服。

1.《名医别录》：多食令人气喘。

2. 孟诜：久食之，发虚弱，损阳气，消精髓。

【临证参考】

1. 治肺痈：鲜鱼腥草，捣汁，入年久芥菜卤饮之。（《本草经疏》）

2. 治疗疮作痛：鲜鱼腥草捣烂敷之，痛一、二时，不可去草，痛后一、二日愈。（《积德堂经验方》）

3. 治恶蛇虫伤：鲜鱼腥草、皱面草、槐树叶、草决明。一处杵烂敷之。（《救急易方》）

4. 治慢性鼻窦炎：鲜鱼腥草捣烂，绞取自然汁，每日滴鼻数次。另用鱼腥草七钱，水煎服。（《陕西草药》）

5. 治妇女外阴瘙痒，肛痈：鲜鱼腥草适量，煎汤熏洗。（《上海常用中草药》）

6. 治带下：鲜鱼腥草根 30 ～ 50g，车前草 30g，白糖适量。将两药洗净，捣烂取汁加白糖适量，内服。每周 2 剂，1 月为 1 疗程。[湖南中医杂志，1987 (02)：24]

7. 治丹毒：鲜鱼腥草 100 ～ 200g，自来水洗净，再用凉开水清洗一遍，捣碎后，加食盐 10 ～ 20g 调匀外敷患处，加敷料包扎，3 次 / 天。[时珍国医国药，2003 (11)：663]

8. 治疥癣：鲜鱼腥草捣烂外敷患处。（《青岛中草药手册》）

9. 治扁桃体炎：鲜鱼腥草、鲜筋骨草各 15g，柚子（种子）适量。共捣烂绞汁，调蜜服。（《福建药物志》）

10. 治食积腹胀：鲜鱼腥草 30g。水煎服。（《陕西中草药》）

11. 治荨麻疹：鲜鱼腥草捣烂，揉擦患处。（南药《中草药学》）

12. 治小儿肺部感染性疾病：用鲜品鱼腥草汁 1ml/kg(浓度 1：2)，内服，疗程为 5 天。[中国中医药科技，2004 (05)：317-318]

13. 治风热咳嗽：取鲜鱼腥草 50 ～ 150g，冰糖（黄砂糖亦可）40 ～ 60g，先把鱼腥草洗净，盛于碗内捣烂，然后将冰糖放入 200 ～ 500ml 水中煎沸，再将冰糖水冲于碗内，加盖 5 ～ 7min 后即可。每日 1 ～ 2 次。连服 2 天为 1 个疗程，治疗 2 个疗程判断疗效。[湖南中医杂志，1987 (02)：24]

鲜榔榆皮 | Xiān Láng Yú Pí

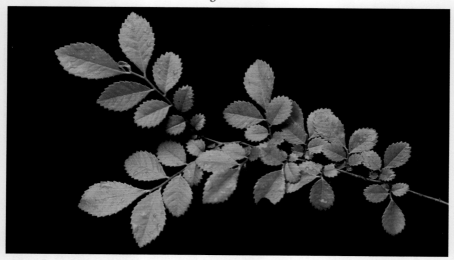

【来源】为榆科榆属植物榔榆 *Ulmus parvifolia* Jacq. 的树皮或根皮。主产于浙江杭州、宁波、温州、嘉兴、金华、舟山、温岭、遂昌等地。秋季采收，鲜用。

【辨识要点】落叶乔木；树皮灰色或灰褐色；叶披针状卵形或窄椭圆形，稀卵形或倒卵形，基部楔形或一边圆；秋季开花，3～6朵成簇状聚伞花序，花被上部杯状，下部管状；翅果椭圆形或卵状椭圆形，除顶端缺口柱头面被毛外，余无毛，果翅较果核窄，果核位于翅果中上部。

【别名】朗榆皮。

【性味】甘、苦，寒。

【功效】清热利水，解毒消肿，凉血止血。

【主治】热淋，小便不利，痢疾，乳痈，疮疡肿毒，水火烫伤，腰背酸痛，胃肠出血，尿血，痔血，外伤出血。

【用法用量】内服：煎汤，30～60g。外用：适量，鲜品捣敷。

【使用注意】胃虚寒者忌服。

《本经逢原》：榔榆……性疏利。若胃寒而虚者服之，恐泄真气，良非所宜。

【临证参考】

1. 治乳痈：将鲜榔榆根皮（去栓皮）60～90g，水煎，内服，药渣加白糖捣敷患处。（《浙江民间常用草药》）

2. 恶疮疔肿：鲜榔榆皮捣烂，用鸡蛋清调敷患处。（《植物名实图考》）

鲜金荞麦 | Xiān Jīn Qiáo Mài

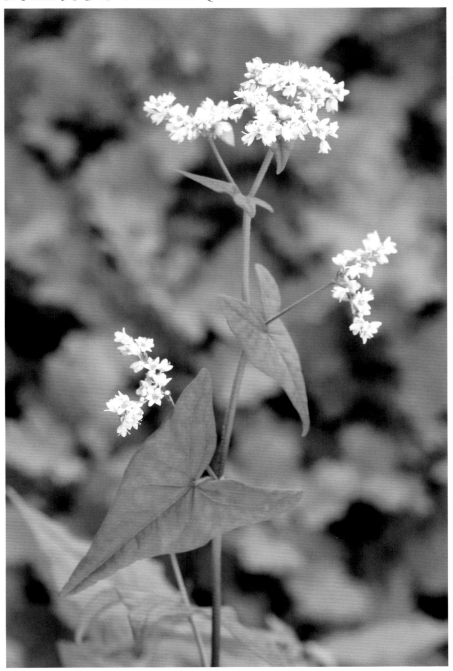

【来源】为蓼科荞麦属植物金荞麦 *Fagopyrum dibotrys*（D.Don）Hara 的干燥根茎。主产于浙江杭州、宁波、平阳、文成、嵊州、兰溪、开化、舟山、天台、温岭、丽水等地。冬季采挖，除去茎及须根，洗净，鲜用。

【辨识要点】多年生草本；块根；茎直立，具纵棱，有时一侧沿棱被柔毛；叶三角形，先端渐尖，基部近戟形，两面具乳头状突起，托叶鞘无缘毛；花序伞房状，苞片卵状披针形，花梗与苞片近等长，中部具关节；花被片椭圆形，白色；瘦果宽卵形。

【别名】赤地利、赤薜荔、金锁银开、天荞麦根、开金锁、贼骨头、透骨消、苦荞头、铁石子。

【性味】微辛、涩，凉。

【功效】清热解毒，排脓祛瘀。

【主治】肺痈，肺热咳喘，咽喉肿痛，痢疾，风湿痹证，跌打损伤。

【用法用量】内服：煎汤或用水或黄酒隔水密闭炖服，30～90g。外用：适量，捣汁或磨汁涂敷。

【使用注意】孕妇禁用；服用后应避免日晒，慎防光敏反应。

【临证参考】

1. 治喉风喉毒：鲜金荞麦，用醋磨，漱喉，涎痰去而喉闭自开。（《本草纲目拾遗》）

2. 治痰核瘰疬：鲜金荞麦，将根捣汁冲酒服；其茎叶用白开水煮烂，和米粉作饼饵食之，不过二三服立消。（《本草纲目拾遗》）

3. 治流火：鲜金荞麦根 250g。水煎服。（《天目山药用植物志》）

4. 治痔疮：鲜金荞麦 30g。酒、水炖服。（《福建药物志》）

5. 治脱肛：鲜金荞麦根 300g，苦参 300g。水煎，趁热熏。（《天目山药用植物志》）

6. 治狂犬病、蛇虫咬伤：鲜金荞麦根捣烂外敷。（《青岛中草药手册》）

7. 治瘰疬疬子：金荞麦（鲜）500g，铁菱角（鲜）500g，何首乌（鲜）120g。炖杀口肉服。（《重庆草药》）

8. 治鼻咽癌：鲜金荞麦、鲜汉防己、鲜土牛膝各 30g。水煎服。另取灯心草捣碎口含，用垂盆草捣烂外敷。（《全国中草药新医疗法展览会技术资料选编·肿瘤》）

9. 治原发性痛经：金荞麦根鲜品 70g，于月经来潮前 3～5 天，煎服 2 剂，每天 1 剂，每剂煎取药液约 500ml，分 2 次服。[农村百事通，2019 (01): 52]

鲜羊蹄 | Xiān Yáng Tí

【来源】为蓼科酸模属植物羊蹄 *Rumex japonicus* Houtt. 或尼泊尔酸模 *Rumex nepalensis* Spreng. 的根。主产于浙江杭州、宁波、洞头、泰顺、乐清、湖州、磐安、舟山、天台、遂昌等地。栽种 2 年后，秋季当地上叶变黄时，挖出根部，洗净鲜用。

【辨识要点】多年生草本；基生叶长圆形或披针状长圆形，基部圆形或心形，边缘微波状；茎上部叶窄长圆形，叶柄较短；花梗细长，中下部具关节，外花被片椭圆形，内花被片果时增大，宽心形，先端渐尖，基部心形，具不整齐小齿，具长卵形小瘤；瘦果宽卵形。

【别名】东方宿、连虫陆、鬼目、败毒菜根、羊蹄大黄、土大黄、牛舌根、牛蹄、牛舌大黄、野萝卜。

【性味】苦、酸，寒。**有小毒。**

【功效】清热通便，凉血止血，杀虫止痒。

【主治】大便秘结，吐血衄血，肠风便血，痔血，崩漏，疥癣，白秃，痈疮肿毒，跌打损伤。

【用法用量】内服：煎汤，18 ～ 30g；捣汁；或熬膏。外

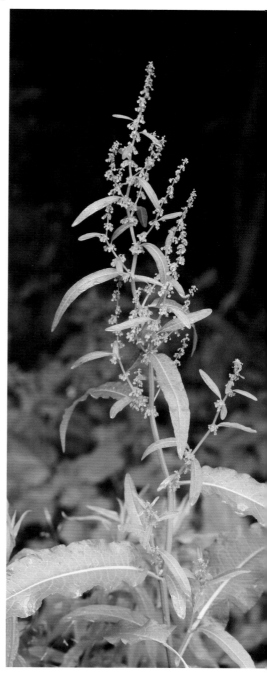

用：适量，捣敷；磨汁涂；或煎水洗。

【使用注意】脾胃虚寒，泄泻者忌服。

《本草汇言》：脾胃虚寒，泄泻不食者切勿入口。

【临证参考】

1. 治大便秘结不通：鲜羊蹄根一两（锉）。以水一大盏，煎取六分，去滓，温温顿服之。（《太平圣惠方》）

2. 治肠风下血：鲜羊蹄根洗净，切细，加连皮老姜各半碗，炒赤，以酒淬过，去渣，适量饮服。（《本草纲目》）

3. 治喉痹：用鲜羊蹄根，在陈醋中研成泥。先以布把喉外擦红，再把药涂上。（《备急千金要方》）

4. 治白秃：鲜羊蹄草根（独根者，勿见风日），以三年醋研和如泥，生布拭疮令去，之敷之。（《肘后备急方》）

5. 治疥：鲜羊蹄根（捣），和猪脂涂上，或着少盐佳。（姚僧垣《集验方》）

6. 治疥癣：鲜羊蹄根于磨石上以苦酒磨之，以敷疮上；当先刮疮，以火炙干后敷四、五过。（《备急千金要方》）

7. 治女人阴蚀疼痛：鲜羊蹄煎汤揉洗。（《本草汇言》）

8. 治顽癣：用鲜羊蹄根绞出汁，加轻粉少许，调成膏涂癣上，三五次即愈。又方：用羊蹄根五升，在桑柴火上煮开四五次，取汁洗癣，同时以羊蹄汁和矾末涂搽。（《简要济众方》）

9. 治湿癣（痒不可忍，出黄水，愈后易复发）：用羊蹄根捣烂，和醋调匀涂搽。过一阵，用冷水洗去。一天治一次。新采得的羊蹄磨醋涂癣，有奇效。（《履巉岩本草》）

10. 治肛门周围炎症：羊蹄根（鲜品）一两到一两半。水煎冲冰糖，早晚空腹服。（福建《中草药新医疗法资料选编》）

11. 治汗斑初起：硼砂研末，用鲜羊蹄根蘸擦之；或单用鲜羊蹄根擦患处。初起者有效。（《中医药实验研究》）

12. 治跌打损伤：鲜羊蹄根适量，捣烂，用酒炒热，敷患处。（《福建中草药》）

鲜马牙半支 | Xiān Mǎ Yá Bàn Zhī

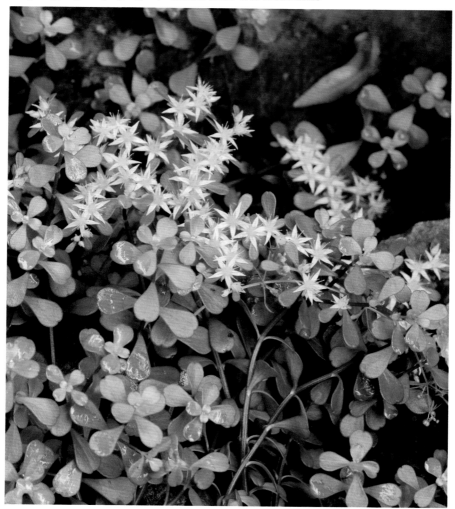

【来源】为景天科景天属植物凹叶景天 *Sedum emarginatum* Migo 的全草。主产于浙江杭州、宁波、文成、德清、金华、云和、龙泉等地。夏、秋季采收，洗净，鲜用。

【辨识要点】多年生草本；茎细弱；叶对生，匙状倒卵形至宽卵形，先端圆，有微缺，基部渐窄，有短距；花序聚伞状，顶生，披针形至窄长圆形，先端钝，基部有短距；花瓣黄色，线状披针形或披针形，长圆形；心皮基部合生；蓇葖果略叉开；种子细小，褐色。

【别名】酱板草、石上马牙苋、酱瓣半支、旱半支、酱瓣草、酱瓣豆草、铁梗半支、山半支。

【性味】苦、酸，凉。

【功效】清热解毒，凉血止血，利湿。

【主治】痈肿，疔疮，吐血，衄血，血崩，带下，瘰疬，黄疸，跌扑损伤。

【用法用量】内服：煎汤，30～60g；或捣汁，50～100g。外用：适量，加食盐或黄酒捣烂外敷，或取汁搽患处。

【临证参考】

1. 治瘰疬：鲜马牙半支作菜常服。（《本草纲目拾遗》）

2. 治淋疾：芝麻一把，核桃一个，鲜马牙半支 15g。共捣烂，滚生酒冲服。（《奇方类编》）

3. 治水臌：鲜马牙半支捣，合麝香贴脐。（汪连仕《采药书》）

4. 治一切疔疮：鲜马牙半支捣烂，加醋少许，盐三分。敷患处。（《丹台玉案》）

5. 治吐血：鲜马牙半支 60～90g，猪瘦肉 250g。水炖至肉烂，食肉喝汤。（《安徽中草药》）

6. 治肝炎：鲜马牙半支 60～90g。煎服。（《湖北中草药志》）

7. 治外伤瘀血：鲜马半牙半支适量，洗净，捣烂，外敷患处。[中国社区医师（综合版)，2004 (09): 48]

鲜土圞儿 | Xiān Tǔ Luán ér

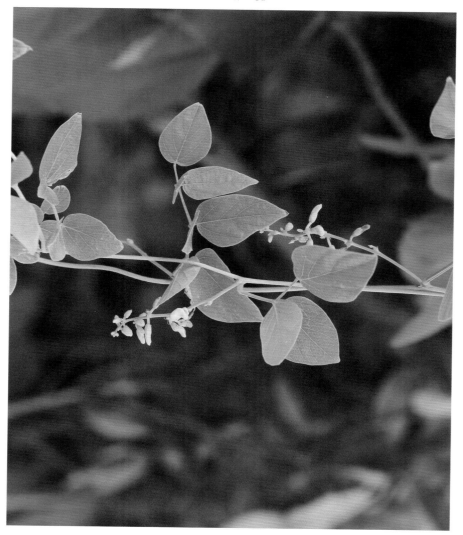

【来源】为豆科土圞儿属植物土圞儿 *Apios fortunei* Maxim. 的块根。主产于浙江杭州、宁波、平阳、安吉、天台、龙泉等地。在栽后二三年冬季倒苗前采收块根，洗净，鲜用。

【辨识要点】多年生缠绕草本；有球状或卵状块根；茎细长；奇数羽状复叶；总状花序腋生；苞片和小苞片线形，被短毛；花带黄绿色或淡绿色，花萼稍呈二唇形；荚果带形，疏被短柔毛。

【别名】牛子、九牛子、九子羊、土子、土蛋、地栗子、野凉薯、金线吊葫芦。

【性味】甘、微苦，平。

【功效】清热解毒，止咳祛痰。

【主治】感冒咳嗽，咽喉肿痛，百日咳，乳痈，瘰疬，无名肿痛，毒蛇咬伤，带状疱疹。

【用法用量】内服：煎汤，30～60g。外用：适量，捣烂敷；或酒、醋磨汁涂。

【临证参考】

1. 治小儿感冒咳嗽及百日咳：鲜土圞儿三至四钱，洗净切碎，加糖或蜂蜜半两，再加水蒸 30min，取汁，分三次服。（《浙江天目山药用植物志》）

2. 治急性咽喉肿痛：鲜土圞儿一个，磨水服。（江西《草药手册》）

3. 治无名肿毒：鲜土圞儿磨汁搽患处。（《贵州民间药物》）

4. 治疔毒：鲜土圞儿煨热，加盐少许捣烂，敷患处。（《浙江天目山药用植物志》）

5. 治乳痈、疔疮：鲜土圞儿，磨白酒涂患处，随干随涂。（江西《草药手册》）

6. 治妇女痛经：鲜土圞儿五钱，去皮切片，加黄酒蒸汁，饭后服。（《浙江天目山药用植物志》）

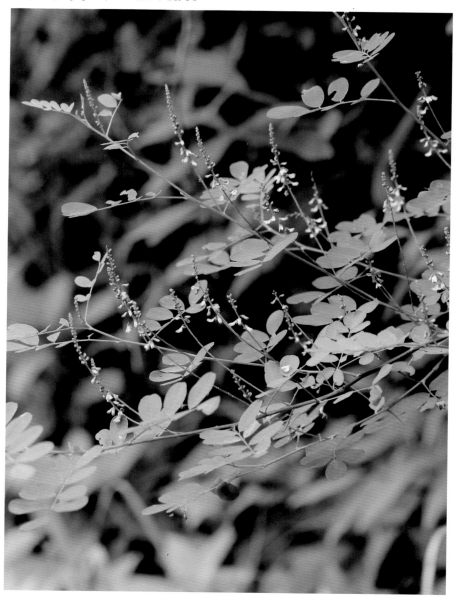

　　【来源】为豆科木蓝属植物马棘 *Indigofera pseudotinctoria* Matsum. 的根或地上部分。主产于浙江杭州、奉化、温州、海宁、安吉、磐安、兰溪、开化、舟山、天台、仙居、丽水等地。秋季挖根或采全株，洗净，鲜用。

【辨识要点】直立灌木；茎褐色，小枝圆柱形；枝银灰色，被白色丁字毛；羽状复叶，托叶三角形；小叶对生，椭圆形，稍倒阔卵形，先端钝圆，基部圆形；总状花序腋生；荚果褐色，线状圆柱形，幼时被白色丁字毛，种子间有横隔，内果皮有紫红色斑点；种子椭圆形。

【别名】一味药、野绿豆、马料梢、山皂角、野篮枝子。

【性味】苦、涩，平。

【功效】清热解毒，消肿散结。

【主治】风热感冒，肺热咳嗽，烧烫伤，疔疮，毒蛇咬伤，瘰疬，跌打损伤，食积腹胀。

【用法用量】内服：煎汤，20～30g。外用：适量，捣敷。

【临证参考】

1. 治食积：鲜马棘根 15g。水煎服。(《湖南药物志》)

2. 治哮喘：鲜马棘根 60g。煮瘦猪肉食。(《湖南药物志》)

3. 治跌打损伤：鲜马棘叶捣烂，敷患处。又方：马棘茎 30g，水煎服。(《湖南药物志》)

4. 治烧烫伤：鲜马棘适量，捣烂外敷，或捣汁外搽，也可用干品研末，调陈醋搽患处。(《彝药志》)

5. 治疔疮：马棘鲜根（去黑皮）煎服。并用鲜根洗净，加白糖捣烂敷患处。《天目山药用植物志》)

6. 治毒蛇咬伤：马棘鲜根磨汁涂敷。(《天目山药用植物志》)

鲜鸡眼草 | Xiān Jī Yǎn Cǎo

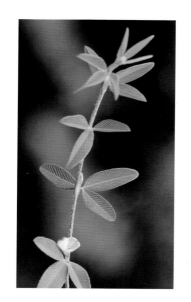

【来源】为豆科鸡眼草属植物鸡眼草 *Kummerowia striata* (Thunb.) Schindl. 的全草。主产于浙江杭州、温岭、龙泉等地。夏秋采收，洗净，鲜用。

【辨识要点】一年生草本，披散或平卧；叶为三出羽状复叶，膜质托叶大，卵状长圆形，小叶纸质，倒卵形至长圆形，先端圆形，基部近圆形，全缘；花小，单生或簇生于叶腋，花萼钟状，带紫色，花冠粉红色或紫色；荚果圆形或倒卵形，先端短尖。

【别名】掐不齐、人字草、三叶人字草、小蓄片、妹子草、红花草、地兰花、土文花、满路金鸡。

【性味】甘、辛、微苦，平。

【功效】清热解毒，健脾利湿，活血止血。

【主治】感冒发热，暑湿吐泻，黄疸，痈疖疮疡，痢疾，疳疾，血淋，咯血，衄血，跌打损伤，赤白带下。

【用法用量】内服：煎汤，30～60g，或捣汁。外用：适量，捣敷。

【临证参考】

1. 治突然吐泻腹痛：鲜鸡眼草嫩尖叶，口中嚼之，其汁咽下。(《贵州民间药物》)

2. 治中暑发痧：鲜鸡眼草三至四两。捣烂冲开水服。(《福建中草药》)

3. 治湿热黄疸，暑泻，肠风便血：鲜鸡眼草七钱至一两。水煎服。年久肠风，须久服有效。(《中医药实验研究》)

4. 治赤白久痢：鲜鸡眼草二两，凤尾蕨五钱。水煎，饭前服。(《浙江民间常用草药》)

5. 治小便不利：鲜鸡眼草一至二两。水煎服。(《福建中草药》)

6. 治跌打损伤：鲜鸡眼草捣烂外敷。(《湖南药物志》)

7. 治过敏性紫癜：鲜鸡眼草60g，一日1剂，水煎，分2次服，早晚各1次；10岁以下儿童：鲜鸡眼草15～30g，一日1剂，水煎，分2次服，早晚各1次，均7日为一疗程。若服用一疗程未痊愈者，可继服第二疗程。[中国中药杂志，1996 (02): 57]

鲜木芙蓉花 | Xiān Mù Fú Róng Huā

【来源】为锦葵科木槿属植物木芙蓉 *Hibiscus mutabilis* L. 的花。主产于浙江杭州、宁波、温州、舟山、天台、丽水等地。10月采摘初开放的花朵，鲜用。

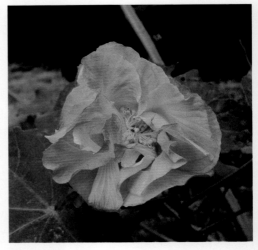

【辨识要点】落叶灌木或小乔木；叶宽卵状或心形；花单生枝端叶腋；花萼钟形，先端渐尖；花冠初白或淡红色，后变深红色，花瓣近圆形，基部具髯毛；蒴果扁球形，被淡黄色刚毛和绵毛；种子肾形，背面被长柔毛。

【别名】芙蓉花、地芙蓉花、拒霜花、七星花、水芙蓉、霜降花。

【性味】辛，平。

【功效】清热凉血，解毒消肿，止痛。

【主治】痈肿，疔疮，烫伤，肺热咳嗽，吐血，崩漏，白带。

【用法用量】内服：煎汤，50～100g。外用：适量，捣敷患处。

【使用注意】孕妇禁服。

【临证参考】

1. 治吐血、子宫出血、火眼、疮肿、肺痈：鲜木芙蓉花三钱至一两，煎服。(《上海常用中草药》)

2. 治虚痨咳嗽：鲜木芙蓉花二至四两，鹿衔草一两，黄糖二两，炖猪心、肺服；无糖时加盐亦可。(《重庆草药》)

3. 治痈疽肿毒：鲜木芙蓉花、叶，牡丹皮。煎水洗。(《湖南药物志》)

4. 治蛇头疔、天蛇毒：鲜木芙蓉花二两，冬蜜五钱。捣烂敷，日换2～3次。(福建《民间实用草药》)

5. 治静脉炎：取适量新鲜木芙蓉的花和叶洗净滤水，捣碎后敷在患处一薄层（0.3cm左右）用纱布包扎，每日早晚各换药一次。[中华护理杂志，1991 (08): 340]

鲜田基黄 | Xiān Tián Jī Huáng

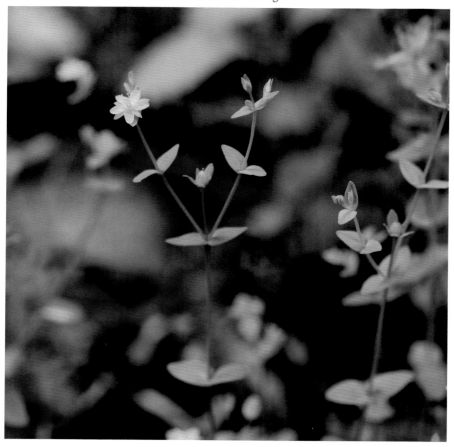

【来源】为藤黄科金丝桃属植物地耳草 *Hypericum japonicum* Thunb. ex Murray 的全草。主产于浙江杭州、宁波、温州、安吉、浦江、磐安、开化、舟山、台州、丽水等地。春、夏季开花时采收全草，鲜用。

【辨识要点】一年生或多年生草本；叶卵形、卵状三角形、长圆形或椭圆形，先端尖或圆，基部心形抱茎至平截，无柄；花平展，萼片窄长圆形、披针形或椭圆形，花冠白、淡黄至橙黄色，花瓣椭圆形，先端钝，无腺点，宿存；蒴果短圆柱形或球形，无腺纹。

【别名】地耳草、斑鸠窝、雀舌草、蛇查口、合掌草、跌水草、七寸金、一条香、金锁匙。

【性味】甘、苦，凉。

【功效】清热利湿，解毒，散瘀消肿。

【主治】湿热黄疸，泄泻，痢疾，肠痈，痈疖肿毒，乳蛾，口疮，目赤肿痛，毒蛇咬伤，跌打损伤。

【用法用量】内服：煎汤，30～60g，大剂可用至90～120g；或捣汁。外用：适量，捣烂外敷，或煎水洗。

【使用注意】孕妇禁服。外用时间不宜过长，以免起疱。

【临证参考】

1. 治肝炎：鲜地耳草、凤尾草各30g，红枣6枚。水煎服，每日2次。（《福建药物志》）

2. 治肠炎：鲜地耳草45g，鲜凤尾草30g。水、酒各半煎服。（《浙江药用植物志》）

3. 治急性肾炎：鲜地耳草60g，红枣10枚，水煎服。（《福建药物志》）

4. 治痧症吐泻：鲜地耳草一钱，水煎服。（《湖南药物志》）

5. 治痢疾：鲜地耳草五钱，水煎，红痢加白糖、白痢加红糖一两调服。（《江西民间草药》）

6. 治小儿惊风，疳积泻：鲜地耳草一两，水煎服。疳积泻加鸡肝煎服。（《浙江民间常用草药》）

7. 治喉蛾：鲜地耳草七钱至一两，捣烂，同凉开水擂出汁服。或干草五钱，水煎服。（《江西民间草药》）

8. 治跌打损伤：鲜地耳草五至八钱，酌加黄酒或酒、水各半，炖1h，温服，日两次。（《福建民间草药》）

9. 治口腔炎：鲜地耳草30g，捣烂取汁，以纱布浸汁洗涤口腔，每日1～2次。成人可含漱。（南药《中草药学》）

10. 治疹后牙疳：鲜地耳草五至六钱，捣取汁，和人乳搽患处。（《湖南药物志》）

11. 治湿疹，溃疡：鲜地耳草适量，煎水外洗。（《安徽中草药》）

12. 治急性结膜炎：鲜地耳草30～60g。煎水熏洗患眼，每日3次。（《全国中草药汇编》）

13. 治疱疖肿毒：鲜地耳草煎水洗。（《湖南药物志》）

鲜地白草 | Xiān Dì Bái Cǎo

【来源】为堇菜科堇菜属植物匍伏堇 *Viola diffusa* Ging. 的全草。主产于浙江杭州、平阳、乐清、安吉、舟山、天台、仙居、丽水等地。夏、秋季挖取全草，洗净，除去杂质，鲜用。

【辨识要点】一年生草本；根状茎短；匍匐枝先端具莲座状叶丛；叶基生，莲座状，或互生于匍匐枝上；叶片卵形或卵状长圆形，边缘具钝齿及缘毛；花较小，淡紫色或浅黄色；萼片披针形；蒴果长圆形，无毛。

【别名】七星莲、天芥菜草、白菜仔、鸡疴粘草、黄瓜草、白地黄瓜、狗儿草、黄瓜菜、细通草。

【性味】苦、辛，寒。

【功效】清热解毒，散瘀消肿，止咳。

【主治】疮疡肿毒，眼结膜炎，肺热咳嗽，百日咳，黄疸性肝炎，带状疱疹，水火烫伤，跌打损伤，骨折，毒蛇咬伤。

【用法用量】内服：煎汤，30～60g；或捣汁。外用：适量，捣敷。

【临证参考】

1. 治淋浊：鲜地白草八钱至一两。和水煎成半碗，饭前服，日服两次。（《福建民间草药》）

2. 治眼睑炎：鲜地白草一两，煎服；或同鸡蛋1～2个煮食，一天一次。（《云南中草药选》）

3. 治疔疮，背痈，眼红赤肿（热火所致）：鲜地白草一握，用冷开水洗净，和冬蜜捣烂后贴患处，日换两次。（《福建民间草药》）

4. 治刀伤及打伤：鲜地白草、柏树尖、牛筋条尖。共和生捣，敷患处。（《四川中药志》）

5. 治蛇咬伤：鲜地白草一握，洗净，和雄黄一钱。共捣烂，贴患处。（《福建民间草药》）

6. 治烫伤：鲜地白草、连钱草，共捣烂加鸡蛋清调敷。（《湖南药物志》）

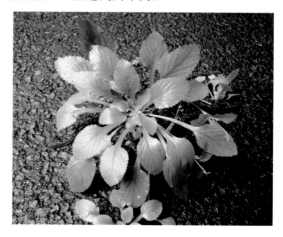

鲜菟丝 | Xiān Tù Sī

【来源】为旋花科菟丝子属植物金灯藤 *Cuscuta japonica* Choisy 的全草。主产于浙江杭州、宁波、泰顺、金华、天台、龙泉等地。秋季采收全草，鲜用。

【辨识要点】一年生寄生缠绕草本。茎肉质，黄色。穗状花序，基部常分枝；

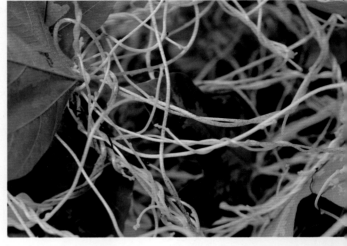

花无梗或近无梗；苞片及小苞片鳞片状，卵圆形；花萼碗状，肉质，裂片卵圆形，常被紫红色瘤点；花冠钟状，淡红色或绿白色；鳞片5，长圆形，边缘流苏状。蒴果卵圆形，近基部周裂。种子光滑，褐色。

【别名】唐、蒙、王女、菟芦、复实、赤网、兔丘、菟缕、菟累、野狐浆草、火焰草、金线草。

【性味】甘、苦，平。

【功效】补益肝肾，固精缩尿，安胎，明目，止泻。

【主治】吐血，衄血，便血，血崩，淋浊，带下，痢疾，黄疸，便溏，目赤肿痛，咽喉肿痛，痈疽肿毒，痹子。

【用法用量】内服：煎汤，18～30g。外用：适量，煎水洗、捣敷或捣汁涂。

【临证参考】

1. 治眼赤痛：鲜菟丝，捣取汁，点之。(《太平圣惠方》)

2. 治小儿头疮及女人面疮：鲜菟丝汤洗。(《子母秘录》)

3. 治小便不通：鲜菟丝一握，同韭莱根头煎汤洗小肚。(《慈惠小编》)

4. 治痢证：鲜菟丝同生姜煎服。(《植物名实图考》)

5. 治阳痿遗精，腰膝酸痛，小便淋漓，大便溏泄，妇女白带：鲜菟丝全草三至四钱。水煎，冲黄酒、红糖服。(《浙江民间常用草药》)

6. 治细菌性痢疾，肠炎：鲜菟丝子全草一两。每日一剂，煎服两次。(内蒙古《中草药新医疗法资料选编》)

鲜爵床 | Xiān Jué Chuáng

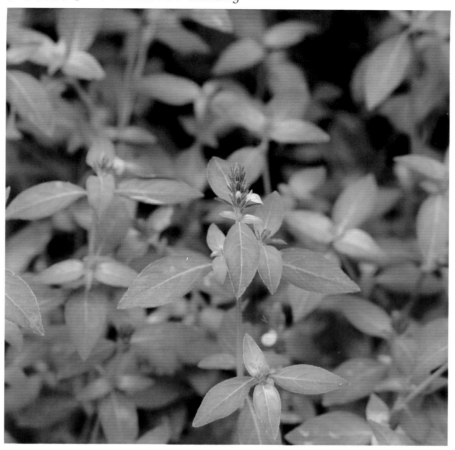

【来源】为爵床科爵床属植物爵床 *Justicia procumbens* L. 的全草。主产于浙江杭州、泰顺、嘉兴、金华、江山、舟山、天台、温岭、云和、景宁、龙泉等地。8～9月盛花期采收，割取地上部分，鲜用。

【辨识要点】草本；茎基部匍匐，常有短硬毛；叶椭圆形或椭圆状长圆形，先端锐尖或钝，基部宽楔形或近圆；穗状花序，花冠粉红色；蒴果上部具4粒种子，下部实心似柄状；种子有瘤状皱纹。

【别名】爵卿、香苏、赤眼、小青草、蜻蜓草、苍蝇翅、鼠尾红、瓦子草、五累草、六角仙。

【性味】苦、咸、辛，寒。

【功效】清热解毒，利湿消积，活血止痛。

【主治】感冒发热，咳嗽，咽喉肿痛，目赤肿痛，疳积，湿热泻痢，疟疾，黄疸，浮肿，小便淋浊，筋肌疼痛，跌打损伤，痈疽疔疮，湿疹。

【用法用量】内服：煎汤，30～60g；或捣汁。外用：适量，捣敷；或煎汤洗浴。

【使用注意】脾胃虚寒、气血两虚者慎用。

1.《中华本草》：过服亦克脾气，脾胃虚寒、气血两虚者不宜。

2.《本草汇言》：阴寒清利之品，过服亦克脾气。

【临证参考】

1. 治雀目：鸡肝或羊肝一具（不落水），小青草五钱。安碗内，加酒浆蒸熟，去草吃肝。加明雄黄五分尤妙。（《百草镜》）

2. 治疳积：小青草煮牛肉、田鸡、鸡肝食之。（《本草纲目拾遗》）

3. 治感冒发热，咳嗽，喉痛：爵床五钱至一两。煎服。（《上海常用中草药》）

4. 治疟疾：爵床一两。煎汁，于疟疾发作前 3～4h 服下。（《上海常用中草药》）

5. 治乳糜尿：爵床二至三两，地锦草、龙泉草各二两，车前草一两半，小号野花生、狗肝菜各一两（后二味可任选一味，如龙泉草缺，狗肝菜必用）。上药加水 1500～2000ml，文火煎成 400～600ml，其渣再加水 1000ml，文火煎取 300～400ml，供患者多次分服，每日一剂，至少以连续三个月为一个疗程，或于尿转正常后改隔日一剂，维持三个月，以巩固疗效。（《全展选编·传染病》）

6. 治肝硬化腹水：小青草五钱。加猪肝或羊肝同煎服。（《浙江民间草药》）

7. 治筋骨疼痛、跌打损伤：①爵床一两。水煎服。（《湖南药物志》）②爵床鲜草适量。洗净，捣敷患处。（《上海常用中草药》）

8. 治钩端螺旋体病：爵床（鲜）八两。捣烂，敷腓肠肌。（《云南中草药》）

9. 治耳内肿痛，流脓出水：鲜虎耳草 60g，鲜爵床、冰糖各 30g，水煎服。[安徽农业科学，2014, 42(17): 5439]

10. 治慢性前列腺炎：鲜爵床草 100g（干品减半），洗净切碎，同红枣 30g 加水 1000ml，煎至 400ml 左右，饮药汁吃红枣，每日 2 次分服。[健康时报，2007]

11. 治虫蛇咬伤：先在毒蛇咬伤处拔火罐（或扩创），上段扣扎，后将鲜爵床捣烂（量不计）敷盖伤口上。同时煎服鲜爵床草 90g，小儿减半，每日 2～3 次，一般连续服用 3～7 天。[江苏医药，1976 (06): 56]

鲜黄毛耳草 | Xiān Huáng Máo ěr Cǎo

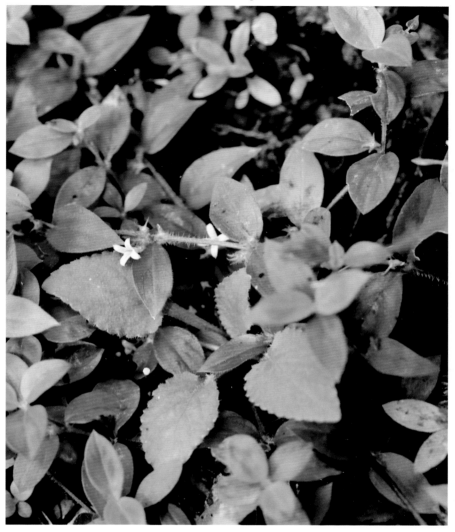

【来源】为茜草科耳草属植物黄毛耳草 *Hedyotis chrysotricha* (Palib.) Merr. 的全草。浙江各地均产。夏、秋二季茎叶茂盛时采收，鲜用。

【辨识要点】多年生披散草本；全株被金黄色硬毛；叶对生，薄纸质，宽披针形、椭圆形或卵形，先端短尖，基部楔形，上面疏被硬毛，下面被黄色茸毛，脉上毛密；聚伞花序腋生，被金黄色疏柔毛，花冠白或紫色，漏斗状；蒴果球形，被疏硬毛，不裂。

【别名】敷地两耳草、地坎风、铺地蜈蚣、山蜈蚣、对叶寸节草、白山茄、地蜈蚣、落地蜈蚣。

【性味】苦，凉。

【功效】清热利湿，消肿解毒，活血舒筋。

【主治】湿热黄疸，泄泻，痢疾，急性肾炎，中耳炎，咽喉肿痛，小便淋痛，血崩，便血；外用于毒蛇、蜈蚣咬伤，跌打损伤，外伤出血，疔疮肿毒，骨折，刀伤。

【用法用量】内服：煎服，100～200g；捣汁或浸酒。外用：适量，捣烂敷患处。

【临证参考】

1. 治湿热黄疸：鲜黄毛耳草1～2两。水煎服，连服3～7天。（《浙江民间常用草药》）

2. 治湿热水肿：鲜黄毛耳草1～2两，水煎服；另用石蒜鲜鳞茎一两，蓖麻子二钱，共捣烂敷足心。（《福建中草药》）

3. 治小儿急性肾炎：鲜黄毛耳草水煎加红糖服。2～3岁八钱至一两；4～6岁一两至一两半；7～10岁一两半至二两；10岁以上者二两至二两半。以上均为一日量，分三次服。（《浙江民间常用草药》）

4. 治乳糜尿（膏淋）：鲜黄毛耳草60g，金樱根18g，灯心草、贯众各15g。加水三碗煎成一碗。每日一剂，分二次服。如尿中有圆柱样物，加星宿菜全草21g，牡荆子15g；妇女患者加地棯根30g；病重者黄毛耳草增加30g。忌食姜、葱、蒜等。（江西《草药手册》）

5. 治痢疾，肠炎：鲜黄毛耳草二两（干品一两），洗净，加水浓煎，去渣，取药液，赤痢加白糖、白痢加红糖冲服。一天分两次服。（《中草医药经验交流》）

6. 治中暑吐泻：鲜黄毛耳草一两。水煎服。（《福建中草药》）

7. 治妇女血崩：黄毛耳草，水煎，取汁冲红糖服。（《中国药用植物志》）

8. 治跌打损伤及蛇咬伤：鲜黄毛耳草捣汁饮，渣敷患处。（《浙江民间草药》）

鲜杏香兔耳风 | Xiān Xìng Xiāng Tù ěr Fēng

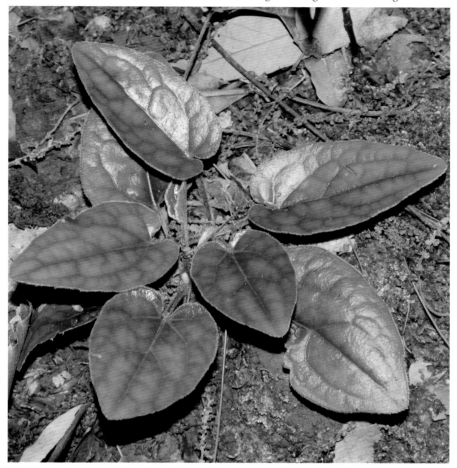

　　【来源】为菊科兔耳风属植物杏香兔耳风 *Ainsliaea fragrans* Champ. 的全草。主产于浙江杭州、宁波、温州、金华、开化、舟山、天台、临海、丽水等地。夏、秋采收，鲜用。

　　【辨识要点】多年生草本；根状茎短或伸长；叶聚生于茎的基部，莲座状或呈假轮生，叶片厚纸质，卵形、狭卵形或卵状长圆形，上面绿色、无毛或被疏毛；花冠毛多数，淡褐色，羽毛状；瘦果棒状圆柱形或近纺锤形，栗褐色，略压扁，被较密的长柔毛。

　　【别名】兔耳草、兔耳箭、金茶匙、小鹿衔、银茶匙、忍冬草、月下红、兔耳一枝箭、枝箭、大种巴地香。

【性味】苦、辛，平。

【功效】清热解毒，消积散结，止咳，止血。

【主治】虚劳骨蒸，肺痨咯血，妇女崩漏，湿热黄疸，水肿，痈疽肿毒，瘰疬，跌打损伤，上呼吸道感染，小儿疳积，消化不良，乳腺炎；外用治中耳炎，毒蛇咬伤。

【用法用量】内服：煎汤（包煎），18～30g。外用：适量，捣烂敷患处；或绞汁滴耳。

【临证参考】

1. 治骨蒸劳热：兔耳一枝箭，蒸鸡服。（《本草纲目拾遗》）

2. 治咳嗽吐血：①杏香兔耳风。煮猪肺食。②杏香兔耳风三至五钱。水煎服。（《湖南药物志》）

3. 治水肿：①大种巴地香根二两。煎水服。（《贵州草药》）②鲜杏香兔耳风根。加食盐捣烂，敷脐上。（《浙江民间常用草药》）

4. 治肠痈，肺痈：兔耳草二两，白石楠叶嫩脑十二个，好酒煎服。（《慈航活人书》）

5. 治跌伤：杏香兔耳风。水煎服。（《湖南药物志》）

6. 治肿毒：杏香兔耳风。捣烂敷患处。（《湖南药物志》）

7. 治鼻疳，虫病：杏香兔耳风。捣烂，塞鼻孔内。（《湖南药物志》）

8. 治刀伤，蛇咬伤：杏香兔耳风。捣烂外敷。（《湖南药物志》）

9. 治小儿单纯性消化不良：杏香兔耳风6～9g，白茅根3g为引，水煎服；或研粉，每次3g，温开水送服，每日3次。（《全国中草药汇编：上册》2版）

10. 治热疔：取鲜杏香兔耳风根1株，洗净后加食盐少许，捣烂敷脐。[中国民族民间医药杂志，2000 (02): 121-122]

11. 治小儿鹅口疮：先用2%～5%碳酸氢钠液清洗口腔，后用杏香兔耳风全草，鲜品30g捣碎取汁，取汁拭口，不拘次数，任其咽下或吐出。[浙江中西医结合杂志，2000 (04): 42]

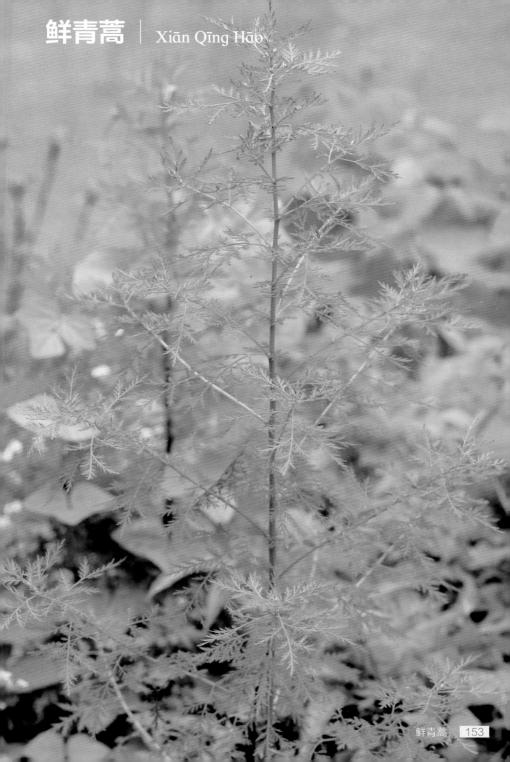

【来源】为菊科蒿属植物黄花蒿 *Artemisia annua* L. 的地上部分。主产于浙江杭州、温岭等地。秋季花盛开时采割，除去老茎，鲜用。

【辨识要点】一年生草本；叶两面无毛，叶柄长；中部叶长圆形、长圆状卵形或椭圆形；头状花序近半球形，具短梗，下垂或倾斜；穗状总状花序组成圆锥花序；总苞片背面无毛；瘦果长圆形。

【别名】蒿、蒿子、臭蒿、香蒿、三庚草、草蒿、草青蒿、细叶蒿、臭青蒿、香丝草、苦蒿、青蒿、酒饼草。

【性味】苦、辛，寒。

【功效】清热解暑，除蒸，截疟。

【主治】暑邪发热，阴虚发热，夜热早凉，骨蒸劳热，疟疾寒热，湿热黄疸。

【用法用量】内服：12 ～ 30g，入煎剂宜后下；或水浸绞汁饮；或入丸、散。外用：适量，捣敷；或煎水洗。

【使用注意】血虚、胃虚者勿用；产后忌与当归、地黄同用。

1.《本草经疏》：产后血虚，内寒作泻，及饮食停滞泄泻者，勿用。凡产后脾胃薄弱，忌与当归、地黄同用。

2.《本草通玄》：胃虚者，不敢投也。

【临证参考】

1. 治虚劳、盗汗、烦热、口干：青蒿一斤，取汁熬膏，入人参末、麦冬末各一两，熬至可丸，丸如梧桐子大。每食后米饮下二十丸。(《圣济总录》青蒿丸)

2. 治赤白痢下：青蒿、艾叶等份。同豆豉捣作饼，日干。每用一饼，以水一盏半煎服。(《圣济总录》蒿豉丹)

3. 治暑毒热痢：青蒿叶一两，甘草一钱。水煎服。(《圣济总录》)

4. 治虚劳久疟：青蒿捣汁，煎过，如常酿酒饮。(《本草纲目》)

5. 治温病夜热早凉，热退无汗，热自阴来者：青蒿二钱，鳖甲五钱，细生地黄四钱，知母二钱，牡丹皮三钱。水五杯，煮取二杯，日再服。(《温病条辨》青蒿鳖甲汤)

6. 治鼻中衄血：青蒿捣汁服之，并塞鼻中。(《卫生易简方》)

7. 治酒痔便血：青蒿（用叶不用茎，用茎不用叶）为末，粪前（便血用）冷水、粪后（便血用）水酒调服。(《永类钤方》)

8. 治蜂蜇人：青蒿捣敷之。(《肘后备急方》)

9. 治暑热发痧，胸闷腹痛：鲜黄花蒿嫩叶五钱至一两或种子五钱。煎服。（《上海常用中草药》）

10. 治结核潮热，盗汗，消化不良：黄花蒿二至四钱。水煎服。（广州部队《常用中草药手册》）

11. 治小儿热泻：黄花蒿、凤尾草、马齿苋各二钱。水煎服。（《江西草药》）

12. 治流火（淋巴管炎）：黄花蒿、牡荆叶各二两，威灵仙五钱。水煎服。（《江西草药》）

13. 治疥癣，皮肤湿痒：黄花蒿煎水洗。（广州部队《常用中草药手册》）

14. 治蛇咬伤：新鲜苦蒿一两，捣烂，外敷伤口。（《贵州民间方药集》）

15. 治疟疾寒热：青蒿一握，以水二升渍，绞取汁，尽服之。（《肘后备急方》）

16. 治疟疾寒热：黄花蒿三至五钱。煎服。（《上海常用中草药》）

17. 治疟疾寒热：青蒿叶洗净，加 2 倍左右的水，浸泡 15min 后煎煮，并不断翻动药液，待煮沸后再煮 3min，滤取药液，药渣加压取汁，合并 2 次药液，1 次口服。成人 1 个疗程用量为干青蒿 620g，首次服 100g，以后每次用 65g，1 日 3 次，连服 3 日，小儿用量酌减，鲜叶加倍。[新医药学杂志，1979 (06): 8]

18. 治尿潴留：鲜青蒿 200 ～ 300g，搅碎（保留汁水），旋即敷于脐部，以 25cm×30cm 的塑料薄膜及棉垫各 1 块覆盖，胶布固定。敷药后，患者下腹部有清凉感，待排尿后即可去药。但对老年性前列腺肥大所致的尿潴留无效。[中医杂志，1982 (04): 64]

19. 治盘形红斑狼疮：青蒿 500g，研为极细末，加蜂蜜 1000 ～ 1500ml 调匀，制成丸剂，每丸 10g，每日 4 ～ 6 丸，饭后服。后用青蒿浸膏片（每片 0.3g，约含生药 1g），每日 30 ～ 45 片，分 2 ～ 3 次口服。或口服青蒿素，每日 0.3g，渐增至 0.4 ～ 0.9g，3 天为 1 疗程。[中华医学杂志，1982 (06): 365]

20. 治内伤湿热、胆结石：蒿芩清胆汤配方为青蒿 10 ～ 20g，黄芩 15 ～ 20g。[吉林中医药，2020, 40(11): 1509-1512]

21. 预防中暑：鲜青蒿 30g，开水冲泡代茶饮。[家庭医学，2021 (06): 53]

22. 治手足癣：取青蒿嫩叶洗净，捣汁涂于手足癣处，或取适量青蒿水煎熏洗患病手足，每日 2 次。[家庭医学，2021 (06): 53]

鲜鬼针草 | Xiān Guǐ Zhēn Cǎo

【来源】为菊科鬼针草属植物鬼针草 *Bidens pilosa* L. 的全草。主产于浙江杭州、宁波、平阳、嘉兴、舟山、台州、景宁、龙泉等地。夏、秋间采收地上部分，鲜用。

【辨识要点】一年生草本；茎无毛或上部被极疏柔毛；头状花序，无舌状花，盘花筒状；瘦果熟时黑色，线形，具棱，上部具稀疏瘤突及刚毛，顶端芒刺 3～4 枚，具倒刺毛。

【别名】金盏银盘、豆渣菜、豆渣草、引线包、一包针、粘连子、粘人草、对叉草、蟹钳草。

【性味】苦，平。

【功效】清热解毒，散瘀消肿。

【主治】疟疾，腹泻，痢疾，肝炎，急性肾炎，胃痛，噎膈，肠痈，咽喉肿痛，跌打损伤，蛇虫咬伤。

【用法用量】内服：煎服，30～60g；或捣汁。外用：适量，捣敷；或取汁涂；或煎水熏洗。

【使用注意】孕妇忌服。

【临证参考】

1. 治疟疾：鲜鬼针草八至十二两。煎汤，加入一个鸡蛋煮汤服。(《闽东本草》)

2. 治痢疾：鬼针草柔芽一把。水煎汤，白痢配红糖、红痢配白糖，连服三次。(《泉州本草》)

3. 治黄疸：鬼针草、柞木叶各五钱，青松针一两。煎服。(《浙江民间草药》)

4. 治肝炎：鬼针草、黄华棉各一两五钱至二两。加水 1000ml，煎至500ml。一日多次服，服完为止。(广西《中草药新医疗法处方集》)

5. 治偏头痛：鬼针草一两，大枣三枚。水煎温服。(《江西草药》)

6. 治胃气痛：鲜鬼针草一两五钱，和猪肉四两同炖，调酒少许，饭前服。(《泉州本草》)

7. 治大小便出血：鲜鬼针草叶五钱至一两。煎汤服。(《泉州本草》)

8. 治跌打损伤：鲜鬼针草全草一至二两（干的减半）。水煎，另加黄酒一两，温服，日服一次，一般连服三次。(《福建民间草药》)

9. 治蛇伤、虫咬：鲜鬼针全草二两，酌加水，煎成半碗，温服；渣捣烂涂贴伤口，日如法两次。(《福建民间草药》)

10. 治气性坏疽：鲜鬼针草全草，用冷开水洗净，水煎汤熏洗。(《福建

民间草药》）

11. 治金疮出血：鲜鬼针草叶，捣烂敷创口。（《泉州本草》）

12. 治急性肾炎：鬼针草叶五钱（切细），煎汤，和鸡蛋一个，加适量麻油或茶油煮熟食之，日服一次。[福建中医药，1961, 6(02): 19]

13. 治水肿型急性胰腺炎：鬼针草 60g（鲜品 120g），柴胡、枳壳、厚朴、川楝子各 12g，郁金 9g，木香 6g，大黄（后下）6g，加减知母、桃仁、红花等。[浙江中医杂志，1997 (11): 519]

14. 治肠胃炎、菌痢：鲜鬼针草、铁苋菜各 30g，水

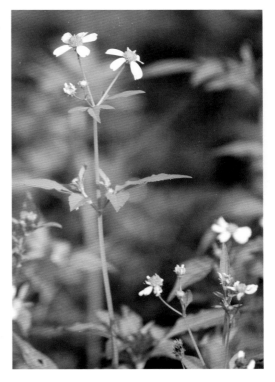

煮，加红糖或蜜糖同服。[中国民族民间医药杂志，1999 (38): 183]

15. 逆转高血压病左室肥厚及心功能影响：鲜鬼针草全草 100g，洗净，加水 2000ml，文火煎至 400ml，过滤后分早、晚两次服用。每日 1 剂，连服 3 个月。[基层中药杂志，2001(03): 59-60]

16. 治高血压：鬼针草 30g，夏枯草 30g，益母草 15g，五叶草 30g，车前草 20g（五草降压汤）。[中国民族民间医药杂志，2001(02): 119-120]

17. 治阑尾炎：鲜鬼针草 60g，金银花 30g，水煎液加入蜂蜜 60g，分 2 次服，每日 1 剂。[中国民间疗法，2006(02): 38]

18. 预防感冒、流感：鬼针草 60g，野菊花 30g，浓煎至 50 ～ 100ml，1 次 / 周，连续服用。[临床合理用药杂志，2013, 6(06): 28]

19. 减轻疼痛，缓解瘀肿：鲜鬼针草 100g 洗净，捣烂，用白酒 150ml 浸泡后药液外敷跌打损伤患处。[中国民族民间医药杂志，1999(03): 184]

鲜斑叶兰 | Xiān Bān Yè Lán

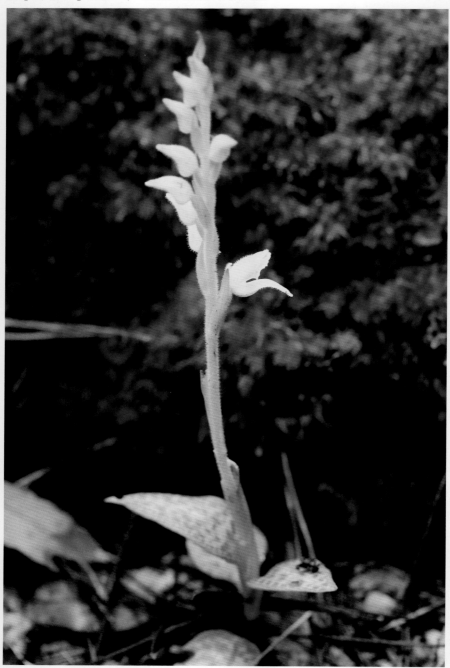

【来源】为兰科斑叶兰属植物斑叶兰 *Goodyera schlechtendaliana* Rchb. f. 的全草。主产于浙江杭州、宁波、泰顺、安吉、兰溪、衢州、开化、江山、天台、临海、丽水等地。夏秋采挖，鲜用。

【辨识要点】多年生草本；植株高达 35cm；叶卵形或卵状披针形，上面具白色或黄白色不规则点状斑纹，下面淡绿色，基部近圆形或宽楔形；花茎被长柔毛；总状花序疏生几朵至 20 余朵近偏向一侧的花，花白色或带粉红色；萼片背面被柔毛；花瓣菱状倒披针形。

【别名】银线盆、九层盖、野洋参、小将军、小叶青、麻叶青、竹叶青、蕲蛇药、尖叶山蝴蝶。

【性味】甘、辛，平。

【功效】润肺止咳，补肾益气，行气活血，消肿解毒。

【主治】肺痨咳嗽，气管炎，头晕乏力，神经衰弱，阳痿，跌打损伤，骨节疼痛，咽喉肿痛，乳痈，疮疖，瘰疬，毒蛇咬伤。

【用法用量】内服：煎服，18～30g；或捣汁；或浸酒。外用：适量，捣敷。

【使用注意】忌酸、冷食物。

【临证参考】

1. 治肺病咳嗽：斑叶兰五钱，炖肉吃。（《浙江民间常用草药》）

2. 治气管炎：鲜斑叶兰一至二钱，水煎服。（《浙江民间常用草药》）

3. 治跌打损伤：浸酒服。（《峨嵋药植》）

4. 治骨节疼痛，不红不肿者：斑叶兰捣烂，用酒炒热，外包痛处（小儿用淘米水代酒），每日一换。（《贵州民间药物》）

5. 治痈肿疔疮：鲜斑叶兰捣烂外敷。（《浙江民间常用草药》）

6. 治毒蛇咬伤：鲜斑叶兰适量洗净，加食盐少许，捣烂外敷。[浙江中医学院学报，1993 (03): 10-11, 56]

7. 治鼻疖：药用半枝莲、斑叶兰鲜全草各 2 株，重 3～5g，清水洗净，捣烂如泥，加入 75% 酒精适量、氮酮两滴拌匀，敷在疖肿表面最隆起部，每隔 4h 更换 1 次，以 3 天为 1 疗程。[中医外治杂志，2001 (06): 52]

鲜酢浆草 | Xiān Cù Jiāng Cǎo

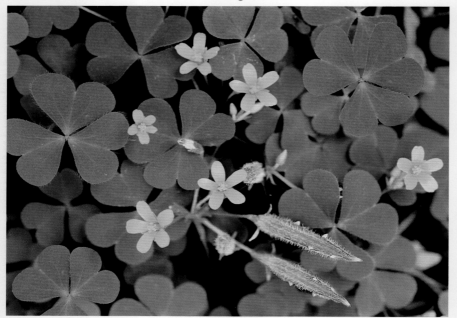

【来源】为酢浆草科酢浆草属植物酢浆草 *Oxalis corniculata* L. 的全草。主产于浙江杭州、宁波、温州、长兴、安吉、开化、舟山、天台、丽水等地。四季可采，以夏秋有花果时采药效较好，除去泥沙，鲜用。

【辨识要点】多年生草本；全株被柔毛；根茎稍肥厚；茎细弱，直立或匍匐；叶基生，茎生叶互生，倒心形，先端凹下；花单生或数朵组成伞形花序状，花序梗与叶近等长；萼片披针形或长圆状披针形，背面和边缘被柔毛；花瓣黄色，长圆状倒卵形；蒴果长圆柱形。

【别名】酸箕、三叶酸草、酸母草、鸠酸草、小酸茅、雀林草、酸浆、赤孙施、酸啾啾、田字草。

【性味】酸，凉。

【功效】清热利湿，解毒消肿。

【主治】感冒发热，肠炎，尿路感染，尿路结石，神经衰弱；外用治跌打损伤，毒蛇咬伤，痈肿疮疖，脚癣，湿疹，烧烫伤。

【用法用量】内服：煎汤，30～60g；或鲜品绞汁饮。外用：适量，煎水洗、捣敷、捣汁涂、调敷或煎水漱口。

【使用注意】孕妇及体虚者慎服。

【临证参考】

1. 治齿龈腐烂：鲜酢浆草和食盐少许，捣烂绞汁，用消毒棉花蘸汁，擦洗患处，一日三至五次。(《江西民间草药》)

2. 治咽喉肿痛：鲜酢浆草一至二两，食盐少许。共捣烂，用纱布包好含于口中；或煎汤漱口。并治口腔炎。(《闽东本草》)

3. 治喘咳：鲜酢浆草一两，加米少许煮服，连服三剂。(《浙江民间常用草药》)

4. 治疔疮：鲜酢浆草，和红糖少许，捣烂为泥，敷患处。(《江西民间草药》)

5. 治腹部痈肿：鲜酢浆草二两。放碗内捣出汁，热甜酒冲，去渣服。(《江西民间草药》)

6. 治创伤青肿：鲜酢浆草二两，搓伤处；又用鲜草二两，加红糖五钱，开水炖服。(《闽东本草》)

7. 治黄疸：取新鲜酢浆草 100～300g，用冷水煎，待煮沸后打入鸡蛋 1 个成酢浆草蛋汤，分早、中、晚 3 次服用，或频服。[浙江中医杂志，1999 (05): 204]

8. 治肾盂肾炎：酢浆草、金银花各 30g，蒲公英、白花蛇舌草各 60g，生地黄、滑石各 18g，木通、竹叶各 9g，黄芩、甘草各 15g，水煎两次分服。[浙江中医杂志，1999 (05): 204]

9. 治肝炎：酢浆草、蒲公英、老鹳草各 30g，水煎两次分服，日 1 剂，治疗成人病毒性肝炎，服用数日，显良效。[中医临床与保健，1992, 4 (4): 49-50]

10. 治血淋、热淋：酢浆草取汁，入蜜同服。(《履巉岩本草》)

11. 治二便不通：酢浆草一大把，车前草一握，捣汁加入砂糖一钱，调服一盏，不通再服。(《摘元方》)

12. 治鼻衄：鲜酢浆草杵烂，揉作小丸，塞鼻腔内。(《江西民间草药》)

13. 治带状疱疹：鲜酢浆草适量，洗净，用开水烫一下，搓出液汁，在患处轻轻涂擦，每天 1～2 次。[湖南中医杂志，2016, 32 (11): 87]

14. 治扁桃体炎、黄疸性肝炎：鲜酢浆草 60～120g，水煎服。(《广西本草选编》)

鲜夏枯草 | Xiān Xià Kū Cǎo

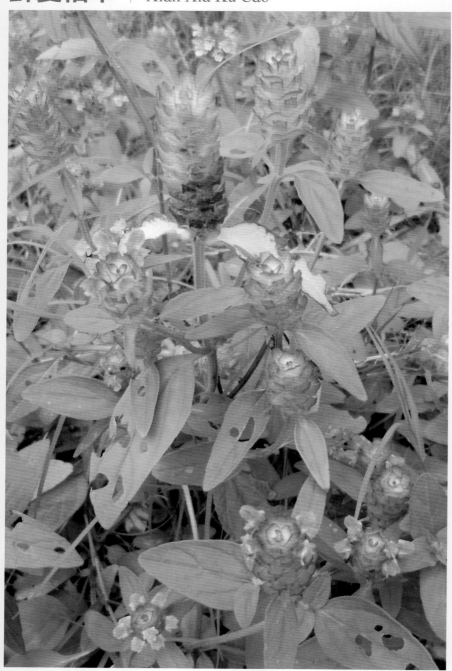

【来源】为唇形科夏枯草属植物夏枯草 *Prunella vulgaris* L. 的果穗。主产于浙江杭州、宁波、青田、遂昌、景宁、龙泉等地。夏季果穗呈棕红色时采收，除去杂质，鲜用。

【辨识要点】多年生草本；茎基部多分枝，紫红色，疏被糙伏毛或近无毛；叶卵状长圆形或卵形；穗状花序，苞叶近卵形，苞片淡紫色，宽心形；花萼钟形，花冠紫、红紫或蓝紫色；小坚果长圆状卵球形，微具单沟纹。

【别名】夕句、乃东、燕面、麦夏枯、铁色草、棒柱头花、灯笼头、棒槌草、锣锤草、牛牯草。

【性味】辛、苦，寒。

【功效】清肝泻火，明目，散结消肿。

【主治】目赤肿痛，目珠夜痛，头痛眩晕，瘰疬，瘿瘤，乳痈肿痛，甲状腺肿大，淋巴结结核，乳腺增生，高血压病。

【用法用量】内服：煎汤，12 ～ 30g；熬膏或入丸、散。外用：适量，煎水洗或捣敷。

【使用注意】脾胃虚弱者慎服。

1.《本草经集注》：土瓜为之使。

2.《得配本草》：气虚者禁用。

【临证参考】

1. 治头目眩晕：夏枯草（鲜）二两，冰糖五钱。开水冲炖，饭后服。（《闽东本草》）

2. 治癫痫（羊痫风）、高血压：夏枯草（鲜）三两，冬蜜一两。开水冲炖服。（《闽东本草》）

3. 治急性扁桃体炎，咽喉疼痛：鲜夏枯草全草二至三两。水煎服。（《草医草药简便验方汇编》）

4. 治扑伤金疮：夏枯草捣烂，罨上。（《卫生易简方》）

5. 治老年高血压：夏枯草 50g，丹参、牡丹皮各 30g，何首乌 15g，白芍 15g，炒白术 10g，陈皮 7g，炙甘草 5g，泽泻、生山楂各 15g。水煎煮，取 400ml 药液为 1 剂，1 剂 / 天，分早晚 2 次口服，持续服用 2 个月。[中国中医药现代远程教育，2021, 19(06): 100-102]

鲜井口边草 | Xiān Jǐng Kǒu Biān Cǎo

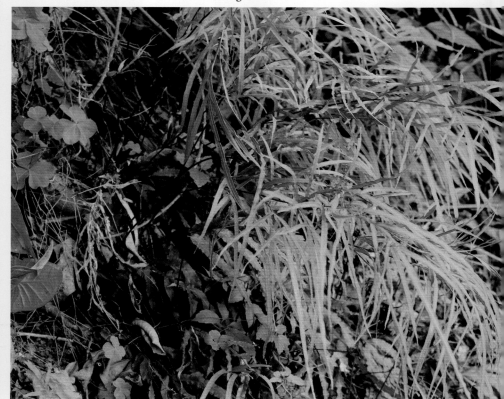

【来源】为凤尾蕨科凤尾蕨属植物亮凤尾蕨 *Pteris cretica* L. 的带根全草。浙江大部分地区都有分布。全年可采，洗净，鲜用。

【辨识要点】多年生草本；根状茎短而直立或斜升，先端被黑褐色鳞片；叶边仅有矮小锯齿，顶生三叉羽片的基部常下延于叶轴，叶干后纸质，绿色或灰绿色，无毛；孢子囊群线形，沿羽片下面两侧边缘着生。

【别名】大叶井口边草、线鸡尾、楚箭草、凤尾草、玉龙草、狼牙草、双凤尾、金鸡尾、大叶凤尾。

【性味】甘、淡，凉。

【功效】清热利湿，止血生肌，解毒消肿。

【主治】泄泻，痢疾，黄疸，淋证，水肿，咯血，尿血，便血，刀伤出血，跌打肿痛，疮痈，水火烫伤。

【用法用量】内服：煎汤，20～60g。外用：适量，煎水洗；或捣敷。

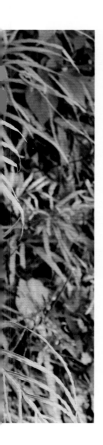

【使用注意】虚寒证忌服。

【临证参考】

1. 治毒蛇及疯犬咬伤：新鲜凤尾草全草，捣成泥膏，敷贴伤处，可消肿止痛。（《陕西草药》）

2. 治肝炎：以新鲜凤尾草制成 100％ 煎液，成人每日 100～150ml，分 2～3 次口服，1 月为一疗程。[江西中医药，1990 (05): 59-61]

3. 治鹅口疮：鲜凤尾草 50～100g，菜油 60～80ml，蜂蜜适量。先将鲜凤尾草切细，混入菜油内煎 1～2min，去渣，混入蜂蜜搅匀而成。[医学文选，1991 (04): 35]

4. 治急性乳腺炎：鲜凤尾草 60g，金银花、当归尾各 15g，丝瓜络 18g，赤芍 12g，煎汤服用。[中国兽医寄生虫病，2007 (03): 42-46]

5. 治乙肝：单用鲜凤尾草，熬成草药汤服用。[中国兽医寄生虫病，2007 (03): 42-46]

6. 治烧伤：单味新鲜凤尾草直接外敷。[中国兽医寄生虫病，2007 (03): 42-46]

7. 治隐翅虫皮炎：取新鲜凤尾草 20g，捣烂，用麻油调和，生理盐水局部清洁后敷于患处。[甘肃中医学院学报，2013, 30 (01): 71-73]

鲜抱石莲 | Xiān Bào Shí Lián

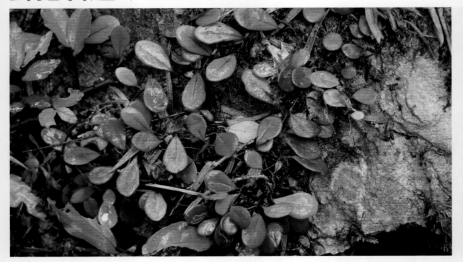

【来源】为蕨类水龙骨科抱树莲属植物抱树莲 *Drymoglossum piloselloides* (L.)Presl 的带根全草。主产于浙江杭州、宁波、平阳、泰顺、安吉、金华、开化、江山、舟山、普陀、丽水等地。全年可采，洗净，鲜用。

【辨识要点】多年生草本；根茎圆柱形，细长棕色或深棕色，密被细小鳞片；叶二型，营养叶近圆形或阔椭圆形，全缘，厚肉质，表面疏被星状毛；孢子囊群长线形，生于下表面叶缘处。

【别名】巧根藤、抱树莲、飞连草、猫龙草、瓜子菜、飞蓬草。

【性味】甘、淡，微凉。

【功效】清热解毒，止血消肿。

【主治】黄疸，淋巴结结核，腮腺炎，肺结核咯血，血崩，乳腺癌，跌打损伤。

【用法用量】内服：煎汤，30～60g。外用：适量，煎水洗；或捣敷。

【临证参考】

1. 治小儿暑热：鲜抱石莲 70～100g，鲜西瓜翠衣 50g，鲜荷叶 50～100g。[江西中医药，1996 (04): 63]

2. 治带状疱疹：鲜抱石莲叶适量，洗净，捣碎，用冷开水调成糊状，再取灭菌纱布浸于糊剂中，然后取出敷于患处。[人民军医，1975 (Z1): 100]

3. 治肛门出血：鲜抱石莲全草四两，水煎两次，煎液合并后，分两次服。两剂为一疗程。[新医药学杂志，1978 (02): 7]

第三章

祛风湿类
鲜药

鲜柳枝 | Xiān Liǔ Zhī

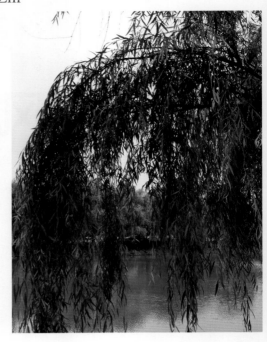

【来源】为杨柳科植物垂柳 Salix babylonica (L.) 的枝条。主产于浙江杭州、临海等地。全年可采，鲜用。

【辨识要点】乔木；枝细长下垂，无毛；叶窄披针形或线状披针形，基部楔形；花序先叶开放，或与叶同放；蒴果。

【别名】杨柳条、柳条。

【性味】苦，寒。

【功效】祛风，利尿，止痛，消肿。

【主治】风湿痹痛，淋病，白浊，小便不通，传染性肝炎，风肿，疔疮，丹毒，龋齿，龈肿。

【用法用量】内服：煎汤，50～100g。外用：适量，煎水熏洗；或酒煮温熨。

【临证参考】

1. 治小便淋浊不清：柳枝一握，甘草三钱。煎汤饮之。(《肘后备急方》)

2. 治黄疸：柳枝三大升。以水一斗，煮取浓汁，搦半升，一服令尽。(《外台秘要》)

3. 治急、慢性肝炎：一寸以内嫩柳枝二两，加水 1000ml，煎至 200ml，每日一付，分二次服。(《新疆中草药单方验方选编》)

4. 治疗毒及翻花疮：煎柳枝叶作膏涂之。(《韦氏集验独行方》)

5. 治阴卒肿痛：柳枝三尺长二十枚。细锉，水煮极热，以故帛裹包肿处，仍以热汤洗之。(姚僧垣《集验方》)

6. 治齿断肿，连耳脑肿痛：垂柳枝、槐白皮、白杨皮各一握。上药细锉，每用半两，以水一大盏，煎至七分，去滓，入盐一钱，搅令匀，热含冷吐。(《太平圣惠方》柳枝汤)

鲜龙须藤 | Xiān Lóng Xū Téng

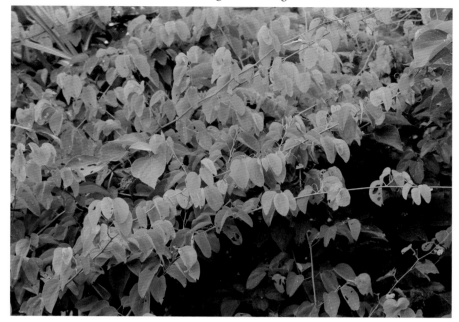

【来源】为豆科羊蹄甲属龙须藤 Bauhinia championii (Benth.) Benth. 的藤、根或叶。主产于浙江平阳。全年可采，鲜用。

【辨识要点】藤本；有卷须，叶卵形或心形，嫩枝和花序疏被紧贴的柔毛。

【别名】羊蹄藤、乌郎藤、过岗圆龙、九龙藤、五花血藤、梅花入骨丹、燕子尾、黑皮藤。

【性味】苦、涩，平。

【功效】祛风除湿，活血止痛，健脾理气。

【主治】风湿性关节炎，腰腿痛，跌打损伤，胃痛，小儿疳积。

【用法用量】内服：10～30g；或浸酒。

【使用注意】用量不可超过30g，过量服用有恶心反应。

【临证参考】

1. 治胃、十二指肠溃疡：九龙藤 30～60g，两面针 6～10g。水煎，每日一剂，分 2～3 次服。(《中草药新医疗法处方集》)

2. 治风湿性关节痛、腰腿痛：龙须藤鲜根 60～90g，500ml 酒浸，每次服 1 杯，每日两次；或干根 30g 水煎服。(福建晋江《中草药手册》)

鲜蜈蚣草 | Xiān Wú Gōng Cǎo

【来源】为凤尾蕨科凤尾蕨属植物蜈蚣草 *Pteris vittata* L. 的全草或根茎。主产于浙江杭州、开化、金华、龙泉、庆元、温州等地。全年可采，鲜用。

【辨识要点】多年生草本；叶多密集于基部，叶扁常内折；总状花序单生，常弓曲，花序以下被微毛。

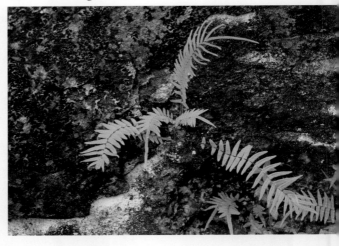

【别名】牛肋巴、蜈蚣蕨、小贯仲、百叶尖、贯众、篦子草、地蜈蚣、小牛肋巴、小蜈蚣草、狗脊。

【性味】淡、苦，凉。

【功效】祛风除湿，舒筋活络，解毒杀虫。

【主治】风湿筋骨疼痛，腰痛，肢麻屈伸不利，半身不遂，跌打损伤，感冒，痢疾，乳痈，疮毒，疥疮，蛔虫病，蛇虫咬伤。

【用法用量】内服：煎服，12～24g。外用：适量，捣敷；或煎水熏洗。

【临证参考】

1. 治风湿麻木：小牛肋巴 15g，小血藤 9g，追风伞（一把伞）9g，泡酒服。（《四川中药志》1982）

2. 治跌打损伤：小牛肋巴、酸浆草各适量。捣敷患处。（《四川中药志》1982）

3. 治疔疮：①小牛肋巴 30g，野菊花 15g，大蒜白 15g。煎水外洗。（《四川中药志》1982）②蜈蚣草 60g，一扫光 120g，蒜白（干品）120g。煎水洗，每日 3 次。并内服土茯苓、白鲜皮、蒲公英各 30g，八爪金龙 12g。煎水服，每日 3 次。（《贵州民间药物》）

4. 治痢疾：蜈蚣草 30～60g。煎服。（《中国药用孢子植物》）

5. 治蛔虫病：蜈蚣草根茎 6～12g。水煎服。（《云南中草药选》）

6. 治带状疱疹：鲜蜈蚣草适量，洗净，捣绒，敷患处，日 1 次。[国医论坛，2015, 30(02): 29-30]

鲜松叶 | Xiān Sōng Yè

【来源】 为松科植物华山松 *Pinus armandi* Franch.、黄山松 *Pinus taiwanensis* Hayata、马尾松 *Pinus massoniana* Lamb.、黑松 *Pinus thunbergii* Parl.、油松 *Pinus tabuliformis* Carr.、云南松 *Pinus yunnanensis* Franch.、红松 *Pinus koraiensis* Sied. et Zucc. 等的针叶。除桐乡、嘉善等地外，浙江全省各地均有分布。全年可采，以腊月采者最好，鲜用。

【辨识要点】 华山松：乔木，高 35m，胸径 1m；枝条平展，形成圆锥形或柱状塔形树冠；针叶 5 针一束，边缘具细锯齿；雄球花黄色，卵状圆柱形；球果圆锥状长卵圆形。

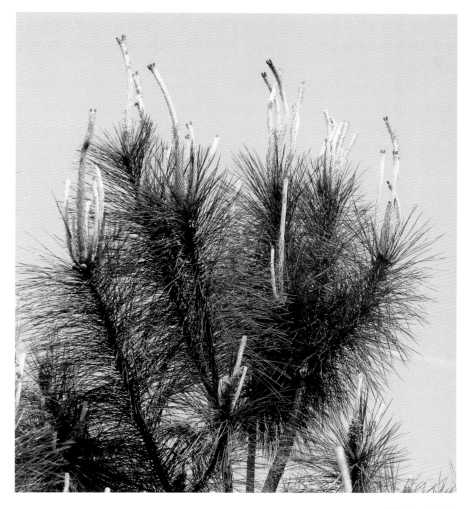

黄山松：乔木，高 30m，胸径 80cm；树皮深灰褐或褐色，裂成不规则鳞状厚块片或薄片；枝淡黄褐或暗红褐色，无白粉；针叶 2 针一束，微粗硬，两面有气孔线，边缘有细齿；球果卵圆形或圆卵形；种子倒卵状椭圆形。

马尾松：乔木，高 40m，胸径 1m；树皮红褐色，下部灰褐色，裂成不规则的鳞状块片；枝淡黄褐色，无白粉；针叶 2 针一束，细柔，下垂或微下垂，两面有气孔线，边缘有细齿；球果卵圆形或圆锥状卵圆形；种子卵圆形。

黑松：乔木，高 30m，胸径 2m；针叶 2 针一束，深绿色，有光泽，粗硬，边缘有细锯齿，背腹面均有气孔线；雄球花淡红褐色，圆柱形；球果成熟前绿色，熟时褐色，圆锥状卵圆形或卵圆形。

油松：乔木，高 25m，胸径 1m 以上；叶 2 针一束，粗硬；雄球花圆柱形；球果卵圆形或圆锥状卵圆形，有短梗，向下弯垂，成熟前绿色，熟时淡黄色或淡褐黄色。

云南松：乔木，高 30m，胸径 1m；树皮灰褐色，裂成不规则的鳞状块片脱落；枝粗壮，淡红褐色；针叶通常 3 针一束，微下垂，背腹面均有气孔线，边缘有细齿；球果圆锥状卵圆形，熟时褐色或栗褐色，有短柄；种子卵圆形或倒卵形。

红松：乔木，高 50m，胸径 1m；枝密被黄褐色或红褐色茸毛；针叶 5 针一束，粗硬，边缘有细锯齿；球果圆锥状卵形、圆锥状长卵形或卵状长圆形，熟时种鳞不张开或微张开；种子倒卵状三角形。

【别名】猪鬃松叶、松毛、山松须、松针。

【性味】苦，温。

【功效】祛风燥湿，杀虫止痒，活血安神。

【主治】风湿痹痛，脚气，湿疮，癣，风疹瘙痒，跌打损伤，神经衰弱，慢性肾炎，高血压病，预防乙脑、流感。

【用法用量】内服：煎服，30～60g；或浸酒。外用：适量，鲜品捣汁或煎水洗。

【临证参考】

1. 治脚弱十二风，痹不能行：松叶六十斤，细切之，以水四石，煮取四斗九升，以酿五斗米，如常法；别煮松叶汁以渍米并馈饭，泥酿封头，七日发。澄饮之取醉。(《备急千金要方》松叶酒)

2. 治腰痛：马尾松叶一两，水煎去渣，加冰糖一两调服。(《江西民间草药验方》)

3. 治历节风：松叶三十斤，酒二石五斗，渍三七日，服一合，口五六度。（《备急千金要方》）

4. 治跌打肿痛：山松须浸酒服；其渣加蛤仔一只，捶敷患处。（《生草药性备要》）

5. 治跌打损伤：马尾松枝头嫩叶，焙干，研成极细末。每天服二次，每一次服一钱，温甜酒送下。（《江西民间草药验方》）

6. 治跌打损伤，扭伤，皮肤瘙痒，漆疮，湿疹：鲜松叶煎汤熏洗，连洗数次。（《浙江民间常用草药》）

7. 治大风癞疮，并历节风痛，脚弱痿痹：松毛取生新者捣烂焙燥，每用松毛二两，枸杞子二两，浸酒饮，时时服，不得大醉，久服效。（《外科正宗》）

8. 治头风头痛：生鲜松毛四两，捣烂，焙燥，浸酒，时时饮之；其渣取出，贴顶门，用布裹头三日。（《方氏脉症正宗》）

9. 治中风面目相引口偏僻，牙车急，舌不可转：青松叶一斤，捣令汁出，清酒一斗渍二宿，近火一宿，初服半升，渐至一升，头面汗出即止。（《备急千金要方》）

10. 治失眠、维生素 C 缺乏、营养不良性水肿：鲜松叶一至二两，水煎服。（《浙江民间常用草药》）

11. 治风牙肿痛：松叶一握，盐一合，酒二升。煎漱。（《太平圣惠方》）

12. 治阴囊湿痒：松毛煎汤频洗。（《简便单方》）

13. 预防钩虫病：松针适量，水煎成浓汁，在赤足下田前，擦足及小腿处。（徐州《单方验方新医疗法选编》）

14. 治冻疮：鲜松针 1 大把。煎水洗患处，每日 2 次。已溃未溃均适用。（《全国中草药汇编》）

15. 治体虚水肿：鲜松针 500g，加水 2500g，煎至 500g。去渣，加红糖 150g，分 6 次服，每日 2 次。（《内蒙古中草药》）

16. 治高血压：鲜松针 30～50g，洗净，水煎 10～15min，取汁 100～150ml，口服，每天 3 次，持续长期服用。[中国药师，2007(08)：816-818]

17. 治脱发：松针 30～60g，煎汤洗头，亦可于早晚饭后煎汤服用，配合外洗。外用：松针研末，麻油调敷（水调也可），治疗油风。[中国药师，2007(08)：816-818]

18. 治带状疱疹：鲜松叶 200g，放在蒜臼内捣烂，用生蛋清（鸡）调为糊状，抹在患处，干后揭掉、复抹。一般在 1h 后可止痛，12h 后症状消失。[中国社区医师，1992(01)：36]

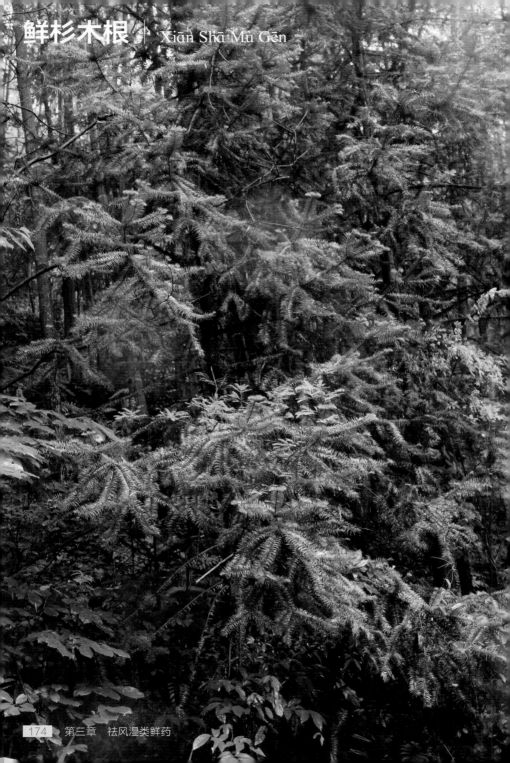

鲜杉木根 | Xiān Shā Mù Gēn

【来源】为柏科杉木属植物杉木 *Cunninghamia lanceolata* (Lamb.) Hook. 的根和根皮。主产于浙江杭州、宁波、泰顺、海盐、平湖、金华、衢州、舟山、天台、临海、遂昌、龙泉等地。全年均可采收，鲜用。

【辨识要点】高大乔木，高达 30m，胸径可达 80cm；枝对生或轮生，幼枝绿色，光滑无毛；叶倒披针状窄条形；雄球花卵圆形；球果卵圆形，熟时苞鳞革质，棕黄色；种子扁平，长卵形或矩圆形，暗褐色，两侧边缘有窄翅。

【别名】杉树根。

【性味】辛，微温。

【功效】祛风利湿，行气止痛，疗伤接骨。

【主治】风湿痹痛，胃痛，疝气痛，淋病，白带，血瘀崩漏，痔疮，骨折，脱臼，刀伤。

【用法用量】内服：煎服，60 ～ 120g。外用：适量，捣敷。

【使用注意】温燥者忌用。

《四川中药志》：无寒邪冷气者忌用。

【临证参考】

1. 治关节炎、跌打损伤：杉树根皮（鲜）适量，白酒少许。捣烂外敷。（《江西草药》）

2. 治淋证：杉树根 50g，桃仁 6g，鲜鸡蛋 1 枚。加水适量，煮至蛋熟，吃蛋喝汤，早晚各 1 次，连服 5 天。（《杂集》淋证较常用的偏方验方）

3. 治外痔、混合痔：杉树根 500g，水 1500g，煎至 1000g 左右，将药水倒入盆内，待水温降至 40℃左右时坐浴，每天 2 ～ 3 次，每次 10min。[新中医，1984, 7 (14): 28]

鲜薜荔 | Xiān Bì Lì

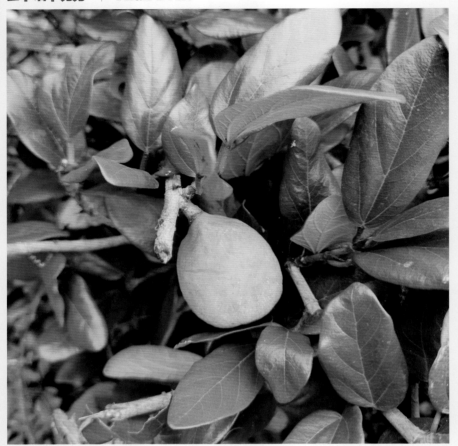

【来源】为桑科榕属植物薜荔 *Ficus pumila* L. 的茎、叶。主产于浙江杭州、宁波、温州、平湖、金华、开化、舟山、台州、丽水等地。4～6月间采取带叶的茎枝，除去气根，鲜用。

【辨识要点】攀缘或匍匐灌木；叶两型，营养枝节上生不定根，叶薄革质，卵状心形，先端渐尖，基部稍不对称，叶柄很短；结果枝上无不定根，叶革质，卵状椭圆形，先端尖或钝，基部圆形或浅心形，全缘，上面无毛，下面被黄褐色柔毛；瘦果近球形，有黏液。

【别名】薜、牡赞、木莲、木莲藤、过水龙、辟萼、石壁莲、木瓜藤、膨泡树、壁石虎、木壁莲。

【性味】酸，平。

【功效】祛风除湿，活血通络，解毒消肿。

【主治】风湿痹痛，坐骨神经痛，泻痢，淋证，水肿，疟疾，闭经，产后瘀血腹痛，咽喉肿痛，睾丸炎，漆疮，痈疮肿毒，跌打损伤。

【用法用量】内服：煎服，60～90g；或捣汁、浸酒。外用：适量，捣汁涂或煎水熏洗。

【临证参考】

1. 治血淋涩痛：木莲藤叶一握，甘草（炙）一分。日煎服之。（《本草纲目》）

2. 治发背，诸疮痛初起：①薜荔二两，金银花三两，生黄芪一两，生甘草二钱。水数碗，煎1碗服，滓再煎服。1剂即消。（《洞天奥旨》卷十四·花藤薜荔汤）②薜荔一两，煎服；另用鲜叶捣烂敷患处。（《上海常用中草药》）③鲜薜荔叶、鲜爵床各等量，酒水煎服；另用鲜叶捣烂敷患处。（《福建中草药》）

3. 治风湿痛，手脚关节不利：薜荔藤三至五钱，煎服。（《上海常用中草药》）

4. 治腰痛、关节痛：薜荔藤二两。酒水各半同煎，红糖调服，每日一剂。（《江西草药》）

5. 治疝气：薜荔藤（用结果的主藤）一两，三叶木通根二两。水煎去渣，加鸡蛋一个煮服，每日一剂。（《江西草药》）

6. 治病后虚弱：薜荔藤三两，煮猪肉食。（《湖南药物志》）

7. 治先兆流产：薜荔鲜枝叶（不结果的幼枝）一两，荷叶蒂七个，麻根一钱。水煎去滓，加鸡蛋三个，同煮服。或单用薜荔枝叶亦可。（《江西草药》）

8. 治小儿瘦弱：薜荔藤二两，蒸鸡食。（《湖南药物志》）

9. 治婴儿湿疹：鲜薜荔叶二两，黄连三钱。加米汤适量擂烂，以汁搽患处；或同时服汁二三匙，一日二次。（赣州《草医草药简便验方汇编》）

10. 治顽固性关节炎：薜荔500g，海风藤250g，煎汤炖猪脚，分10次服用。[湖南科技大学学报（社会科学版），1991(06):37-42]

11. 治年久胃痛：薜荔茎15～30g，煎服。[湖南科技大学学报（社会科学版），1991(06):37-42]

12. 治皮肤病、湿疹、烂头疮：薜荔叶，捣烂搽患处。[湖南科技大学学报（社会科学版），1991(06):37-42]

鲜变叶榕 | Xiān Biàn Yè Róng

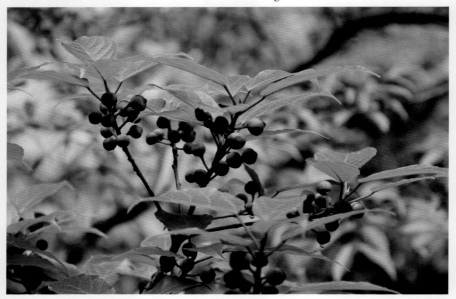

【来源】为桑科榕属植物变叶榕 *Ficus variolosa* Lindl. ex Benth. 的根。主产于浙江平阳、泰顺、乐清、温岭等地。全年均可采收，鲜用。

【辨识要点】小乔木或灌木，高达 10m；树皮灰褐色，全株无毛；叶薄革质，窄椭圆形或窄椭圆状披针形，先端钝或短尖，基部楔形，全缘；榕果成对或单生叶腋，球形，具瘤体。

【别名】金不换。

【性味】微苦、辛，微温。

【功效】祛风除湿，活血止痛，催乳。

【主治】风湿痹痛，胃痛，疖肿，跌打损伤，乳汁不下。

【用法用量】内服：煎服，60～120g。外用：适量，浸酒擦。

【临证参考】

1. 治跌打损伤：变叶榕 30g，水煎，新伤调童便、白糖各适量服；伤在 7 天以后调米酒 60g 服；另用根皮适量、红花少许，同浸烧酒数日后，擦患处。(《福建药物志》)

2. 催乳：变叶榕 30g，猪舌头适量。水炖服。(《福建药物志》)

3. 治体虚乏力，风湿痛：变叶榕根，与盐肤木炖兔肉。[中国民族民间医药杂志，2001 (06): 347-348]

鲜瓜馥木 | Xiān Guā Fù Mù

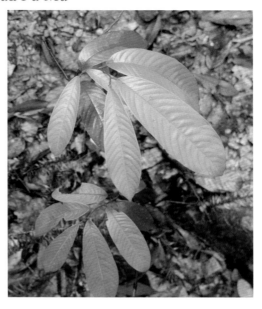

【来源】为番荔枝科瓜馥木属植物瓜馥木 *Fissistigma oldhamii* (Hemsl.) Merr. 的根。主产于浙江平阳、泰顺、青田、苍南、瑞安等地。全年可采，鲜用。

【辨识要点】攀缘灌木，长约 8m；小枝被黄褐色茸毛；叶革质，倒卵状椭圆形或长圆形，先端圆形或微凹，有时骤尖，基部宽楔形或圆形，上面无毛，下面被短柔毛，老渐近无毛；密伞花序，外轮花瓣卵状长圆形；果球形，密被黄褐色茸毛；种子球形。

【别名】毛瓜馥木、藤龙眼、狐狸桃、降香藤、古风子、香藤风、香藤、小香藤。

【性味】微辛，温。

【功效】祛风活血，镇痛。

【主治】坐骨神经痛，关节炎，跌打损伤。

【用法用量】内服：煎服，30 ~ 60g。

【临证参考】

1. 治关节炎：鲜香藤根二两，鲜枫荷梨二两，鲜五加皮一两，鲜千斤拔一两，鲜百两金一两，鲜双钩藤根二两，猪脚一只，炖服。(《中药大辞典》)

2. 治腰痛：鲜香藤根二两，鲜南蛇藤一两，鲜虎刺一两，鲜马兰一两，鲜七层楼五钱，鲜牛膝五钱。煎水，放鸡蛋煮服。(《中药大辞典》)

3. 治跌打老伤：鲜香藤根二两，鲜江西玉桂菊花二两，鲜柘藤根一两。水煎服，白糖作引。(《中药大辞典》)

4. 清凉润肺：香藤根蒸母鸭。[福建中医药，2015, 46(03): 58-60]

鲜夏天无 | Xiān Xià Tiān Wú

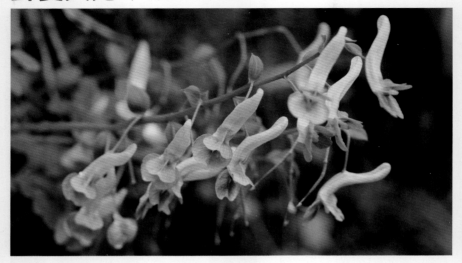

【来源】为罂粟科紫堇属植物伏生紫堇 *Corydalis decumbens* (Thunb.) Pers. 的块茎。主产于浙江杭州、宁波、平阳、舟山、天台、遂昌、龙泉等地。春季或初夏出苗后采挖，除去茎、叶及须根，鲜用。

【辨识要点】多年生草本，高达 25cm；块茎近球形或稍长，具匍匐茎，无鳞叶；茎多数，不分枝；小叶倒卵圆形，全缘或深裂，裂片卵圆形或披针形；总状花序，花冠近白、淡粉红或淡蓝色；蒴果线形，稍扭曲；种子具龙骨状突起及泡状小突起。

【别名】伏地延胡索、一粒金丹、落水珠、飞来牡丹、洞里神仙、野延胡。

【性味】苦、微辛，温。

【功效】活血止痛，舒筋活络，祛风除湿。

【主治】中风偏瘫，头痛，跌扑损伤，风湿痹痛，腰腿疼痛。

【用法用量】内服：12 ～ 24g。

【临证参考】

治高血压、脑瘤或脑栓塞所致偏瘫：鲜夏天无捣烂。每次大粒四至五粒，小粒八至九粒，每天一至三次，米酒或开水送服，连服三至十二个月。（《浙江民间常用草药》）

鲜凤仙花 | Xiān Fèng Xiān Huā

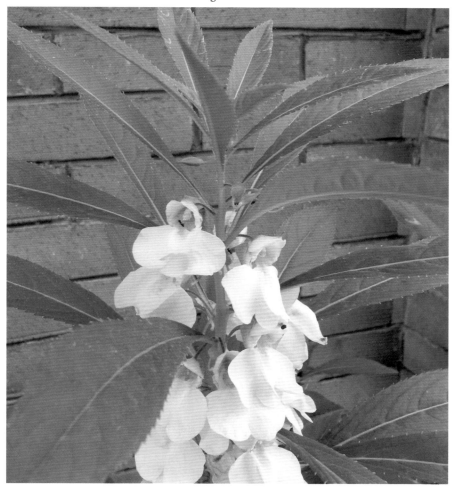

【来源】为凤仙花科凤仙花属植物凤仙花 *Impatiens balsamina* L. 的花。主产于浙江杭州、奉化、天台等地。夏、秋二季采摘初开的花朵，鲜用。

【辨识要点】一年生草本；茎粗壮，肉质，直立，不分枝或有分枝；叶互生，叶片披针形、狭椭圆形或倒披针形，边缘有锐锯齿；花单生或簇生于叶腋，无总花梗，白色、粉红色或紫色，单瓣或重瓣；蒴果宽纺锤形；种子多数，圆球形，黑褐色。

【别名】指甲花、金凤花、灯盏花、好女儿花、海莲花、指甲桃花、金童花、竹盏花。

【性味】甘，温。**有小毒。**

【功效】祛风除湿，活血止痛，外用解毒杀虫。

【主治】风湿肢体痿废，腰胁疼痛，妇女经闭腹痛，产后瘀血未尽，跌打损伤，骨折，痈疽疮毒，毒蛇咬伤，白带，鹅掌风，灰指甲。

【用法用量】内服：煎服，3～9g；或浸酒。外用：适量，研烂涂；或煎水洗。

【使用注意】孕妇禁用。

【临证参考】

1. 治跌扑伤损筋骨，并血脉不行：凤仙花三两，当归尾二两，浸酒饮。（《兰台集》）

2. 治蛇伤：①凤仙花，擂酒服。（《本草纲目》）②凤仙花鲜花120～150g。捣烂，取自然汁服，渣敷伤口周围。（《广西本草选编》）

3. 治百日咳，呕血，咯血：鲜凤仙花7～15朵，水煎服，或和冰糖少许炖服更佳。（《闽东本草》）

4. 治白带：凤仙花五钱（或根一两），墨鱼一两。水煎服，每日一剂。（《江西草药》）

5. 治鹅掌风：鲜凤仙花外擦。（《上海常用中草药》）

6. 治灰指甲：①白凤仙花捣烂外敷。（《陕甘宁青中草药选》）②先用小刀将患指指甲刮去一层，再用凤仙花捣烂敷患处，纱布包扎，每日换2～3次。（《安徽中草药》）

7. 治风湿卧床不起：凤仙花或全草，煎水调酒少许，内服并盖被取微汗。[中医学报，2014, 29(06): 862-864]

8. 治闭经：凤仙全草15g，鸡血藤10g，水煎服，每日3次，或取白花浸酒。[中医学报，2014, 29(06): 862-864]

9. 治急性带状疱疹：凤仙花全草100g，煎汤200ml，每次用无菌纱布5层浸湿冷敷患处，每次20min，每天2次，7天为一疗程。[实用中医药杂志，2018, 34(12): 1429-1430]

10. 治急慢性甲沟炎：鲜凤仙花100g，捣烂包敷在患指甲盖及甲沟周围，每隔12h换药1次，1疗程7天。[新中医，2009, 41(09): 3]

鲜常春藤 | Xiān Cháng Chūn Téng

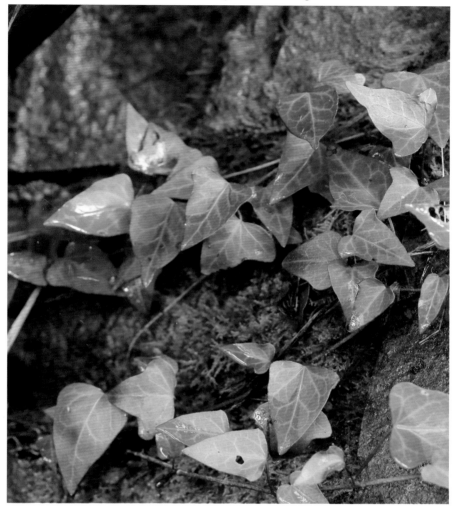

【来源】为五加科常春藤属植物中华常春藤 *Hedera nepalensis* K.Koch 的茎叶。主产于浙江杭州、宁波、洞头、平阳、泰顺、舟山、天台、仙居、温岭、临海、青田、庆元、景宁、龙泉等地。全年可采，切段，鲜用。

【辨识要点】常绿攀缘灌木；茎棕色或黑棕色，有气生根；叶片革质，先端短渐尖，基部截形；花枝上的叶片通常为椭圆状卵形，略歪斜而带菱形，先端渐尖，基部楔形至圆形；花淡黄白色或淡绿白色，芳香；果实球形，红色或黄色，花柱宿存。

【别名】中华常春藤、土鼓藤、龙鳞薜荔、尖叶薜荔、三角枫、三角尖、上树蜈蚣、钻天风。

【性味】辛、苦，平。

【功效】祛风利湿，活血消肿。

【主治】风湿痹痛，瘫痪，口眼㖞斜，衄血，月经不调，跌打损伤，咽喉肿痛，疔疖痈肿，肝炎，蛇虫咬伤。

【用法用量】内服：煎服，12～30g；或浸酒，捣汁。外用：适量，捣敷；或煎汤洗。

【使用注意】脾虚便溏泄泻者慎服。

1.《云南中草药》：忌酸冷及豆类食物。

2.《福建药物志》：本品服用后常有呕吐及腹泻的反应。

【临证参考】

1. 治疗疮黑凹：用发绳扎住，将尖叶薜荔捣汁，和蜜一盏服之。外以葱蜜捣敷四围。（《太平圣惠方》）

2. 治衄血不止：龙鳞薜荔研水饮之。（《圣济总录》）

3. 治肝炎：常春藤、败酱草各30g，煎水服。（《甘肃中草药手册》）

4. 治关节风痛及腰部酸痛：常春藤茎及根三至四钱，黄酒、水各半煎服，连服数日；并用水煎汁洗患处。（《浙江民间常用草药》）

5. 治一切痈疽：龙鳞薜荔一握。研细，以酒解汁，温服。利恶物为妙。（《外科精要》）

6. 托毒排脓：鲜常春藤一两，水煎，加水酒兑服。（江西《草药手册》）

7. 治疗疮痈肿：鲜常春藤二两，水煎服；外用鲜常春藤叶捣烂，加糖及烧酒少许捣匀，外敷。（江西《草药手册》）

8. 治口眼㖞斜：常春藤五钱，白风藤五钱，钩藤七个。泡酒一斤。每服药酒五钱，或蒸酒适量服用。（《贵阳民间药草》）

9. 治脱肛：常春藤二至三两，水煎熏洗。（江西《草药手册》）

10. 治跌打损伤，外伤出血，骨折：常春藤60g，泡酒250g，泡7～10天后服，每服10～30ml，日服3次；或常春藤研细粉外敷。（《云南中草药选》）

鲜匙羹藤 Xiān Chí Gēng Téng

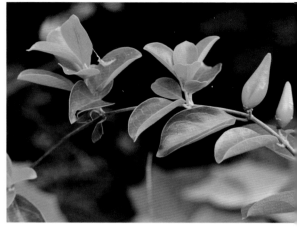

【来源】为萝藦科匙羹藤属植物匙羹藤 *Gymnema sylvestre* (Retz.) Schult. 的根及全株。主产于浙江温州、平阳等地。全年可采，鲜用。

【辨识要点】木质藤本，长 4m；叶厚纸质，倒卵形或卵状长圆形，先端骤短尖，基部宽楔形，上面被短柔毛或仅中脉被毛，下面被茸毛或仅脉被毛；聚伞花序被短柔毛，花冠绿白色，裂片卵圆形，无毛，附属物伸出；蓇葖果常单生，卵状披针形，无毛；种子卵圆形。

【别名】武靴藤、金刚藤、蛇天脚、饭杓藤。

【性味】苦，平。有毒。

【功效】清热解毒，祛风止痛。

【主治】风湿关节痛，痈疖肿毒，毒蛇咬伤。

【用法用量】内服：煎服，15～30g。外用：适量，捣敷患处。

【使用注意】孕妇慎服。

《中华本草》：孕妇慎用。

【临证参考】

1. 治痈、疽、疔：匙羹藤（根）30g，金银花 15g。水煎服。(《福建药物志》)

2. 治无名肿毒，湿疹：匙羹藤（根）30g，土茯苓 15g。水煎服。(《福建药物志》)

3. 治内痔出血：匙羹藤 30～60g，每日 1 剂，加水 400ml，先用武火煎沸，后改文火煎取 300ml，早中晚 3 次分服，或取匙羹藤 30～60g 沸水适量冲泡，频饮代茶。每日 1 剂，5 天为 1 个疗程。[中国社区医师（医学专业半月刊），2008 (12): 79]

4. 治糖尿病：匙羹藤叶煎水服用，一日两次。[医学研究杂志，2009, 38(01): 15-16, 3]

鲜臭牡丹 | Xiān Chòu Mǔ Dān

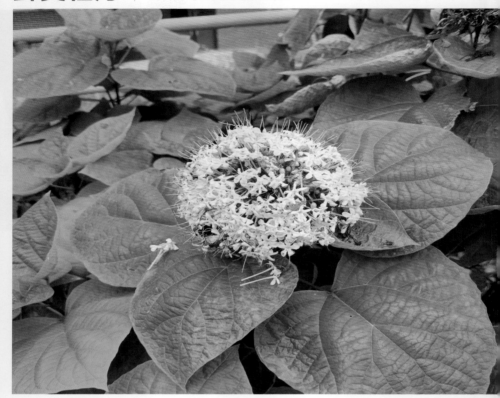

【来源】为马鞭草科大青属植物臭牡丹 *Clerodendrum bungei* Steud. 的根及叶。主产于浙江杭州、宁波、温州、开化、天台、青田、龙泉等地。夏季采叶，秋季采根，鲜用。

【辨识要点】灌木，小枝稍圆，皮孔显著；叶宽卵形或卵形，先端尖，基部宽楔形、截形或心形，具锯齿，两面疏被柔毛，下面疏被腺点，基部脉腋具盾状腺体；伞房状聚伞花序密集成头状，花冠淡红色或紫红色；核果近球形，成熟时蓝黑色。

【别名】大红袍、臭八宝、矮童子、大红花、野朱桐、臭枫草、臭珠桐、矮桐、逢仙草、臭茉莉、臭芙蓉、臭梧桐。

【性味】苦、辛，平。

【功效】祛风除湿，解毒散瘀，平肝潜阳。

【主治】痈疽，疔疮，发背，乳痈，关节炎，痔疮，湿疹，丹毒，风湿痹痛，高血压病。

【用法用量】内服：煎服，30～60g；或捣汁；或入丸剂。外用：适量，煎水熏洗；或捣敷。

【临证参考】

1. 治疗疮：苍耳、臭牡丹各一大握。捣烂，新汲水调服。泻下黑水愈。（《赤水玄珠》）

2. 治一切痈疽：臭牡丹枝叶捣烂罨之。（《本草纲目拾遗》）

3. 治乳腺炎：鲜臭牡丹叶半斤，蒲公英三钱，麦冬全草四两。水煎冲黄酒、红糖服。（《浙江民间常用草药》）

4. 治关节炎：臭牡丹鲜叶绞汁，冲黄酒服，每天两次，每次一杯，连服二十天。如有好转，再续服至痊愈。（《浙江民间常用草药》）

5. 治疟疾：臭牡丹枝头嫩叶（晒干，研末）一两，生甘草末一钱。二味混合，饭和为丸如黄豆大。每服七丸，早晨用生姜汤送下。（《江西民间草药》）

6. 治火牙痛：鲜臭牡丹叶一至二两。煮豆腐服。（江西《草药手册》）

7. 治内外痔：臭牡丹叶四两。煎水，加食盐少许，放桶内，趁热熏患处，至水凉为度，渣再煎再熏，一日二次。（《江西民间草药》）

8. 治脱肛：臭牡丹叶适量。煎汤熏洗。（《陕西中草药》）

9. 治大疱型色素性荨麻疹：臭牡丹（鲜品适量）、地肤子、蛇床子各50g，苦参40g，水煎浴洗，每日1次。[四川中医，1996（06）：14]

10. 治肺脓疡：臭牡丹全草150g，鲜鱼腥草200g，水煎服。[四川中医，1996（06）：14]

11. 治跌打损伤：臭牡丹根200g、白酒500g，封浸（16天），每日饮酒1～2两。[四川中医，1996（06）：14]

12. 治大便下血：臭牡丹根25～50g，猪大肠不拘量，同炖汤服。[四川中医，1996（06）：14]

13. 治荨麻疹、漆疮：臭牡丹全草150g，水煎服。[四川中医，1996（06）：14]

鲜白马骨 | Xiān Bái Mǎ Gǔ

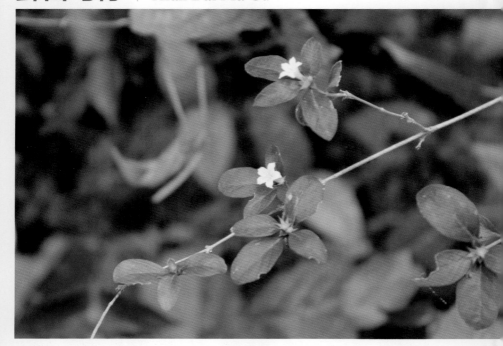

【来源】为茜草科白马骨属植物白马骨 *Serissa serissoides* (DC.) Druce 或六月雪 *Serissa japonica* (Thunb.)Thunb. 的全草。主产于浙江杭州、宁波、平阳、泰顺、安吉、绍兴、武义、浦江、磐安、开化、天台、丽水等地。栽后1～2年，于4～6月采收茎叶（能连续收获4～5年），秋季挖根，鲜用。

【辨识要点】小灌木，通常高达 1m；枝粗壮，灰色，被短毛，后毛脱落变无毛，嫩枝被微柔毛；叶通常丛生，薄纸质，倒卵形或倒披针形，顶端短尖或近短尖，基部收狭成一短柄，除下面被疏毛外，其余无毛；花无梗，生于小枝顶部，花柱柔弱。

【别名】路边姜、路边荆、六月冷、曲节草、鱼骨刺、光骨刺、硬骨柴、天星木、凉粉草、六月雪、千年矮。

【性味】苦、辛，凉。

【功效】祛风利湿，清热解毒。

【主治】感冒头痛，黄疸性肝炎，肾炎水肿，咳嗽，喉痛，角膜炎，肠炎，痢疾，腰腿疼痛，咯血，尿血，妇女闭经，白带，小儿疳积，惊风，风火牙痛，痈疽肿毒，跌打损伤。

【用法用量】内服：煎服，30～60g。外用：适量，煎水洗或捣敷。

【使用注意】脾胃虚寒者慎服。

《中华本草》：脾胃虚寒者慎服。

【临证参考】

1. 治水痢：白马骨茎叶煮汁服。（《本草纲目拾遗》）

2. 治偏头痛：鲜白马骨一至二两，水煎泡少许食盐服。（《泉州本草》）

3. 治牙痛：白马骨一两半，合乌贼鱼干炖服。（《泉州本草》）

4. 治鹅口疮：白马骨叶一握，稍捣，浸米泔，取汁洗口内。（《闽东本草》）

5. 治湿热黄疸：白马骨根 30g，小金钱草（天胡荽）30g。水煎，分 2 次服。（《江西民间草药》）

6. 治肝炎：六月雪二两，过路黄一两，水煎服。（《浙江民间常用草药》）

7. 治关节疼痛：千年矮根 90g，猪骨头 90g。加水炖服。（《河南中草药手册》）

8. 治外伤出血：鲜千年矮嫩叶捣烂，敷伤处。（《河南中草药手册》）

9. 治咯血，吐血：千年矮根 30g，猪瘦肉 120g。加水炖服。（《河南中草药手册》）

10. 治急性角膜炎，角膜云翳：六月雪根，去粗皮，取二层皮，加奶适量，捣烂取汁，再用纱布过滤，滴眼，每日 3～5 次，每次 1～2 滴。（《全国中草药汇编》）

11. 治目赤肿痛：路边荆茎叶一二两，煎服，渣再煎熏洗。（《中医药实验研究》）

12. 治小儿疳积：白马骨根 50g，水煎服。[中国民间疗法，2001 (01): 59]

13. 治阴囊湿疹：白马骨鲜品 50g，煎水煮白豆腐，内服，日服 2 次，连服 3～5 天。[中国民族民间医药杂志，2001 (05): 304-306]

14. 治虫蛇咬伤：六月雪叶 60g，糯米 30～60g，共捣烂外敷。[中国民族民间医药杂志，1997(01): 10-12]

鲜铜锤玉带草 Xiān Tóng Chuí Yù Dài Cǎo

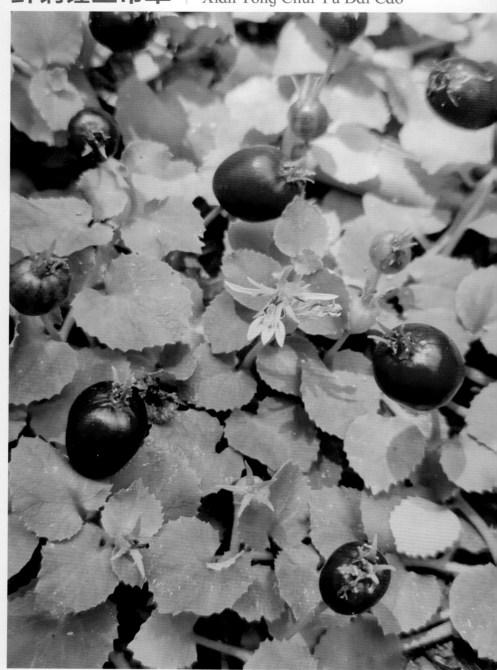

【来源】为桔梗科铜锤玉带属植物铜锤玉带草 *Pratia nummularia* (Lam.) A.Br.et Ascher. 的全草。主产于浙江平阳、龙泉等地。夏季采收，鲜用。

【辨识要点】多年生草本；有白色乳汁；茎平卧，叶互生，卵形或宽卵形，基部斜心形；花单生叶腋，花紫红色、淡紫色、绿色或黄白色；果为浆果，紫红色，椭圆状球形。

【别名】地茄子草、翳子草、地浮萍、扣子草、马莲草、铜锤草、红头带、土油甘、白路桥、三脚丁。

【性味】辛、苦，平。

【功效】祛风除湿，活血解毒。

【主治】风湿疼痛，跌打损伤，月经不调，目赤肿痛，乳痈，无名肿毒。

【用法用量】内服：煎服，18～30g；或浸酒。外用：适量，捣敷。

【使用注意】孕妇忌服。

《云南中草药》：孕妇忌服。

【临证参考】

1. 治风湿痹痛：地茄子全草 120g，泡酒 500g。浸 2～5 天，每次服 10～15ml，每日服 3 次。(《四川中药志》1979)

2. 治风湿疼痛，月经不调，子宫脱垂：铜锤玉带草三至五钱，煎水服或配伍用。(《云南中草药》)

3. 治小儿发热：铜锤玉带草鲜草加百草霜、桐油，捣烂敷脐中。(《湖南药物志》)

4. 治跌打损伤、骨折：鲜铜锤玉带草捣烂敷患处。(《云南中草药》)

5. 治扭伤：将鲜铜锤玉带草全株捣烂，以白酒少许调制成泥，敷于扭伤处，每天换药 1 次。[中国民间疗法，2011, 19(01): 67]

鲜络石藤 | Xiān Luò Shí Téng

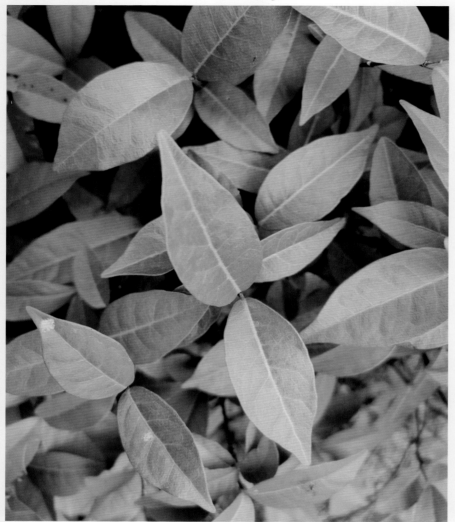

　　【来源】为夹竹桃科络石属植物络石 *Trachelospermum jasminoides* (Lindl.) Lem. 的带叶藤茎。主产于浙江杭州、宁波、洞头、平阳、泰顺、瑞安、乐清、绍兴、诸暨、金华、开化、舟山、天台、临海、丽水等地。冬季至次春采割，除去杂质，鲜用。

　　【辨识要点】藤本，长达 10m；小枝被短柔毛，老时无毛；叶革质，卵形、倒卵形或窄椭圆形，无毛或下面疏被短柔毛；聚伞花序圆锥状，顶生及腋生，花冠白色，裂片倒卵形；蓇葖果线状披针形；种子长圆形，顶端具白色绢毛。

【别名】石鲮、明石、悬石、云珠、云丹、石磋、略石、领石、石龙藤、耐冬、石血。

【性味】苦，微寒。

【功效】祛风通络，凉血消肿。

【主治】风湿热痹，筋脉拘挛，腰膝酸痛，喉痹，跌扑损伤。

【用法用量】内服：煎服，12～30g；浸酒，30～60g。外用：适量，捣敷患处。

【使用注意】畏寒泄泻者勿服。

《本草经疏》：阴脏人畏寒易泄者勿服。

【临证参考】

1. 治筋骨痛：络石藤一至二两。浸酒服。(《湖南药物志》)

2. 治关节炎：①络石藤、五加皮各一两，牛膝五钱。水煎服，白酒引。(《江西草药》)②络止痛汤：制川乌、制草乌、羌活、独活各10g，络石藤30g，丝瓜络50g。每日1剂，水煎服，连服5天为1个疗程，连续治疗3个疗程。[中国民间疗法，2002(08)：32-33]

3. 治肺结核：络石藤一两，地菍一两，猪肺四两。同炖，服汤食肺，每日一剂。(《江西草药》)

4. 治吐血：络石藤叶一两，雪见草、乌韭各五钱。水煎服。(《江西草药》)

5. 治肿疡毒气凝聚作痛：络石藤(鬼系腰)一两(洗净，晒干)，皂角刺一两(锉，新瓦上炒黄)，瓜蒌大者一个(杵，炒，用仁)，甘草节五分，没药、明乳香各三钱(另研)。上每服一两，水酒各半煎。溃后慎之。(《外科精要》止痛灵宝散)

6. 治喉痹咽塞，喘息不通，须臾欲绝：络石藤二两。切，以水一大升半，煮取一大盏，去滓，细细吃。(《普济方》)

7. 治外伤出血：络石藤适量。晒干研末。撒敷，外加包扎。(《江西草药》)

8. 治痹证：海风藤、络石藤、钩藤、鸡血藤、威灵仙各100g，透骨草50g，川乌、草乌、细辛各30g，切碎，以75％酒精10000ml浸泡1个月制成抗风湿渗透液备用。治疗时将渗透液均匀地涂于疼痛关节部位。[内蒙古中医药，1991，10(04)：18]

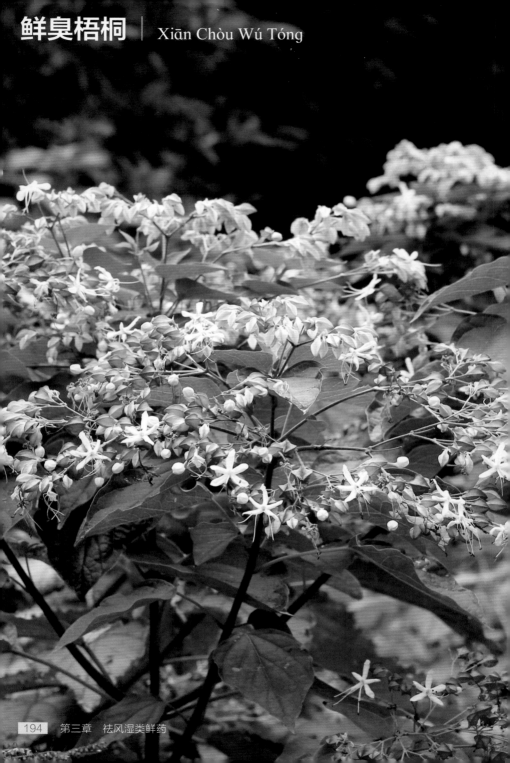

鲜臭梧桐 | Xiān Chòu Wú Tóng

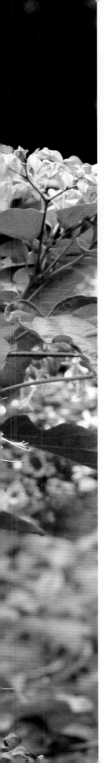

【来源】为马鞭草科大青属植物海州常山 *Clerodendrum trichotomum* Thunb. 的嫩枝和叶。主产于浙江杭州、宁波、平阳、舟山、天台、温岭等地。春秋采茎，开花前采叶，鲜用。

【辨识要点】小乔木或灌木；叶卵形或卵状椭圆形，先端渐尖，基部宽楔形，全缘或波状；伞房状聚伞花序，苞片椭圆形，早落；花萼绿白色或紫红色；花冠白色或带粉红色，芳香；核果近球形，蓝紫色，为宿萼包被。

【别名】八角梧桐、山梧桐、臭桐柴、臭芙蓉、海桐、楸茶叶、凤眼子、后庭花等。

【性味】苦、甘，平。

【功效】祛风除湿，平肝降压，解毒杀虫。

【主治】风湿痹痛，半身不遂，高血压病，偏头痛，疟疾，痢疾，痈疽疮毒，湿疹疥癣。外用治疗痈疽疥疮。

【用法用量】内服：煎服，10～30g；或浸酒；或入丸、散。外用：适量，煎水洗；或捣敷；或调敷。

【临证参考】

1. 治一切内外痔：臭梧桐叶七片，瓦松七枝，皮硝三钱。煎汤熏洗。（《本草纲目拾遗》）

2. 治男妇感受风湿，或嗜饮冒风，以致两足软酸疼痛，不能步履，或两手牵绊，不能仰举：单用臭梧桐二两，煎汤饮，以酒过之，连服十剂，或煎汤洗手足亦可。（《养生经验合集》豨桐丸）

3. 治风湿痛，骨节酸痛及高血压病：臭梧桐三钱至一两，煎服；也可与豨莶草配合应用。（《上海常用中草药》）

4. 治湿疹或痱子发痒：臭梧桐适量，煎汤洗浴。（《上海常用中草药》）

5. 治慢性支气管炎：新鲜臭梧桐茎叶 4 两制成煎剂，为 1 日量，分 3 次服，10 天为一疗程。（《采药书》）

鲜臭梧桐　195

鲜蛇葡萄 | Xiān Shé Pú Táo

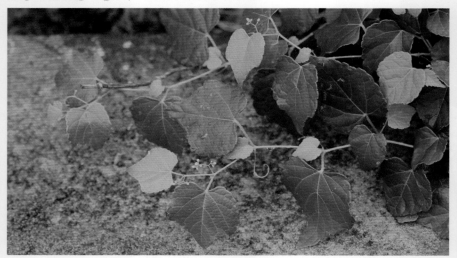

【来源】为葡萄科蛇葡萄属植物蛇葡萄 *Ampelopsis brevipedunculata* (Maxim.) Trautv. 的茎叶部分。主产于浙江杭州、桐庐、泰顺等地。春、秋季采摘根部，去木心，鲜用。

【辨识要点】多年生木质藤本；枝条粗壮，嫩枝具柔毛；叶互生，阔卵形，先端渐尖，基部心形，通常3浅裂，裂片三角状卵形，边缘有较大的圆锯齿，上面暗绿色，无毛或具细毛；聚伞花序与叶对生，花多数，细小，绿黄色；浆果近球形或肾形，由深绿色变蓝黑色。

【别名】酸藤、山葡萄、爬山虎、野葡萄、烟火藤、山天萝、过山龙、母苦藤、酸古藤。

【性味】辛、苦，凉。

【功效】祛风活络，清热解毒，止痛，止血。

【主治】风湿性关节炎，呕吐，腹泻，溃疡病，跌打损伤，肿痛，疮疡肿毒，外伤出血，烧烫伤。

【用法用量】内服：煎汤，30～60g；或泡酒。外用：适量，捣敷。

【临证参考】

1. 治痫症：鲜山葡萄粗茎（去粗皮）三两，水煎服，每日一剂。（《江西草药》）

2. 治中耳炎：鲜山葡萄藤一根，洗净，截取一段，一端对患耳，另一端用口吹之，使汁滴入耳内。（《江西草药》）

鲜小果蔷薇 | Xiān Xiǎo Guǒ Qiáng Wēi

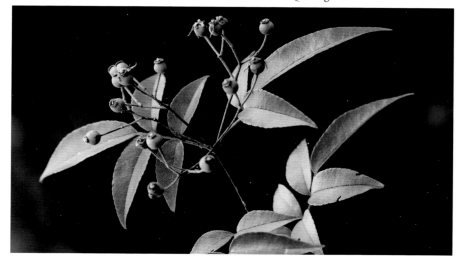

【来源】为蔷薇科蔷薇属植物小果蔷薇 *Rosa cymosa* Tratt. 的根和叶。主产于浙江杭州、镇海、奉化、温州、金华、开化、舟山、天台、温岭、临海、丽水等地。四季可采，叶洗净切碎，鲜用。

【辨识要点】攀缘灌木；小叶卵状披针形或椭圆形，稀长圆状披针形，先端渐尖，基部近圆形；花多朵成复伞房花序；萼片卵形，先端渐尖，常有羽状分裂，花瓣白色，倒卵形，先端凹；花柱离生，稍伸出萼筒口，与雄蕊近等长；蔷薇果球形，熟后红至黑褐色，萼片脱落。

【别名】山木香、明目茶、小金樱、白花七叶树、七姊妹、红茨藤、小和尚藤、结苗。

【性味】根：苦、涩，平。叶：苦，平。

【功效】根：祛风除湿，收敛固脱。叶：解毒消肿。

【主治】根：风湿关节痛，跌打损伤，腹泻，脱肛，子宫脱垂。叶：外用治痈疖疮疡，烧烫伤。

【用法用量】内服：根 30～60g。叶：外用适量，鲜品捣烂敷患处。

【临证参考】

1. 治对口疮：山木香叶、枇杷叶，共捣烂，敷患处。

2. 治烫火伤：山木香叶、青火草，捣烂敷患处。（1～2出自《湖南药物志》）

3. 治痈疖：鲜山木香叶和冷饭少许，捣烂敷患处（《福建中草药》）

4. 治手指砍断：先整骨，后用红刺嫩叶尖嚼绒，外包伤处，每日换药一次。（《贵州草药》）

第四章

利水渗湿类鲜药

鲜萹蓄 | Xiān Biǎn Xù

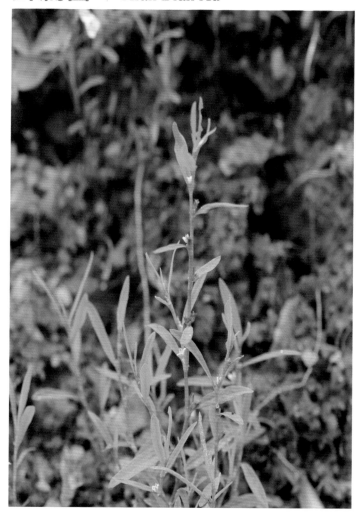

【来源】为蓼科蓼属植物萹蓄 *Polygonum aviculare* L. 的地上部分。主产于浙江杭州、镇海、奉化、温州、安吉、磐安、兰溪、舟山、台州、遂昌、龙泉等地。夏季叶茂盛时采收，除去根及杂质，鲜用。

【辨识要点】一年生草本；基部多分枝；叶椭圆形、狭椭圆形或披针形；花单生或数朵簇生于叶腋，遍布植株；瘦果卵形，黑褐色，密被由小点组成的细条纹，无光泽。

【别名】竹、蓄辩、萹蔓、萹竹、地萹蓄、编竹、粉节草、道生草、萹蓄蓼、百节、百节草。

【性味】苦，微寒。

【功效】利尿通淋，杀虫，止痒。

【主治】膀胱热淋，小便短赤，淋沥涩痛，皮肤湿疹，阴痒带下。

【用法用量】内服：煎汤，20～30g；或捣汁饮。外用：适量，捣敷；或煎水洗。

【使用注意】脾虚者慎服。

《得配本草》：多服泄精气。

【临证参考】

1. 治热黄：萹蓄取汁顿服一升，多年者再服之。(《药性论》)

2. 治尿道炎，膀胱炎：鲜萹蓄60g，鲜车前草30g，捣烂绞汁，分2次服。(《福建药物志》)

3. 治乳糜尿：鲜萹蓄30～60g，加鸡蛋1～2枚、生姜适量。水煎，食蛋服汤。(《浙江药用植物志》)

4. 治黄疸：鲜萹蓄30～60g，黄蚬250g。水煎，当茶饮。(《福建药物志》)

5. 治白带：鲜萹蓄90g，细叶艾根45g，粳米90g，白糖30g。先将粳米煮取米汤，再入各药，煎汁，去渣，加白糖。空腹服，每日1剂。(《浙南本草新编》)

6. 治细菌性痢疾：鲜萹蓄50g，用凉水洗净，切成短节，水煎至约500ml，过滤后加入红、白糖各30g，当茶饮，每日三剂。[山西医药杂志，1984 (04): 256]

7. 治腮腺炎：鲜萹蓄30g，洗净后切细捣烂，加入适量生石灰水，再调入蛋清，涂患处。一般敷药1h体温下降，最长12h，7天痊愈。[药膳食疗，2005 (05): 38]

8. 治糖尿病：炙僵蚕研细末，用0号胶囊装盛，每服8粒，1日3次，并取鲜萹蓄洗净，切碎捣烂取汁约50ml，温饮之，可提高疗效，一般1～2周即见症状改善，坚持服用，血糖、尿糖均可控制。[中国民间疗法，2011，19 (01): 130-132]

鲜活血丹 | Xiān Huó Xuè Dān

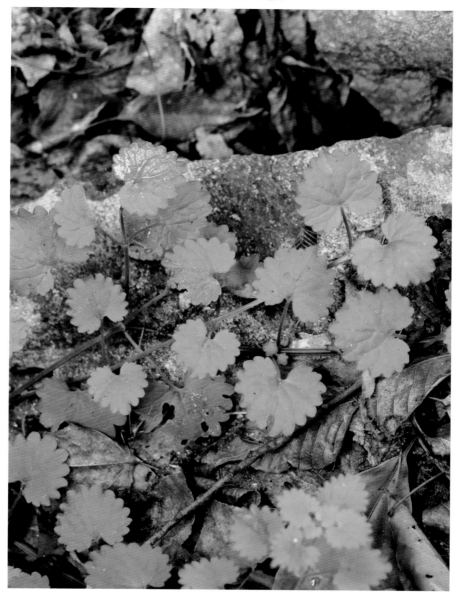

　　【来源】为唇形科活血丹属植物活血丹 *Glechoma longituba* (Nakai) Kupr.
的带根全草。主产于浙江杭州、平阳、舟山、台州、青田、龙泉等地。春、
秋季采收，洗净，鲜用。

【辨识要点】多年生草本；茎基部带淡紫红色，幼嫩部分被疏长柔毛；下部叶较小，心形或近肾形，上部叶心形，具粗圆齿或粗齿状圆齿，上面疏被糙伏毛或微柔毛，下面带淡紫色，脉疏被柔毛或长硬毛；轮伞花序；小坚果顶端圆，基部稍三棱形。

【别名】遍地香、地钱儿、钹儿草、连钱草、铜钱草、白耳莫、乳香藤、九里香、半池莲。

【性味】辛、苦，凉。

【功效】利湿通淋，清热解毒，散瘀消肿。

【主治】血瘀腹痛，跌打损伤，水肿，小便不利，湿热黄疸，带下，痈肿疮毒。

【用法用量】内服：煎汤，30～60g；或浸酒；或捣汁。外用：适量，捣敷；或绞汁涂。

【使用注意】阴疽、血虚及孕妇禁服。

【临证参考】

1. 治跌打损伤：连钱草（鲜）30g，杜衡根（鲜）3g，捣汁，水酒冲服；药渣捣烂敷患处。（《江西草药》）

2. 治疮疖、丹毒：鲜连钱草、鲜车前草各等分。捣烂绞汁，加等量白酒，擦患处。（《吉林中草药》）

3. 治痈肿：鲜连钱草、鲜马齿苋等量。煎水熏洗。（《上海常用中草药》）

4. 治肾及膀胱结石：鲜连钱草一两，石韦一两，水煎服。连服 1～2 个月，逐日增量，增至 6 两为止。[中国民族医药杂志，2008 (08): 43-44]

5. 治中风偏瘫：用鲜薄荷 300g、鲜连钱草 300g、鲜生姜 500g，3 种混合捣碎如泥，放到不锈钢碗里蒸热，待药热度适合人体皮肤时，把药敷在百会穴、四神聪穴上，用绷带固定，留放 24h，2 天换药 1 次。[中医药学报，1977 (04): 43-44]

6. 治尿道结石：自拟三鲜汤治疗，药用鲜破铜钱 100g，鲜车前草 60g，鲜连钱草 60g。[中医临床研究，2011, 3 (19): 35-36]

鲜苦蘵　Xiān Kǔ Zhī

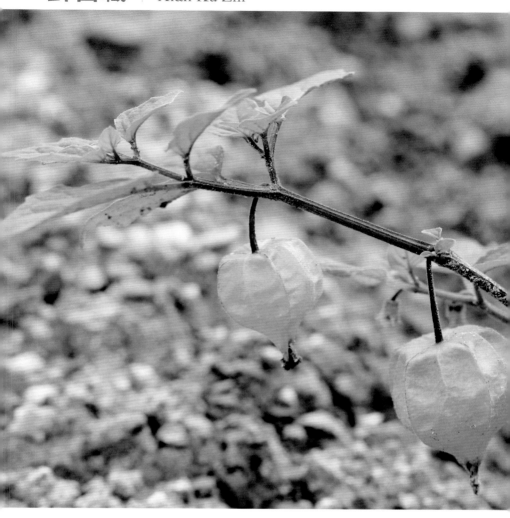

【来源】为茄科酸浆属植物苦蘵 *Physalis angulata* L. 的带根全草。主产于浙江杭州、宁波、温州、嘉兴、湖州、绍兴、金华、衢州、舟山、台州、遂昌、龙泉等地。夏、秋季采收，洗净，鲜用。

【辨识要点】一年生草本；茎疏被短柔毛或近无毛；叶卵形或卵状椭圆形，长 3～6cm，先端渐尖或急尖，基部宽楔形或楔形，全缘或具不等大牙齿，两面近无毛；花冠淡黄色，喉部具紫色斑纹，花梗纤细，被短柔毛；果为宿萼、卵球状，薄纸质。

【别名】蘵、黄蘵、蘵草、小苦耽、灯笼草、鬼灯笼、天泡草、爆竹草、劈拍草、响铃草、响泡子。

【性味】苦，寒。

【功效】清热解毒，消肿利尿。

【主治】咽喉肿痛，腮腺炎，急慢性气管炎，肺脓疡，痢疾，睾丸炎，小便不利；外用治脓疱疮。

【用法用量】内服：煎汤，30～60g；或捣汁。外用：适量，捣敷；或煎水洗。

【使用注意】孕妇忌服。

《江西民间草药》：孕妇忌服。

【临证参考】

1. 治小儿菌痢：鲜苦蘵 15g，车前草 6g，狗肝菜、马齿苋、海金沙各 9g。水煎服。(《福建药物志》)

2. 治睾丸炎：鲜苦蘵、截叶铁扫帚各 15g。水煎服。(《福建药物志》)

3. 治指疔：苦蘵鲜叶捣烂敷患处，一日换二三次。(《江西民间草药》)

4. 治大头风，头面浮肿放亮，起疙瘩块，作痒：苦蘵茎叶二两。煎水，放面盆内，用布围住熏之。鲜草更好。(《江西民间草药》)

5. 治咽喉红肿疼痛：新鲜苦蘵，洗净，切碎，捣烂，绞取自然汁一匙，用开水冲服。(《江西民间草药验方》)

6. 治脓疮：鲜灯笼草、鲜马齿苋各适量。将药物洗净，晾干水分，捣烂，用纱布绞取鲜汁，装瓶。用时以棉球或毛笔蘸药水涂患处，每日不拘次数。[新中医，1977 (04): 25]

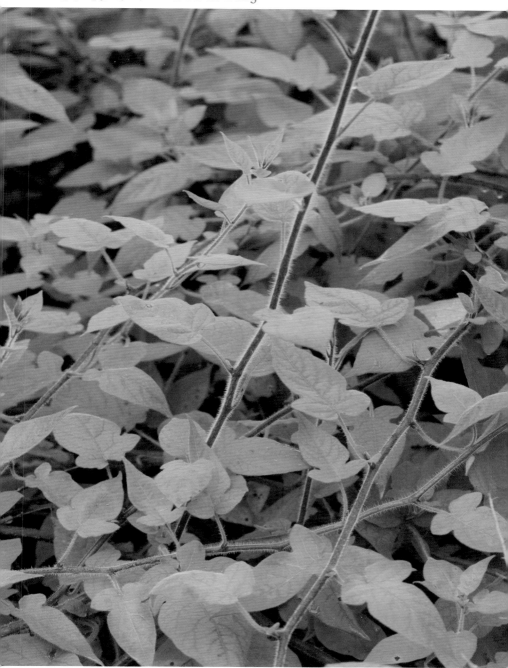

【来源】为茄科茄属植物白英 *Solanum lyratum* Thunb. 的带根全草。主产于浙江杭州、宁波、温州、安吉、磐安、开化、舟山、台州、丽水等地。夏、秋季采收，洗净，鲜用。

【辨识要点】草质藤本；多分枝，茎及小枝密被长柔毛；叶多数为琴形，基部心形或戟形，裂片全缘，中裂片常卵形；圆锥花序顶生或腋外生，花萼环状，萼齿宽卵形，花冠蓝紫色或白色，裂片椭圆状披针形；浆果球状，红黑色。

【别名】白毛藤、白草、毛千里光、毛风藤、排风藤、毛秀才、葫芦草、金线绿毛龟。

【性味】苦，微寒。**有小毒**。

【功效】清热解毒，利湿消肿，抗癌。

【主治】感冒发热，乳痈、恶疮，湿热黄疸，白带，肾炎水肿；外用治痈疖肿毒。

【用法用量】内服：煎汤，15～30g。外用：适量，煎水洗；或捣敷。

【使用注意】体虚无湿热者忌用。

【临证参考】

1. 治风火赤眼：白英鲜叶捣烂，调人乳外敷眼睑。(《福建中草药》)

2. 治中耳化脓：白英绞汁，滴耳中。(《湖南药物志》)

3. 治乳癌溃疡：鲜白英全草捣烂敷乳癌溃疡患处。[闽台中医药文化研究论文集上册，1988-1994：45-47]

4. 治肺痈：鲜白英 250g，鲜香茶菜根 6g，煎服。[四川中医 , 1990 (09): 32]

5. 治带状疱疹：取适量鲜白英，捣烂敷于带状疱疹患处。[中国民族医药杂志，2021, 27 (12): 69-70]

鲜腹水草 | Xiān Fù Shuǐ Cǎo

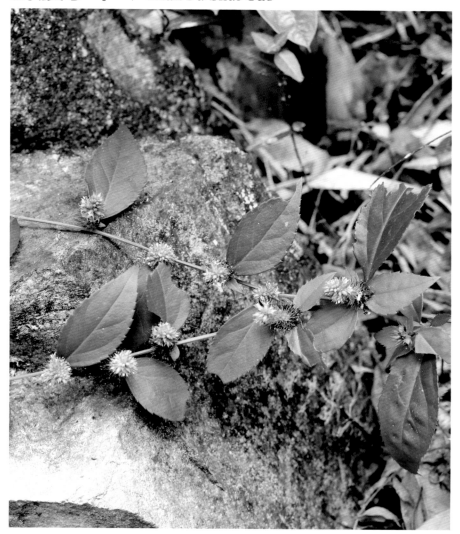

　　【来源】 为玄参科腹水草属植物毛叶腹水草 *Veronicastrum villosulum* (Miq.) Yamazaki 的带根全草。主产于浙江杭州、宁波、文成、常山、舟山、天台、温岭、丽水等地。夏、秋季采收，洗净，鲜用。

　　【辨识要点】 多年生草本；茎圆柱形，顶端着地生根，密被棕色直长腺毛；叶互生，常卵状菱形，基部常宽楔形，边缘具锯齿，两面密被棕色长腺毛；花序头状，腋生，苞片披针形，花冠紫或蓝紫色；蒴果，卵圆形。

【别名】疔疮草、仙桥草、翠梅草、毛叶仙桥、霜里红、两头根、钓鱼竿、吊线风、梅叶伸筋。

【性味】辛、苦，凉。**有小毒**。

【功效】利尿消肿，散瘀解毒。

【主治】腹水，水肿，小便不利，月经不调，闭经，跌打损伤；外用治腮腺炎，疔疮，烧烫伤，毒蛇咬伤。

【用法用量】内服：煎汤，30～60g；或捣汁。外用：适量，捣敷；或煎水洗。

【使用注意】孕妇及体虚者忌服。

【临证参考】

1. 治小儿伤食：鲜腹水草全草一至三钱，冰糖少许。水煎服。(《福建中草药》)

2. 治肾炎水肿：鲜腹水草全草30～60g，或加半边莲15g。水煎服。(《浙江药用植物志》)

3. 治跌打损伤：腹水草鲜全草或根二至三钱。酒水煎服；另取鲜叶捣烂酒调加热擦伤处。(《福建中草药》)

4. 治毒蛇咬伤：腹水草根一两左右。洗净，捣糊作饼约一二寸宽的面积，贴于囟门，过一二小时，腹鸣便泻，尿量亦增。过一日后，中毒现象减轻。(《浙江中医杂志》)

5. 治烫火伤：腹水草全草，捣烂敷伤处；或研末调桐油搽。(《湖南药物志》)

6. 治无名肿毒：鲜腹水草全草，酒酿糟捣和敷患处。(《江西草药手册》)

7. 治背疽未溃：鲜腹水草全草五钱。酒水煎服，渣捣烂外敷。(《福建中草药》)

8. 治慢性肾炎：方用《伤寒论》猪苓汤，加用鲜腹水草20g，连服30余剂。[浙江中医杂志，1997 (11): 516]

9. 治胸腔积液：以鲜腹水草20g，鱼腥草30g，水煎服。[浙江中医杂志，2003 (01): 33]

鲜车前草 | Xiān Chē Qián Cǎo

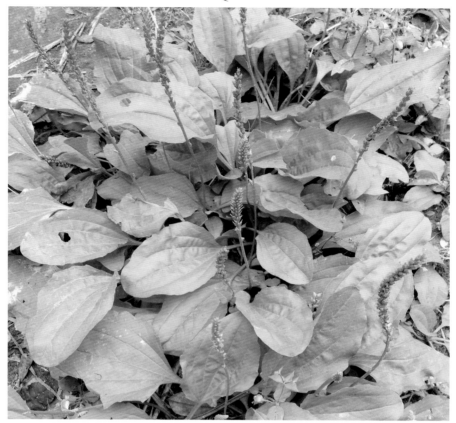

【来源】为车前科车前属植物车前 *Plantago asiatica* L. 的带根全草。主产于浙江杭州、淳安、建德、临安、宁波、平阳、安吉、浦江、开化、天台、遂昌、龙泉等地。夏、秋季采收，洗净，鲜用。

【辨识要点】二年生或多年生草本；根茎短，稍粗；叶基生呈莲座状，叶片薄纸质或纸质，宽卵形至宽椭圆形，先端钝圆至急尖，基部宽楔形或近圆形；穗状花序细圆柱状，花冠白色，花冠筒与萼片近等长；蒴果纺锤状卵形、卵球形或圆锥状卵形。

【别名】罘苢、马舄、当道、陵舄、牛舌草、车前草、虾蟆衣、牛遗、胜舄、车轮菜。

【性味】甘，寒。

【功效】清热利尿通淋，明目，祛痰，凉血，解毒。

【主治】小便不通，淋浊，带下，尿血，黄疸，水肿，泄泻，鼻衄，目赤肿痛，喉痹乳蛾，咳嗽，皮肤溃疡。

【用法用量】内服：煎汤，15～30g；或捣汁。外用：适量，捣敷。

【使用注意】虚滑精气不固者禁用。

《本经逢原》：车前叶捣汁温服，疗火盛泄精甚验，若虚滑精气不固者禁用。

【临证参考】

1. 治尿血：车前草捣绞，取汁五合，空腹服之。（《外台秘要》）

2. 治小便不通：生车前草捣取自然汁半钟，入蜜一匙调下。（《摄生众妙方》）

3. 治热痢：车前草叶捣绞取汁一盏，入蜜一合，同煎一二沸，分温二服。（《太平圣惠方》）

4. 治衄血：车前叶生研，水解饮之。（《本草图经》）

5. 治痰嗽喘促，咯血：鲜车前草二两（炖），加冬蜜五钱或冰糖一两服。（《闽东本草》）

6. 治小儿痫病：鲜车前草五两绞汁，加冬蜜五钱，开水冲服。（《闽东本草》）

7. 治目赤肿痛：车前草自然汁，调朴硝末，卧时涂眼胞上，次早洗去。（《圣济总录》）

8. 治金疮血出不止：捣车前汁敷之。（《备急千金要方》）

9. 治惊风：鲜车前根、野菊花根各二钱五分。水煎服。（《湖南药物志》）

10. 治白带：车前草根三钱捣烂，用糯米淘米水兑服。（《湖南药物志》）

11. 治疮疡溃烂：鲜车前叶，以银针密刺细孔，以米汤或开水泡软，整叶敷贴疮上，日换2～3次。有排脓生肌作用。（《福建民间草药》）

12. 治脚癣：新鲜车前草100g，黄柏6g，红枣（破皮）15g，加水400ml，煎取药汁200ml；第2煎加水300ml，煎取药汁200ml。每天2次服用。[浙江中医杂志，2007(05)：289]

13. 治牙痛：鲜车前草2株（带根），冰糖10g。将鲜车前草洗净，切碎，加适量水，以文火煎2次，取汁。然后将冰糖打碎溶化于药汁中。药汁分为3份，1日3次饮服。7天为1个疗程。[农村新技术，2011(09)：46]

14. 治毒蛇咬伤：先将鲜车前草10g（全株）捣碎，再拌入红南瓜瓤80g，敷于伤口。[现代养生，2017(15)：27]

鲜玉米须 | Xiān Yù Mǐ Xū

【来源】为禾本科玉蜀黍属植物玉蜀黍 *Zea mays* L. 的花柱和花头。主产于浙江杭州。秋季收获玉米时采收，取花头和花柱，鲜用。

【辨识要点】一年生草本；秆直立，通常不分枝；叶鞘具横脉，叶舌膜质，叶片扁平宽大，线状披针形，基部圆形呈耳状，无毛或具疣柔毛；顶生雄性大型圆锥花序，雌花序被多数宽大的鞘状苞片所包藏；颖果，球形或扁球形。

【别名】玉蜀黍须、蜀黍须、包谷须、玉麦须、玉蜀黍蕊、棒子毛。

【性味】甘、淡，平。

【功效】利尿，泄热，平肝，利胆。

【主治】肾炎水肿，脚气，黄疸性肝炎，高血压病，胆囊炎，胆结石，糖尿病，吐血衄血，鼻渊，乳痈。

【用法用量】内服：煎服，60～120g。外用：捣碎，敷用。

【使用注意】煮食去苞须；不作药用时勿服。

【临证参考】

1. 治高血糖：沙参20g，土茯苓、葛根各30g，鲜玉米须、鲜猪胰各50g。用纱布袋装入沙参、葛根、土茯苓、鲜玉米须和腌制好的猪胰放入锅内加水煮熟，浓煎为900ml，每日三次服。[药膳食疗研究，2000 (01): 2]

2. 治肝硬化腹水：鲜玉米须60g，茵陈60g，丹参30g，半边莲30g，水煎服。[农村新技术，2009 (03): 43-44]

3. 治肾结石：鲜玉米须100g加水适量，煎煮1h滤出药汁，小火浓缩至100ml，停火待冷，加白糖搅拌吸尽药汁冷却后晒干压粉装瓶。3次/天，10g/次，用开水冲服。[中国现代药物应用，2009, 3 (04): 193-195]

4. 治阴虚尿血兼水肿：鲜玉米须30g，荠菜花15g，白茅根18g。上三味，水煎服。[心血管病防治知识（科普版），2011 (13): 79]

5. 治结石：鲜玉米须、根、叶各60g。水煎服，每日1次。[中医学报，2013, 28 (10): 1521-1524]

6. 治湿疹：取适量鲜玉米须捣成泥状，涂于皮肤患处，每日5次。[大家健康，2015 (09): 17]

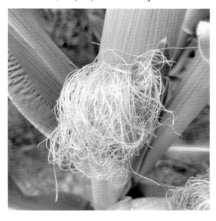

鲜金钱草 | Xiān Jīn Qián Cǎo

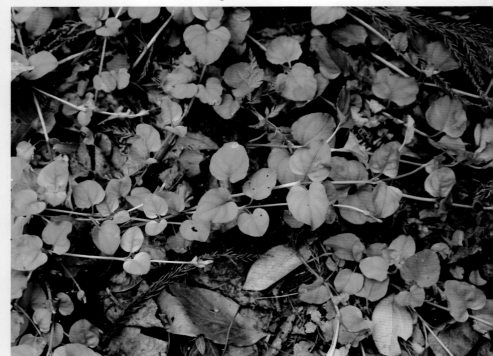

【来源】为报春花科珍珠菜属植物过路黄 *Lysimachia christinae* Hance 的带根全草。浙江部分地区多有分布。五月采全草，鲜用。

【辨识要点】多年生蔓生草本；茎柔弱，平卧延伸，长 20 ～ 60cm，表面灰绿色或带红紫色，全株无毛或被疏毛，幼嫩部分密被褐色无柄腺体，下部节间较短，常发出不定根；叶对生，无毛，叶片卵圆形、近圆形以至肾圆形；花单生于叶腋；花萼 5 深裂，花冠黄色，辐状钟形；蒴果球形，无毛，有稀疏黑色腺条，瓣裂。

【别名】神仙对坐草、地蜈蚣、蜈蚣草、过路黄、铜钱草、野花生、仙人对坐草、四川大金钱草。

【性味】甘、咸，微寒。

【功效】清热，利湿，消肿，解毒。

【主治】热淋，沙淋，尿涩作痛，黄疸尿赤，痈肿疔疮，肝胆结石，尿路结石及毒蛇咬伤。

【用法用量】内服：煎汤，30 ～ 120g；或捣汁。外用：适量，捣敷。

【临证参考】

1. 治毒蛇咬伤：神仙对坐草捣汁饮，以渣敷伤口。(《祝穆试效方》)

2. 治疗疮：过路黄捣汁，兑淘米水或酒服。(《湖南药物志》)

3. 治跌打损伤：过路黄鲜全草，洗净，捣汁一小杯服。(《上海常用中草药》)

4. 治腹水肿胀：过路黄鲜草适量，捣烂敷脐部。(《上海常用中草药》)

5. 治急性乳腺炎：将过路黄鲜品洗净，晾干后捣烂敷于患处。(《中药大辞典》)

6. 治泌尿系结石：金钱草排石散治疗泌尿系结石，有效率93.33%。[现代实用医学，2003 (08): 484]

7. 治病毒性乙型肝炎：金苓汤（金钱草15g，白术10g，茯苓10g，猪苓10g，泽泻15g，柴胡15g，白芍12g）治疗病毒性乙型肝炎，有效率97.22%。[现代中医药，2011,31(05): 57-58]

8. 治高尿酸血症：每日煎服单方金钱草，每天1次，3个月为一疗程，改善尿酸水平。[河南中医，2016,36(04): 724-725]

9. 治腮腺炎：将鲜金钱草捣碎敷在伤口处，干燥后更换，反复使用。[农家之友，2017 (03): 47]

鲜薏苡根 | Xiān Yì Yǐ Gēn

【来源】为禾本科薏苡属植物薏苡 *Coix lacryma-jobi* L. 的根部。主产于浙江杭州、天台、龙泉等地。秋季果实成熟时采割植株，取根洗净，鲜用。

【辨识要点】一年生草本；茎秆直立丛生，多分枝；叶鞘短于其节间，叶舌干膜质，叶片扁平宽大，开展，基部圆形或近心形；总状花序腋生成束，外面包以骨质念珠状总苞，雄蕊常退化，雌蕊具细长柱头；颖果小。

【别名】打碗子根、五谷根、尿珠根。

【性味】苦、甘，寒。

【功效】清热通淋，利湿杀虫。

【主治】热淋，血淋，石淋，黄疸，水肿，白带过多，脚气，风湿痹痛，蛔虫病。

【用法用量】内服：煎汤，30～60g；或绞汁。外用：适量，煎水洗。

【使用注意】孕妇禁服。

《本草拾遗》：堕胎。

【临证参考】

1. 治急症心腹疼痛：薏苡根切碎，浓煮取汁服用。（《肘后备急方》）

2. 治尿血：鲜薏苡根 120g。水煎服。（《全国中草药汇编》）

3. 治黄疸，小便不利：薏苡根五钱至二两。洗净，杵烂绞汁，冲温红酒半杯，日服二次。或取根二两，茵陈一两，冰糖少许，酌加水煎服，日服三次。（《闽东本草》）

4. 治胆道蛔虫：鲜薏苡根 60～90g，槟榔 9～12g，加水两碗，煎成浓汁一碗，空腹服用，连服两剂。[江苏中医，1966 (06): 38]

5. 治传染性肝炎：鲜薏苡根 50g，洗净捣烂，冲黄酒 150g，1 日分 2 次服下。[药膳食疗，2005 (09): 37]

6. 治血尿：生薏苡根 200g，水煎服。[老友，2015 (05): 64-65]

鲜毛茛 | Xiān Máo Gèn

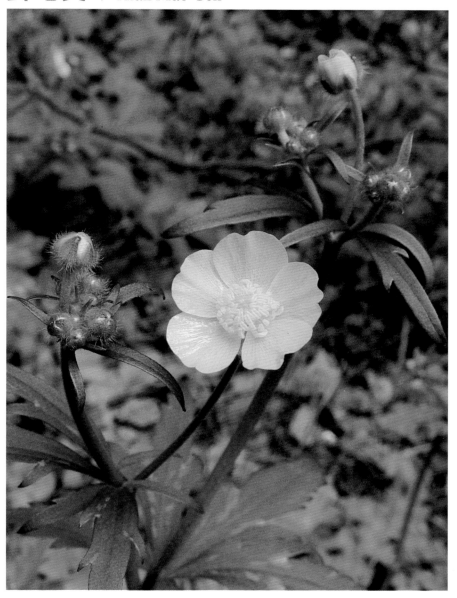

　　【来源】为毛茛科毛茛属植物毛茛 *Ranunculus japonicus* Thunb. 的带根全草。主产于浙江杭州、宁波、温州、安吉、金华、开化、舟山、台州、丽水等地。夏秋采集，切段，鲜用。

【辨识要点】多年生草本；根茎短；茎中空，下部及叶柄被开展糙毛；基生叶数枚，心状或五角形，中裂片卵状楔状或菱形，具不等牙齿，侧裂片斜扇形，茎生叶渐小；花序顶生，萼片卵形，花瓣倒卵形；雄蕊多数，花柱宿存；聚合果近球形；瘦果扁平，斜宽倒卵圆形，具窄边。

【别名】水茛、毛建、毛建草、猴蒜、天灸、毛堇、鹤膝草、瞌睡草、老虎草、犬脚迹。

【性味】辛、微苦，温。**有毒**。

【功效】利湿，消肿，止痛，退翳，截疟，杀虫。

【主治】胃痛，黄疸，疟疾，淋巴结结核，翼状胬肉，角膜云翳。

【用法用量】外用：适量，捣敷或煎水洗。

【使用注意】一般不作内服。

【临证参考】

1. 治黄疸：鲜毛茛捣烂，团成丸（如黄豆大），缚臂上，夜即起疱，用针刺破，放出黄水。（《药材资料汇编》）

2. 治偏头痛：毛茛鲜根，和食盐少许杵烂，敷于患侧太阳穴。敷法：将铜钱一个（或用厚纸剪成钱形亦可），隔住好肉，然后将药放在钱孔上，外以布条扎护，敷 1h 左右，候起疱，即须取去，不可久敷，以免出现大水疱。（《江西民间草药》）

3. 治鹤膝风：鲜毛茛根杵烂，如黄豆大一团，敷于膝眼（膝盖下两边有窝陷处），待出现水疱，以消毒针刺破，放出黄水，再以清洁纱布覆之。（《江西民间草药》）

4. 治眼生翳膜：毛茛鲜根揉碎，纱布包裹，塞鼻孔内，左眼塞右鼻，右眼塞左鼻。（《江西民间草药》）

5. 治火眼：毛茛一至二棵。取根加食盐十余粒，捣烂敷于手上内关穴。敷时先垫一铜钱，病右眼敷左手，病左眼敷右手，敷后用布包妥，待感灼痛起疱则去掉。水疱勿弄破，以消毒纱布覆盖。（《草医草药简便验方汇编》）

6. 治风寒湿痹：取新鲜毛茛全草适量，洗净，捣烂如泥，盛入一药瓶盖内，敷于所选穴位或患部皮肤，再用胶布固定瓶盖。敷贴范围一般直径不超过 2cm，一次敷贴部位不得超过两处，敷贴时间为 2h，敷处略有火辣或针刺感，一夜后敷处皮肤发红、水肿、起水疱，用针刺破，待黄水流尽。预防感染，局部可涂甲紫，继发感染用青黛敷之。所有病例均敷贴一次。[中医外治杂志，1999, 8 (03): 40]

鲜珍珠菜 | Xiān Zhēn Zhū Cài

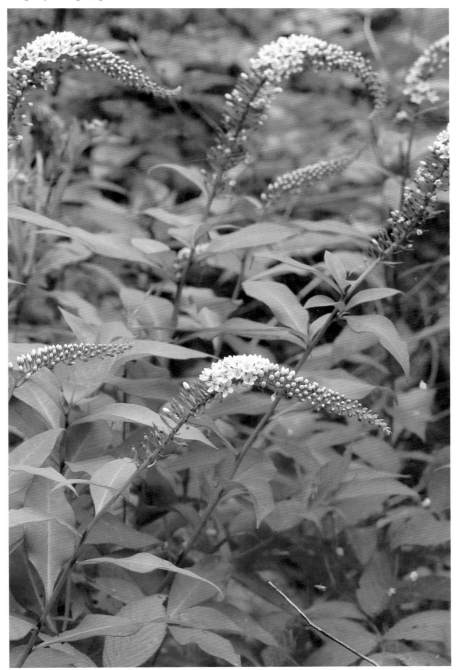

【**来源**】为报春花科珍珠菜属植物虎尾珍珠菜 *Lysimachia clethroides* Duby 的根及全草。主产于浙江杭州、宁波、乐清、德清、长兴、安吉、浦江、兰溪、开化、江山、舟山、临海、遂昌、庆元、龙泉等地。秋季采收，鲜用。

【**辨识要点**】多年生草本；全株多少被黄褐色卷曲柔毛；根茎横走，淡红色；叶互生；叶长椭圆形或宽披针形，先端渐尖，基部渐窄；花冠白色，裂片窄长圆形；雄蕊内藏，花药长圆形，背着，纵裂；蒴果近球形。

【**别名**】扯根菜、矮桃、狗尾巴草、山高粱、山酸汤秆、黄参草、大红袍、山马尾、蓼子草、狼尾草、红丝毛、阉鸡尾。

【**性味**】辛、涩、平。

【**功效**】清热利湿，活血散瘀，解毒消痈。

【**主治**】水肿，热淋，黄疸，痢疾，风湿热痹，带下，经闭，骨折，出血，乳痈，疔疮，蛇咬伤。

【**用法用量**】内服：煎汤，30～60g，捣汁。外用：适量，煎水洗或捣敷。

【**使用注意**】孕妇忌服。

【**临证参考**】

1. 治脚肿：蓼子草茎叶。熬水外洗。（《贵阳民间药草》）

2. 治口鼻出血：珍珠菜鲜根 30g，茜草 15g。水煎服。（《湖南药物志》）

3. 治蛇咬伤：狼尾草一棵。打烂混酒调和涂伤口处。（《江苏药材志》）

4. 治跌打损伤，风湿性关节炎：阉鸡尾根 60g，泡酒 500ml，5～7 天可服，每次 5～10ml，每日两次。（《云南中草药选》）

5. 治经闭：珍珠菜鲜根 30g，茜草 15g。水煎，黄酒、红糖冲服。（江西《草药手册》）

6. 治痢疾：珍珠菜半斤。水煎服，每日一剂。（《江西草药》）

7. 治急性淋巴管炎：鲜红丝毛捣烂外敷。（《陕西中草药》）

8. 治跌打损伤：鲜珍珠菜、五爪龙等量。捣烂，敷伤处。（《湖北中草药志》）

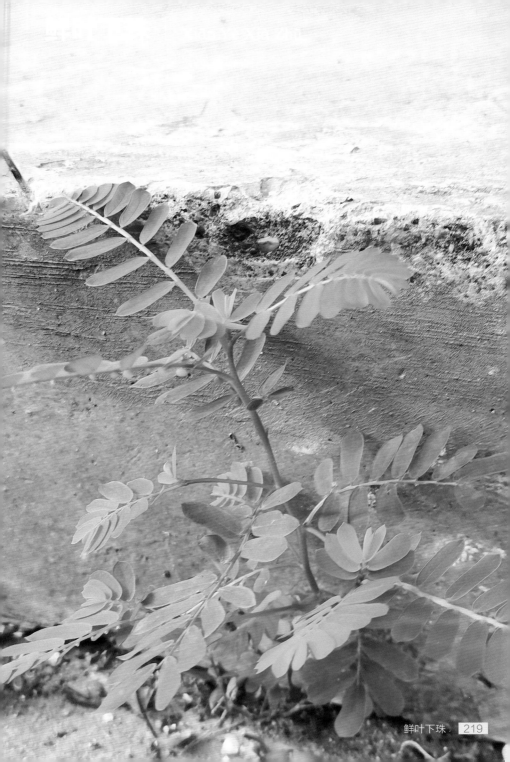

【来源】为大戟科叶下珠属植物叶下珠 *Phyllanthus urinaria* L. 的带根全草。主产于浙江杭州、宁波、温州、安吉、磐安、开化、舟山、天台、温岭、临海、丽水等地。夏秋季采收，鲜用。

【辨识要点】一年生草本；基部多分枝；叶纸质，长圆形或倒卵形，下面灰绿色；叶柄极短，托叶卵状披针形；花雌雄同株；蒴果球形。

【别名】日开夜闭、珍珠草、阴阳草、假油柑、真珠草、鲫鱼草、胡羞羞、老鸦珠、山皂角、夜合珍珠。

【性味】微苦，凉。

【功效】清热解毒，利水消肿，明目，消积。

【主治】痢疾，泄泻，黄疸，水肿，热淋，石淋，目赤，夜盲，疳积，痈肿，毒蛇咬伤。

【用法用量】内服：煎汤，30～60g。外用：适量，捣敷。

【临证参考】

1. 治黄疸：鲜叶下珠 60g，鲜马鞭草 90g，鲜半边莲 60g。水煎服。（江西《草药手册》）

2. 治肝炎：鲜叶下珠、鲜黄胆草各 60g，母螺 7 粒，鸭肝 1 个，冰糖 60g。水炖服。（《福建药物志》）

3. 治夜盲症：鲜叶下珠 30～60g，动物肝脏 120g，苍术 9g。水炖服。（《福建药物志》）

4. 治小儿疳积：叶下珠鲜根、老鼠耳鲜根各 15g，猪肝或猪瘦肉酌量。水炖服。或鲜叶下珠、葫芦茶各 30g，白马骨根 15g，猪肝或猪瘦肉适量。水炖服。（《福建药物志》）

5. 治小儿呛水咳嗽：鲜山皂角 15g，枇杷树皮 4.5g，白金条 3g。煎水服。（《贵州草药》）

6. 治青竹蛇咬伤：叶下珠鲜叶洗净捣烂敷伤处。（江西《草药手册》）

7. 治痈疖初起：鲜叶下珠捣烂外敷，干则更换。（《安徽中草药》）

8. 治病毒性肝炎：叶下珠每日 60g 浓煎取汁 200ml，分 2 次服：早、晚饭后 30min 各服 1 次；连服 3 周，停药观察 1 周。[中华中医药杂志，2017，32 (12): 5420]

第五章

消食类
鲜药

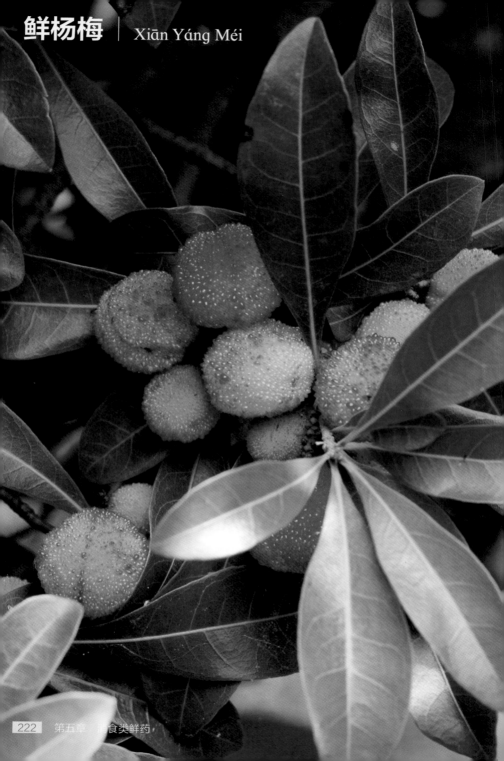

鲜杨梅 | Xiān Yáng Méi

【来源】为杨梅科杨梅属植物杨梅 *Myrica rubra* (Lour.) Sieb. et Zucc. 的根、树皮、果实。主产于浙江杭州、宁波、温州、金华、开化、舟山、天台、仙居、临海、丽水等地。根及树皮全年可采，果夏季成熟时采，鲜用。

【辨识要点】常绿乔木；单叶互生，长椭圆形或倒披针形，革质，上部狭窄，先端稍钝，基部狭楔形，全缘，或先端有少数锐锯齿；花雌雄异株，雄花序常数条丛生于叶腋，圆柱形，雌花序常单生于叶腋，卵状长椭圆形；外果皮暗红色，为多数囊状体密生。

【别名】树梅、珠红、圣生梅、白蒂梅、朱红、椴梅、山杨梅。

【性味】酸、甘，平。

【功效】生津止渴，和中消食，解酒。

【主治】烦渴，呕吐，呃逆，胃痛，食欲不振，食积腹痛，饮酒过度。

【用法用量】内服：煎汤，30～60g；或泡酒。外用：适量，捣敷。

【使用注意】不可多食，忌生葱。

1. 孟诜：切不可多食，甚能损齿及筋。

2.《日华子本草》：忌生葱。

3.《开宝本草》：多食令人发热。

4.《本经逢原》：血热火旺人，不宜多食。

5.《本草从新》：多食发疮致痰。

【临证参考】

1. 治痢疾：杨梅浸烧酒服。或用五钱煎服。（《江西中草药学》）

2. 治鼻息肉：杨梅（连核）合冷饭粒捣极烂，敷患处。（《泉州本草》）

3. 止血生肌：杨梅和盐核杵之如泥，成挺子，竹筒中收，遇破即填，小可即敷之。（《经验后方》）

4. 治内痔出血：鲜杨梅 10～15 粒，乌梅、槐角、地榆、黄芪、杜仲各 15g，淮山药 20g，生地黄、当归各 10g，甘草 3g，分两次煎，浓缩成 200ml，分早、晚饭后服。[贵阳中医学院学报，1993 (02): 8]

5. 治小儿暑热：蜂蜜 200g，鲜杨梅 500g。鲜杨梅洗净放小锅内，加入蜂蜜，置文火上加热，煮沸，凉后存放冰箱内备用。每日喝多次，每次 10～20g。[中国蜂业，2020, 71 (12): 38-39]

6. 治腹胀气：鲜杨梅洗净，晾干，加高粱酒浸满，封固三个月备用，少量佐餐饮用。[健康生活，2015 (02): 26]

鲜柚 | Xiān Yòu

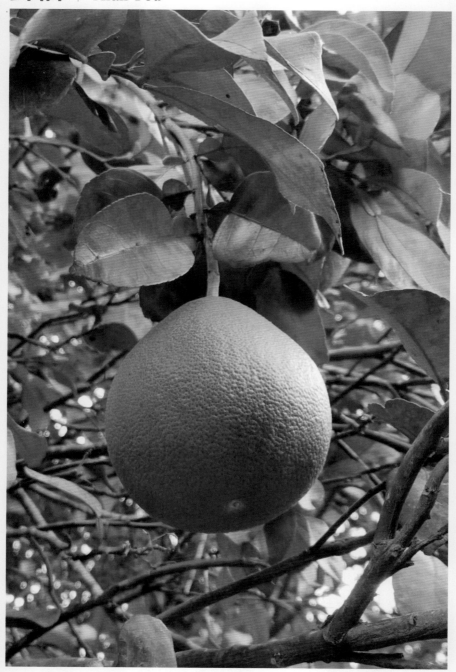

【来源】为芸香科柑橘属植物柚 *Citrus maxima* (Burm.) Merr. 的果实。主产于浙江衢州、常山、黄岩、玉环、丽水等地。10～11 月果熟时采摘果实，鲜用。

【辨识要点】常绿乔木；小枝扁，幼枝及新叶被短柔毛，有刺或有时无刺；叶互生，叶柄有倒心形宽叶翼，先端钝圆或微凹，基部圆钝，边缘浅波状或有钝锯齿，有疏柔毛或无毛；花单生或为总状花序，腋生，白色；柑果梨形、倒卵形或扁圆形。

【别名】条、雷柚、柚子、胡柑、臭橙、臭柚、朱栾、香栾、抛、苞、脬、文旦。

【性味】甘、酸，寒。

【功效】消食，化痰，醒酒。

【主治】饮食积滞，食欲不振，醉酒。

【用法用量】内服：适量，生食。

【临证参考】

1. 治痰气咳嗽：香栾去核，切，砂瓶内浸酒，封固一夜，煮烂，蜜拌匀，时时含咽。（《本草纲目》）

2. 治痰湿型头痛：鲜柚肉 500g，蜂蜜 250g，白酒适量。先将柚肉切块，放入瓷罐中，加白糖适量，严封罐口，浸泡一夜。次日将柚肉倒入锅中，熬至稠时，加放蜂蜜拌匀即成。每日 3 次，每次 3g。[健康生活，2020 (07): 48-49]

3. 治胃痛：鲜柚皮 1 个，粳米 60g，葱适量。柚皮放火上烧去棕黄色的表层并刮净后放清水冲泡 1 天，切块加水煮开后放入粳米煮粥，加葱末、盐、香油调味后食用。[中国中医药现代远程教育，2012, 10 (08): 117-119]

鲜鸡屎藤 | Xiān Jī Shǐ Téng

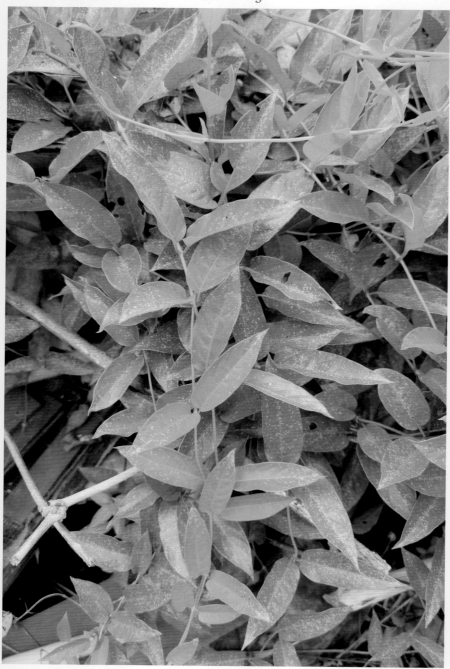

【来源】为茜草科植物鸡屎藤 *Paederia scandens* (Lour.) Merr. 的全草。主产于浙江杭州、海宁、温岭、遂昌等地。春、夏季采收，鲜用。

【辨识要点】多年生草质藤本，长 3～5m；基部木质，多分枝；叶对生，托叶卵状披针形，叶片卵形、卵状长圆形至披针形，先端急尖至渐尖，基部宽楔形，两面无毛或下面稍被短柔毛，叶纸质，新鲜揉之有臭气；聚伞花序排成顶生的带叶的大圆锥花序或腋生而疏散少花，花紫色，几无梗，萼狭钟状；浆果球形，成熟时光亮。

【别名】鸡矢藤、斑鸠饭、女青、主屎藤、却节。

【性味】甘、酸，平。

【功效】消食导滞，祛风活血，止痛解毒，除湿消肿。

【主治】风湿疼痛，脘腹疼痛，气虚水肿，头昏食少，肝脾肿大，瘰疬，肠痈，无名肿毒，跌打损伤。

【用法用量】内服：煎汤，30～60g，或浸酒。外用：适量，捣敷或煎水洗。

【使用注意】孕妇慎用。

【临证参考】

1. 治阑尾炎：鲜鸡屎藤根或茎叶 30～60g。水煎服。(《福建中草药》)

2. 治背疽：鲜鸡屎藤 60g，酒水煎服；渣或另用鲜叶捣烂敷患处。(《福建中草药》)

3. 治带状疱疹，热疖肿毒，跌打肿痛，毒蛇咬伤：鲜鸡屎藤嫩叶捣烂敷患处。(《安徽中草药》)

4. 治便秘：鸡屎藤 50g、火麻仁 20g，水煎内服，分上午 5～9 点、下午 13～15 点 2 次服用，连服 3 天。[中国民族医药杂志，2018, 24 (03): 5-6]

第六章

止血类
鲜药

鲜莲子草 | Xiān Lián Zǐ Cǎo

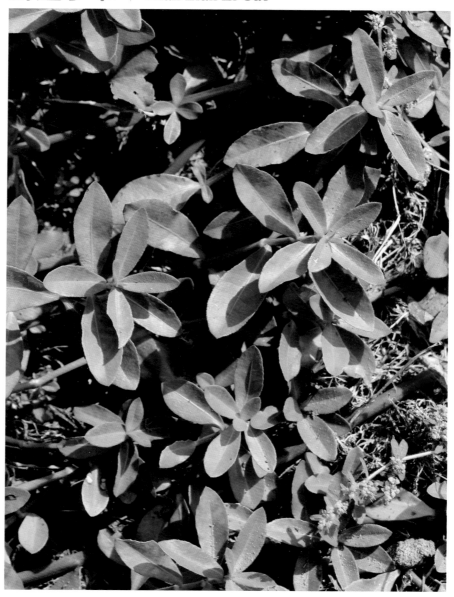

　　【来源】为苋科植物莲子草 *Alternanthera sessilis* (L.) DC. 的全草，主产于浙江杭州、温州、嘉兴、湖州、诸暨、磐安、开化、天台、临海、龙泉等地。夏秋采，洗净，鲜用。

【辨识要点】多年生草本；叶条状披针形、长圆形、倒卵形、卵状长圆形，先端急尖或圆钝，基部渐窄，全缘或具不明显锯齿，两面无毛或疏被柔毛；头状花序腋生，无总花梗，初为球形，果序圆柱形；胞果倒心形，侧扁，深褐色，包于宿存花被片内；种子卵球形。

【别名】耐惊菜、蓬子草、虾蠊菜、满天星、虾钳菜、白花仔、白花节节草、曲节草、蛇痫、节节花、地扭子。

【性味】微甘、淡，凉。

【功效】清热凉血，利湿消肿，拔毒止痒。

【主治】咯血，吐血，便血，湿热黄疸，痢疾，泄泻，牙龈肿痛，咽喉肿痛，肠痈，乳痈，疟腮，痈疽肿毒，湿疹，淋证，跌打损伤，毒蛇咬伤。

【用法用量】内服：60～120g，绞汁炖温服。外用：适量，全草捣烂敷或水煎浓汁洗患处。

【临证参考】

1. 治肺热咯血：虾钳菜三两。捣汁，加食盐少许，炖温服。

2. 治疗疮肿毒：鲜曲节草，用冷开水洗净，和冬蜜捣贴，日换两次。

3. 治蛇伤：鲜曲节草二至四两，地瓜烧酒四两，酌加水煎取成半碗，内服。所余药渣，捣匀敷贴伤处。（1～3来自《福建民间草药》）

4. 治赤白痢疾：节节花鲜全草五至八钱，水一碗半，煎七分。赤痢和白糖服，白痢和红糖服；或调蜂蜜最妙。（《闽南民间草药》）

5. 治慢性肠痈：节节花鲜全草，捣绞汁泡酒服，每次一两，每日三次。（《泉州本草》）

6. 治疟疾：地扭子嫩叶尖一两。煮稀饭吃。（《贵州草药》）

鲜酸石榴 | Xiān Suān Shí Liú

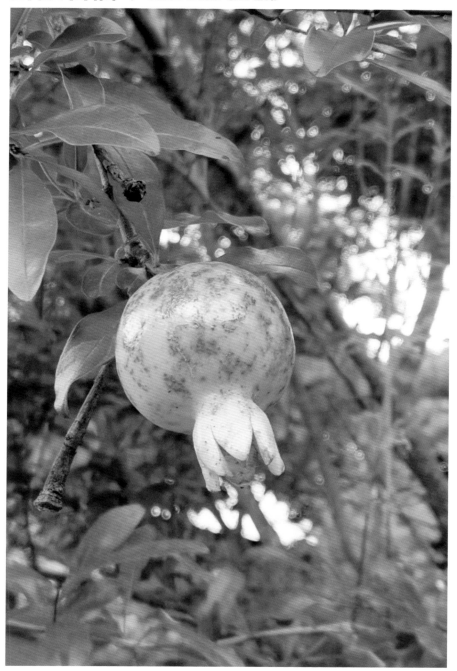

【来源】为石榴科石榴属植物石榴 *Punica granatum* L. 的果实及果皮。主产于浙江杭州、黄岩、天台、遂昌等地。秋季果实成熟，顶端开裂时采摘，除去种子及隔瓤，切瓣，鲜用。

【辨识要点】落叶灌木或乔木；叶通常对生，长圆状披针形，先端短尖、钝尖或微凹，基部尖或稍钝，上面光亮；花大，生于枝顶或腋生；浆果近球形，通常淡黄褐色或淡黄绿色，有时白色，稀暗紫色；种子多数，钝角形，肉质外种皮淡红色至乳白色。

【别名】珍珠石榴、安石榴、石榴皮、金罂、丹若。

【性味】酸、涩，温。

【功效】收敛止泻，止血，止渴，驱虫。

【主治】果皮：虚寒久泻，肠炎、痢疾，便血，脱肛，血崩，绦虫病，蛔虫病，稻田皮炎。

果实：津伤燥渴，滑泻，久痢，崩漏。

【用法用量】内服：煎汤，果皮 6～18g，果实 6～9g。外用：果皮适量，煎水熏洗；果实适量，烧灰存性撒。

【临证参考】

治急性菌痢：石榴皮 60g。加入 200ml 清水，煎至 100ml，成人每天 3 次，每次 20ml，饭后服。[益寿宝典，2018 (05): 38]

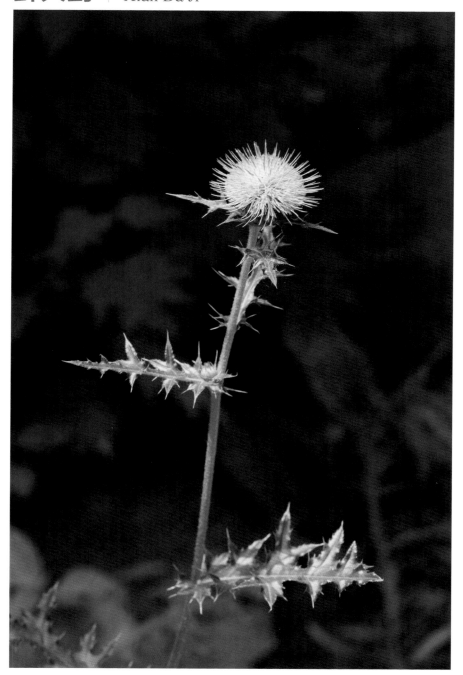

【来源】为菊科植物大蓟 *Cirsium japonicum* Fisch.ex DC. 的全草或根。主产于浙江杭州、宁波、温州、舟山、台州、遂昌、龙泉等地。全草于夏秋两季当花盛开时采割，除去老茎，以秋季采者为佳；根于 8 ～ 10 月采挖，除去泥土、残茎，洗净鲜用。

【辨识要点】多年生草本；基生叶和中部茎生叶椭圆形、长椭圆形或椭圆状倒披针形；头状花序单生茎端或排成伞房花序；瘦果淡黄色，椭圆形或偏斜椭圆形，顶端斜截；冠毛污白色。

【别名】马蓟、虎蓟、刺蓟、山牛蒡、鸡项草、鸡脚刺、野红花、茨芥、牛触嘴、鼓椎、野刺菜。

【性味】甘、苦，凉。

【功效】凉血止血，散瘀解毒消肿。

【主治】吐血，咯血，衄血，便血，尿血，妇女崩漏，疮疡肿痛，瘰疬，湿疹，肝炎，肾炎。

【用法用量】内服：煎汤，30 ～ 60g。外用：适量，捣敷。

【使用注意】脾胃虚寒而无瘀滞者忌服。

1.《品汇精要》：忌犯铁器。

2.《本草经疏》：不利于胃弱泄泻及血虚极、脾胃弱、不思食之证。

【临证参考】

1. 治热结血淋：大蓟鲜根 30 ～ 40g。洗净，捣碎，酌冲开水炖 1h，饭前服，日服三次。

2. 治疔疮疡，灼热赤肿：大蓟鲜根，和冬蜜捣匀，贴患处，日换两次。

3. 治烫火伤：大蓟新鲜根，以冷开水洗净后，捣烂，包麻布炖热，绞汁。涂抹，日二三次。（1 ～ 3 来自《福建民间草药》）

4. 治肺痈：鲜大蓟 120g，煎汤，早晚饭后服。（《闽东本草》）

5. 治乳腺炎：取鲜大蓟根块去泥洗净阴干，捣烂取其汁液，加入 20% 凡士林搅拌，待 30min 后即自然成膏，可使用。[福建医药杂志，1979 (04): 17]

6. 治烫火伤：鲜大蓟根洗净，捣烂取汁，加蜂蜜少许，调匀外敷，每日 4 ～ 6 次，一般四五日即愈。[浙江中医学院学报，1979 (03): 28]

7. 治支气管扩张咯血：取白及 6g，真阿胶 15g，三七 5g，蒲黄 6g，鲜大蓟根 30g，川百合 12g，青黛 5g，赭石 30g（先煎）。日 1 剂，水煎，分 2 次服。再用鲜大蓟根 100g，另煎代茶。[福建中医药杂志，1993 (06): 34]

鲜墨旱莲 | Xiān Mò Hàn Lián

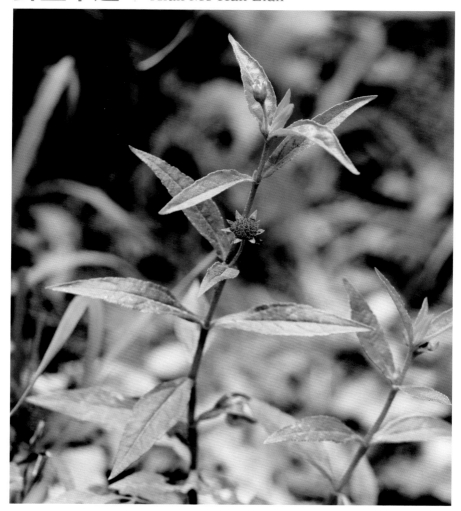

【来源】为菊科植物鳢肠 *Eclipta prostrata* (L.) L. 的全草。主产于浙江杭州、平阳、温岭、遂昌等地。夏、秋季割取全草，洗净泥土，去除杂质，鲜用或随采随用。

【辨识要点】一年生草本；茎基部分枝；叶长圆状披针形或披针形，边缘有细锯齿或波状；头状花序；瘦果暗褐色，雌花瘦果三棱形，两性花瘦果扁四棱形，边缘具白色肋，有小瘤突，无毛。

【别名】金陵草、莲子草、旱莲草。

【性味】苦、酸，寒。

【功效】凉血止血，解痉止痛，涩肠止泻。

【主治】血痢，高热惊厥，痹证，肢体关节红、肿、热、痛、屈伸不利，腹痛腹泻，赤白下痢。

【用法用量】内服：煎汤，用量 30 ～ 60g，压汁内服 10 ～ 20ml。外用：适量，捣烂炒热取汁擦。

【使用注意】脾肾虚寒者慎用。

【临证参考】

1. 治"害埋拢很"：墨旱莲、马兰、火焰花鲜品各适量，捣烂擦四肢关节、手足心。（景洪市名傣医康郎仑验方）

2. 治"拢蒙沙喉"：墨旱莲、槟榔青树叶、生姜鲜品各适量，捣烂加酒炒热，压取汁内服、外擦四肢。（景洪市傣医波为三验方）

3. 治刀伤出血：鲜墨旱莲捣烂，敷伤处，干者研末，敷伤处。（《湖南药物志》）

4. 治胃溃疡出血：墨旱莲全草、铁苋菜全草各 250g，加水 4500ml，煎至 2500ml，分装 500ml1 瓶，每日服 3 次，每次 30ml。或取墨旱莲、铁苋菜各 30g（鲜品各 60g），水煎，分早晚温服。

5. 治冠心病心绞痛：墨旱莲 60g，水煎，分两次服用，每日 1 剂，连服 30 天为一个疗程。本方补肾益阴、活血通络。

6. 治血尿：墨旱莲、鲜车前草各 200g，将药捣汁用温开水冲服，或水煎，每日服 2 ～ 3 次，连服 3 日。

7. 治鼻部创伤性出血：墨旱莲鲜品适量，洗净捣烂、绞汁，取汁液滴入鼻腔内 1 ～ 2 滴，再以本品加适量水煎服，鼻出血可止。

8. 治外伤出血：鲜墨旱莲茎叶适量，搓烂敷伤口。

9. 治体癣：取新鲜墨旱莲适量，用力不停地擦患处，一直擦到有辣痛感为止，每日擦三次，连擦数日，即可见效。

10. 治带状疱疹：鲜墨旱莲 90 ～ 120g，洗净、捣汁，外敷患处，每天数次。

11. 治手足皮肤过敏肿痒：鲜墨旱莲一把，捣汁涂搽患处，1 日数次。[4 ～ 11 来自农村百事通，2008 (12)：79]

鲜马兰 Xiān Mǎ Lán

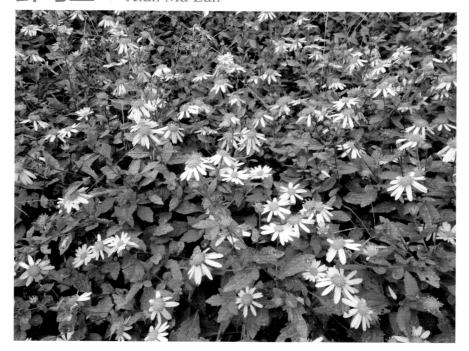

【来源】为菊科植物马兰 *Kalimeris indica* (L.) Sch.-Bip. 的全草或根。主产于浙江杭州、泰顺、舟山、温岭、丽水等地。夏、秋季采收，鲜用。

【辨识要点】多年生草本；地下有细长根状茎，匍匐平卧，白色有节；单叶互生近无柄，叶片倒卵形、椭圆形至披针形。秋末开花，头状花序。瘦果扁平倒卵状，头状花序呈疏伞房状，总苞半球形，直径 6～9mm，总苞片 2～4 层。边花舌状，紫色；内花管状，黄色。

【别名】紫菊、阶前菊、鸡儿肠、马兰头、竹节草、马兰菊、蟛蜞菊、鱼鳅串、红梗菜、毛蜞菜、田边菊。

【性味】辛，凉。

【功效】凉血止血，清热利湿，解毒消肿。

【主治】吐血，衄血，血痢，崩漏，创伤出血，黄疸，水肿，淋浊，感冒，咳嗽，咽痛喉痹，痔疮，痈肿，丹毒，小儿疳积。

【用法用量】内服：煎汤，30～60g；或捣汁。外用：适量，捣敷；或煎水熏洗。

【使用注意】孕妇慎用。

【临证参考】

1. 治吐血：鲜白茅根四两（白嫩去心），马兰头四两（连根），湘莲子四两，红枣四两。先将白茅根、马兰头洗净，同入锅内浓煎二三次滤去渣，再加入湘莲子、红枣入罐内，用文火炖之。晚间临睡时取食一两。（《集成良方三百种》）

2. 治乳痈：毛蜞菜叶捣烂敷患处。（《闽南民间草药》）

3. 治衄血不止：蟛蜞菊鲜叶一握。用第二次淘米水洗净，捣烂取自然汁，调等量冬蜜加温内服。（《福建民间草药》）

4. 治疔疮炎肿：蟛蜞菊鲜叶一握，洗净和冬蜜捣匀涂贴，日换二次。（《福建民间草药》）

5. 治急性结膜炎：马兰鲜嫩叶 60g。捣烂，拌茶油少许同服。

6. 治流行性腮腺炎：马兰根鲜品 3 两，水煎，分 3 次服，每日 1 剂。

7. 治外伤出血：鲜马兰适量，捣烂敷局部。（5～7 来自《常用青草药选编》）

8. 治胃溃疡、结膜炎：马兰鲜根二两。水煎服。

9. 治外耳道炎：马兰鲜叶捣汁滴耳。（8～9 来自《浙江民间常用草药》）

10. 治传染性肝炎：鸡儿肠鲜全草一两，酢浆草、地耳草、兖州卷柏各鲜全草五钱至一两。水煎服。

11. 治急性睾丸炎：马兰鲜根二至三两，荔枝核十枚。水煎服。（10～11 来自《福建中草药》）

12. 治腮腺癌：马兰头根（白）、野胡葱头各适量捣烂外敷。（《中草药治肿瘤资料选编》）

13. 治喉痹口紧：马兰根或叶捣汁，入米醋少许，滴鼻孔中，或灌喉中，取痰自开。（《孙一松试效方》）

14. 治乳腺炎：新鲜马兰适量，以红梗茎粗者为佳，捣烂敷于患部，每12h 换药 1 次。[江西中医药杂志，1995 (05): 62]

15. 治痈疖肿毒：取鲜马兰头全草加少许食盐，捣烂敷患处，每日 2 次。同时用马兰根 30～60g 加水煎服。[中国民间疗法，2010, 18(02): 13]

鲜白茅根 Xiān Bái Máo Gēn

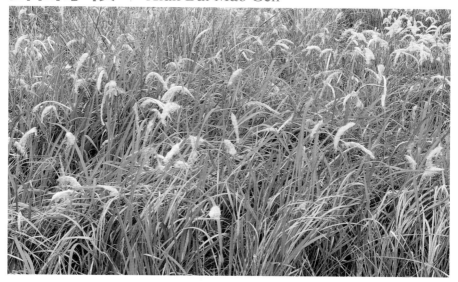

【来源】为禾本科多年生草本植物白茅 *Imperata cylindrica* (L.) Beauv. 的根茎，主产于浙江杭州、普陀、台州等地。洗净，鲜用。

【辨识要点】多年生草本植物；秆直立，高可达 80cm，节无毛；圆锥花序稠密，第一外稃卵状披针形，第二外稃与其内稃近相等，卵圆形，顶端具齿裂及纤毛；花柱细长、紫黑色；颖果椭圆形，花果期 4～6 月。

【别名】茅根、兰根、茹根、地菅、地筋、兼杜、白花茅根、地节根、茅草根、坚草根、甜草根。

【性味】甘，寒。

【功效】凉血止血，清热生津，利尿通淋。

【主治】血热出血，热病烦渴，胃热呕逆，肺热喘咳，小便淋沥涩痛，水肿，黄疸。

【用法用量】内服：煎汤，30～60g；或捣汁。外用：适量，捣汁涂。

【使用注意】脾胃虚寒，溲多不渴者忌服。

1.《本草经疏》：因寒发哕，中寒呕吐，湿痰停饮发热，并不得服。

2.《本草从新》：吐血因于虚寒者，非所宜也。

【临证参考】

1. 治喘：白茅根一握（生用旋采），桑白皮等分。水二盏，煎至一盏，去滓温服，食后。（《太平圣惠方》如神汤）

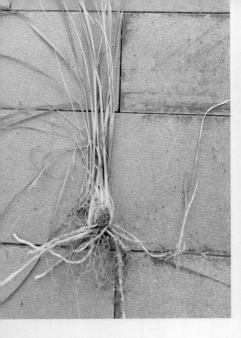

2. 治血热鼻衄：白茅根汁一合。饮之。（《妇人大全良方》）

3. 治热病：一诊处方，生石膏二两、大潞参四钱、天花粉八钱、生怀山药八钱、鲜白茅根四钱、甘草二钱，服一剂，热退强半，烦躁亦大轻减，可安睡片时。至翌日过午，发热烦躁又旧，脉象仍无力。二诊处方，生石膏三两、大潞参五钱、天花粉八钱、生怀山药八钱、鲜白茅根四钱、甘草二钱，俾煎汤三盅，分三次温饮下，每饮一次，调入生鸡子黄一枚。服后其病亦见愈。旋又复，且其大便一日两次。三诊处方，鲜白茅根六两，二剂其病脱然愈矣。（《医学衷中参西录·医案篇第三卷》）

4. 治黄疸、谷疸、酒疸、女疸、劳疸、黄汗：生白茅根一把。细切，以猪肉一斤，合作羹，尽啜食之。（《补缺肘后方》）

5. 治胃火上冲，牙龈出血：鲜白茅根 60g，生石膏 60g，白糖 30g。水煎，冲白糖服。（《河南中草药手册》）

6. 治乳糜尿：鲜白茅根半斤。加水 2000ml 煎成约 1200ml，加糖适量。每日分三次内服，或代茶饮，连服五至十五天为一疗程。（《江苏省中草药新医疗法展览资料选编》）

7. 解曼陀罗中毒：白茅根一两，甘蔗一斤。捣烂，榨汁，用一个椰子水煎服。（《南方主要有毒植物》）

8. 治急性白血病鼻衄：取鲜白茅根 60g，鲜小蓟 30g，水煎 2 次，取汁约 300ml，以此药汁冲服玳瑁粉 2g，每次口服 150ml，每日两次，早晚各一次。5 天为 1 个疗程，一般根据临床情况，用 2～4 个疗程。[中华中医药学会、中国癌症基金会：中华中医药学会，2014：80-81]

9. 治小便短赤有血：鲜白茅根 30g，车前草 30g，水煎服。

10. 治鼻出血：鲜白茅根 60g，鲜刺儿菜 30g，水煎服。[9～10 出自黔南民族医专学报，2018,31(03):193-194]

鲜檵木叶 | Xiān Jì Mù Yè

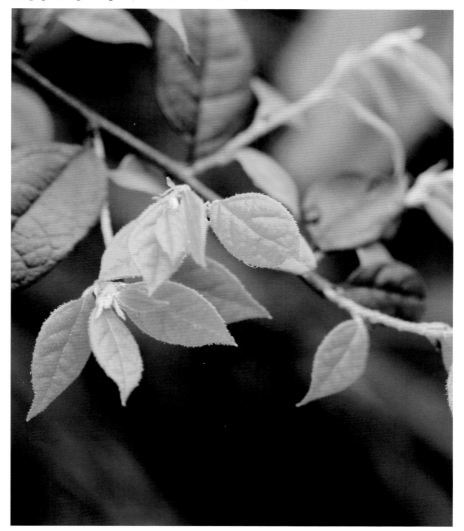

　　【来源】为金缕梅科植物檵木 *Loropetalum chinense* (R.Br.) Oliv. 的叶，主产于浙江各地。夏、秋季枝叶茂盛时采收，鲜用。

　　【辨识要点】灌木或小乔木；叶革质，卵形，先端尖锐，基部钝，歪斜；花簇生，有短花梗，白色，比新叶先开放，或与嫩叶同时开放，花序柄被毛，萼筒杯状，花瓣带状；退化雄蕊鳞片状，与雄蕊互生，子房完全下位；蒴果卵圆形，先端圆；种子圆卵形，黑色，发亮。

【别名】檵花叶。

【性味】苦、涩，凉。

【功效】清热解毒，收敛止血。

【主治】咯血，吐血，便血，崩漏，产后恶露不净，紫癜，暑热泻痢，跌打损伤，创伤出血，肝热目赤，喉痛。

【用法用量】内服：煎汤，30～60g；或捣汁。外用：适量，捣敷，煎水洗或含漱。

【临证参考】

1. 治闪筋：鲜檵花叶一握，加烧酒捣烂，绞汁1杯。每日服1～2次。

2. 治肚子作痛：鲜檵花叶和籽二至四钱，搓成团，饭前用开水送服。

3. 治胼胝：鲜檵花叶一握，加红糖捣匀外敷。

4. 治外伤出血：鲜檵花叶一握，捣烂外敷。（1～4均来自《福建民间草药》）

5. 治刀伤初起或已溃烂者，热天最适宜：初伤者用茶叶水先洗，檵花嫩叶捣敷。若已化脓流黄水者，用此药一两，研为细末，调菜油涂上。（《贵州民间药物》）

6. 治暑泻，痢疾：檵木茎叶21g。水煎服。红痢加白糖，白痢加红糖15g，调服。

7. 治紫斑病：檵木鲜叶一两，捣烂，酌加开水擂取汁服。（6～7出自江西《草药手册》）

8. 治关节扭伤：鲜檵花叶及嫩茎洗净、捣烂，外敷于受伤关节处，有条件时可用一层纱布包裹，四周向内折叠置患处，每日早晚2次，每次30min，受伤当日可增加湿敷次数至3次，严重者可将药泥挤汁，口服，配合外敷，效果更好。每日用量为15～30mg，一般10～15min可止痛，2～3天症状减轻，4～6天痊愈。[中国民间疗法，2009, 17(02): 16]

鲜白接骨 | Xiān Bái Jiē Gǔ

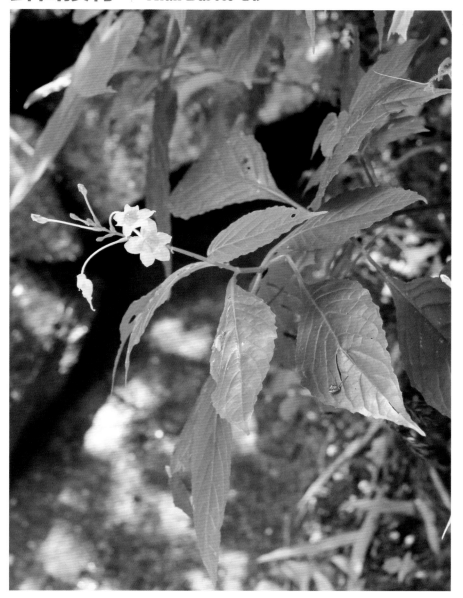

【来源】 为爵床科白接骨属植物白接骨 *Asystasiella chinensis*（S. Moore）E. Hossain 的全草。主产于浙江杭州、宁波、天台、温岭、云和、龙泉等地。夏秋采收，洗净，鲜用。

【辨识要点】多年生草本，高 70cm；地下茎白色，质脆，竹节形，有白色黏液；茎方形，具分枝，全体光滑无毛；叶对生，卵形、披针形至椭圆形；总状花序顶生，花柱白色光滑，柱头略两叉，近于头状，子房 2 室。

【别名】玉龙盘、无骨苎麻、玉梗半枝莲、血见愁、玉钱草、麒麟草、玉连环、接骨丹、接骨草。

【性味】甘、淡，平。

【功效】化瘀止血，续筋接骨，利尿消肿，清热解毒。

【主治】吐血，便血，外伤出血，跌打瘀肿，扭伤骨折，风湿肢肿，腹水，疮疡溃烂，疖肿，咽喉肿痛。

【用法用量】内服：煎汤 30 ～ 60g；或捣烂绞汁。外用：适量，捣敷。

【使用注意】孕妇及妊娠期慎服。

【临证参考】

1. 治咽喉肿痛：白接骨根茎、野玄参各一两，用木器捣烂，绞汁漱咽喉服，连服 2 ～ 3 次。

2. 治外伤出血：白接骨根茎或全草捣烂外敷。

3. 断指再植：鲜白接骨全草加食盐捣烂外敷，再包扎固定。每日换药一次。

4. 治扭伤：白接骨根茎、黄栀子、麦粉各等量，加食盐捣烂，包敷伤处。或白接骨根加蒴藋根等量，捣烂外敷，每天换一次（1 ～ 4《浙江民间常用草药》）

5. 治胃出血：取白接骨全草数株、洗净、榨汁，兑以两倍量生理盐水，调匀备用。每次服 30ml，首次加倍，日 3 次，连续 2 日以上。[福建中医药杂志，1991 (02):57]

鲜苎麻 | Xiān Zhù Má

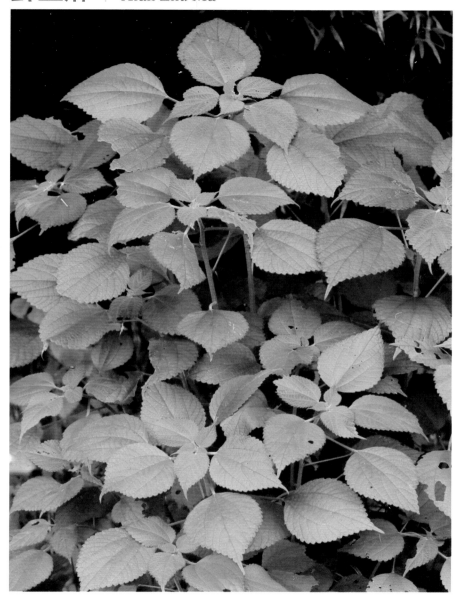

　　【来源】为荨麻科苎麻属植物苎麻 *Boehmeria nivea* (L.) Gaud 的根、叶部分。主产于浙江杭州、宁波、温州、嵊州、金华、开化、舟山、台州、丽水等地。冬初挖根，秋季采叶，洗净，鲜用。

【辨识要点】亚灌木或灌木；茎上部与叶柄均密被开展的长硬毛和糙毛；叶互生，圆卵形或宽卵形，先端骤尖，基部平截，具齿；圆锥花序腋生，雄团伞花序花少数，雌团伞花序花多数密集；瘦果近球形，基部缢缩成细柄。

【别名】家苎麻、白麻、圆麻。

【性味】根：甘，寒。叶：甘，凉。

【功效】根：清热利尿，凉血安胎。叶：止血，解毒。

【主治】根：治感冒发热，麻疹高热，尿路感染，肾炎水肿，孕妇腹痛，胎动不安，先兆流产，跌打损伤，骨折，疮疡肿毒。叶：治创伤出血，虫、蛇咬伤。

【用法用量】内服：根煎汤，18～30g。外用：根、叶适量，捣烂敷。

【临证参考】

1. 治诸伤瘀血不散：野苎麻叶（五至六月收）、紫苏叶，擂烂敷金疮上。如瘀血在腹内，水绞汁服。（《永类钤方》）

2. 治五淋：苎麻根两茎，打碎，以水一碗半，煎取半碗，频服。（《斗门方》）

3. 治乳痈初起：苎麻鲜叶，韭菜根、橘叶同酒糟捣烂，敷患处。（《福建中草药》）

4. 治蛇咬伤：鲜苎麻根，捣烂罨包。（《浙江民间草药》）

5. 治狭窄性腱鞘炎：鲜苎麻根（即随用随挖），挑选肥胖肉质样的根捣烂成泥，晚上外敷。[江苏医药（中医分册），1979 (01): 19]

6. 治糖尿病：鲜苎麻根 100g，路边青 25g，加水 1000ml，煎至 600ml 左右，每日 1 剂，分 3 次温服，或作茶饮。[广西中医药，1984 (05): 28]

7. 治荨麻疹：鲜苎麻叶 50g，鲜海金沙藤叶 30g，防风 10g，苦参、地肤子、青天葵各 15g，甘草 8g。鲜苎麻叶、鲜海金沙藤叶捣烂取汁，其余几味药水煎 2 次，取汁 400ml，混合，早晚分服，每日 1 剂，7 天为 1 疗程。[新中医，1997 (S1): 2]

8. 治花斑癣：新鲜野苎麻叶适量，用两手掌将药搓一搓，而后反复摩擦病损部位，每次摩擦 10～30min，每日 1 次，持续 7 天。[中国乡村医药，1999 (03): 29]

9. 治先兆流产：桑寄生 20g，阿胶珠 10g（烊化服），川续断 20g，菟丝子 30g，白术 12g，炒白芍 12g，杜仲 10g，炒党参 15g，砂仁（后下）5g，地榆炭 15g，鲜苎麻根 50g，煎服。[吉林大学学报（医学版），2011, 37 (03): 426]

鲜艾叶 | Xiān ài Yè

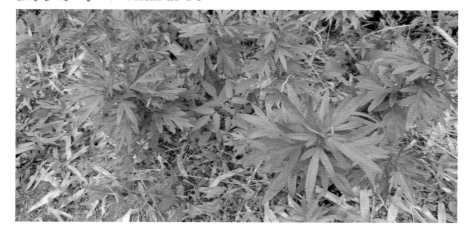

【来源】为菊科蒿属植物艾 *Artemisia argyi* Levl. et Vant. 的叶。主产于浙江杭州、温州、衢州、台州等地。夏季花未开时采摘，除去杂质，鲜用。

【辨识要点】多年生草本或稍亚灌木状，植株有浓香；茎、枝被灰色蛛丝状柔毛；基生叶具长柄；茎下部叶近圆形或宽卵形，羽状深裂；中部叶卵形、三角状卵形或近菱形；头状花序椭圆形；总苞片背面密被灰白色蛛丝状绵毛，边缘膜质；瘦果长卵圆形或长圆形。

【别名】艾、艾蒿、家艾。

【性味】辛、苦，温。有小毒。

【功效】散寒止痛，温经止血。

【主治】少腹冷痛，经寒不调，宫冷不孕，吐血，衄血，崩漏经多，妊娠下血；外治皮肤瘙痒。醋艾炭温经止血。用于虚寒性出血。

【用法用量】内服：煎汤，6～20g；入丸、散或捣汁。外用：适量，捣敷、煎水熏洗或炒热温熨。

【使用注意】阴虚血热者慎用。

1.《本草纲目》：苦酒、香附为之使。

2.《本草备要》：血热为病者禁用。

3.《本经逢原》：阴虚火旺，血燥生热，及宿有失血病者为禁。

【临证参考】

治月经不调、吐衄、崩漏、带下：四生丸的药物组成为生艾叶 12g、生地黄 15g、生荷叶 9g、生侧柏叶 9g，主要用于治疗血热妄行所致的吐血、衄血。[时珍国医国药，2001, 12 (12): 1137-1139]

鲜血见愁 | Xiān Xuè Jiàn Chóu

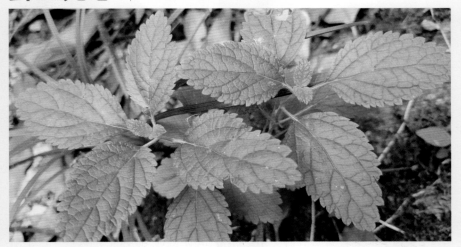

【来源】为藜科植物大叶藜 *Chenopodium hybridum* L. 的全草。主产于浙江杭州、临安、镇海、丽水等地。6～8月采收，切碎，鲜用。

【辨识要点】一年生草本；茎直立，粗壮，具淡黄色或紫色条棱，上部有疏分枝；叶宽卵形或卵状三角形；花被裂片窄卵形，先端钝，背面具纵脊，边缘膜质；胞果果皮膜质，常有白色斑点，与种子贴生；种子横生，双凸镜形，黑色，具圆形深洼状纹饰；胚环形。

【别名】大叶藜、杂配藜、杂灰藜、大叶灰菜、八角灰菜。

【性味】甘，平。

【功效】止血，活血。

【主治】月经不调，崩漏，咯血，衄血，尿血，疮痈肿毒。

【用法用量】内服：煎汤，6～18g；或熬膏。外用：适量，捣烂敷患处。

【使用注意】体弱者及孕妇忌服。

《浙江药用植物志》：体弱者及孕妇忌服。

【临证参考】

1. 治月经不调：①鲜大叶藜二两，水煎服。（《青海常用中草药手册》）②大叶藜全草。熬膏，每次服一至二钱，早晚服。（《内蒙古中草药》）

2. 治血淋：鲜大叶藜一两，蒲黄炭、小蓟、木通各三钱，水煎服。（《青海常用中草药手册》）

3. 治疮痈肿毒，蛇虫咬伤：鲜大叶藜适量，捣烂外敷。（《内蒙古中草药》）

鲜荠菜 Xiān Jì Cài

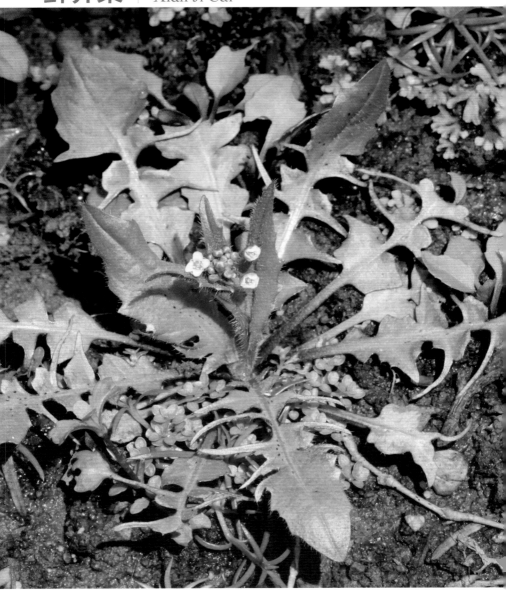

【来源】为十字花科荠菜 *Capsella bursa-pastoris* (L.) Medic. 的全草。主产于浙江杭州、镇海、平阳、金华、天台、遂昌、龙泉等地。3～5月采收，除去枯叶杂质，洗净，鲜用。

【辨识要点】一年或二年生草本；基生叶丛生呈莲座状，大头羽状分裂；茎生叶窄披针形或披针形；总状花序顶生及腋生，萼片长圆形，花瓣白色，卵形，有短爪；短角果倒三角形或倒心状三角形，扁平，顶端微凹；种子长椭圆形，浅褐色。

【别名】荠荠菜、靡草、护生草、鸡心菜、净肠草、上巳菜、菱角菜、清明菜、香田荠。

【性味】甘、淡，凉。

【功效】凉肝止血，平肝明目，清热利湿。

【主治】吐血，衄血，咯血，尿血，崩漏，目赤疼痛，眼底出血，高血压病，赤白痢疾，肾炎水肿，乳糜尿。

【用法用量】内服：煎汤，60～120g。外用：适量，捣汁点眼。

【使用注意】疹出已透，或虽未透出而热毒壅滞，非风寒外束者禁服。

【临证参考】

1. 治风湿性心脏病：荠菜60g，鲜苦竹叶20个（去尖）。水煎代茶饮，每日1剂，连服数月。（《青岛中草药手册》）

2. 治尿血：鲜荠菜125g。水煎，调冬蜜服，或加陈棕榈炭3g，冲服。（《福建药物志》）

3. 治乳糜尿：①荠菜（连根）120～500g，洗净煮汤（不加油、盐），顿服或3次分服，连服1～3个月[中华外科杂志，1956，4(12)：948]。②荠菜125g，匍伏堇30g。水煎服，连服1星期。（《福建药物志》）

4. 治细菌性痢疾：荠菜500g，红枣20枚，花椒9g。将荠菜焙黄研末，红枣、花椒煮汤，每次取荠菜末6g，用红枣、花椒汤送服。每日2次。连服7～10天。（《食物疗法》）

5. 治血尿：鲜荠菜200g，加水浓煎，打入鸡蛋1个煮熟，食盐少许调味，连吃2个月。（《食物疗法》）

6. 治疮疖：鲜荠菜捣泥外敷。（《食物疗法》）

7. 治阴虚火旺型眼底出血：荠菜60g、牛膝15g、地榆30g、白茅根60g、蒲黄10g、丹参30g组成荠菜明目合剂，每次口服40～50ml，一日3次，30天为一个疗程。[中国中医眼科杂志，1995(03)：35-37]

第七章

活血化瘀类
鲜药

鲜大头橐吾 | Xiān Dà Tóu Tuó Wú

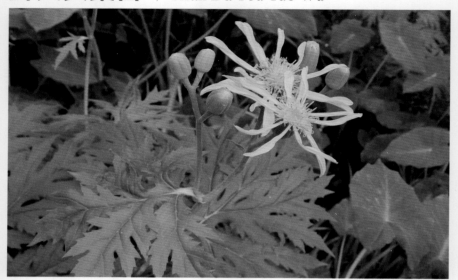

【来源】为菊科橐吾属植物大头橐吾 *Ligularia japonica* (Thunb.) Less. 的根和全草。主产于浙江临安、镇海、文成、泰顺、普陀、丽水等地。秋季采收，鲜用。

【辨识要点】多年生草本；根肉质，多数，粗壮；茎直立，叶片轮廓肾形，掌状 3～5 全裂，叶脉掌状；头状花序辐射状，排列成伞房状花序，常无苞片及小苞片；瘦果细圆柱形，具纵肋，光滑。

【别名】兔打伞、猴巴掌、望江南、土阿片。

【性味】辛，微温。

【功效】舒筋活血，解毒消肿。

【主治】跌打损伤、毒蛇咬伤、无名肿毒。

【用法用量】内服：煎汤，15～30g。外用：适量，捣敷。

【临证参考】

1. 治跌打损伤：大头橐根 0.5～1 两，酒、水各半煎服；同时取鲜草适量加白酒捣烂外敷。(《全国中草药汇编》)

2. 治无名肿毒：大头橐根适量，白糖少许，共捣烂外敷，早晚各换药一次。(《全国中草药汇编》)

3. 治毒蛇咬伤：大头橐根与虎掌、苎麻（根皮）适量，共捣烂外敷。(《全国中草药汇编》)

鲜银杏叶 | Xiān Yín Xìng Yè

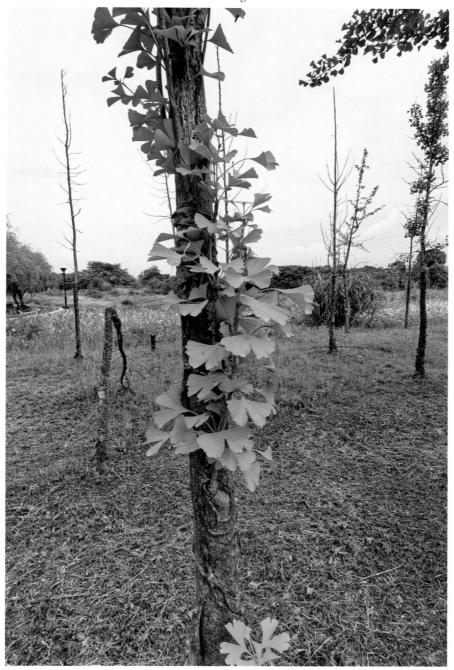

【来源】为银杏科银杏属植物银杏 *Ginkgo biloba* L. 的叶。主产于浙江杭州、宁波、泰顺、海宁、长兴、安吉、武义、常山、舟山、天台、遂昌、龙泉等地。秋季叶尚绿时采银杏叶，洗净，鲜用。

【辨识要点】乔木；树皮灰褐色，纵裂；大枝斜展；短枝黑灰色；叶扇形，有时中部缺裂较深，基部楔形，有长柄；种子椭圆形、倒卵圆形或近球形，成熟时黄色或橙黄色，被白粉。外种皮肉质，有臭味；中种皮骨质，白色；内种皮膜质，黄褐色；胚乳肉质，胚绿色。

【别名】白果树、公孙树、飞蛾叶、鸭脚子。

【性味】甘、苦、涩，平。

【功效】活血化瘀，通络止痛。

【主治】冠状动脉硬化性心脏病心绞痛，血清胆固醇过高症，痢疾，象皮肿、白带、肺虚咳喘。

【用法用量】内服：9～18g，煎服。外用：适量，捣敷或搽；或煎水洗。

【使用注意】叶：实邪者禁服。

【临证参考】

1. 治雀斑：银杏叶，捣烂，搽，甚妙。(《滇南本草》)

2. 治鸡眼：鲜银杏叶 10 片，捣烂，包贴患处，2 天后呈白腐状，用小刀将硬丁剔出。

3. 治灰指甲：银杏叶煎水洗。

4. 治漆疮肿痒：银杏叶、忍冬藤煎水洗，或单用银杏叶煎洗。(2～4 来自南药《中草药学》)

5. 治脚癣、冻疮未溃：银杏树叶适量，煎水洗患部。(《中国中医药报》)

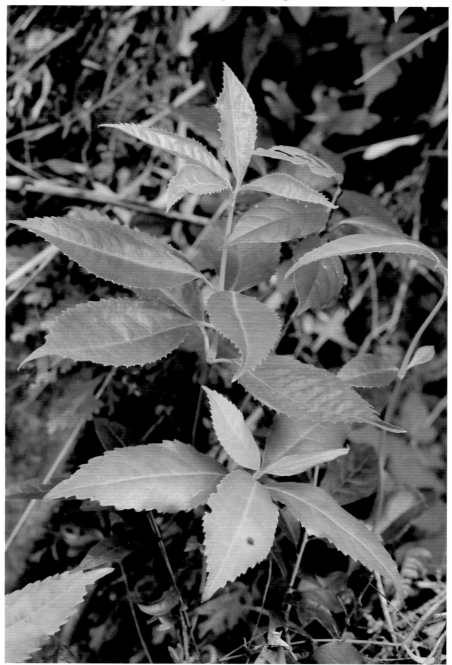

【来源】为金粟兰科草珊瑚属植物草珊瑚 *Sarcandra glabra* (Thunb.) Nakai 的全株。主产于浙江杭州、宁波、温州、天台、仙居、青田、遂昌、庆元、景宁、龙泉等地。夏、秋二季采收，鲜用。

【辨识要点】亚灌木；茎枝节膨大；叶革质，椭圆形、卵形或卵状披针形，先端渐尖，基部楔形，边缘具粗锐锯齿，两面无毛；花序苞片三角形，花黄绿色；核果球形，红色。

【别名】九节茶、观音茶、接骨木、九节风、驳节茶、嫩头子、草珠兰、山石兰、按骨兰。

【性味】苦、辛，平。

【功效】清热凉血，祛风消斑，活血止痛。

【主治】肺炎，急性阑尾炎，急性胃肠炎，菌痢，风湿疼痛，跌打损伤，骨折。

【用法用量】内服：煎汤，18 ～ 30g；或浸酒。外用：适量，捣敷或煎水熏洗。

【使用注意】阴虚火旺及孕妇禁服。

【临证参考】

1. 治跌打损伤，骨折，风湿性关节炎：鲜肿节风草捣烂，酒炒敷患处，或用根五钱至一两，浸酒服。

2. 治外伤出血：鲜肿节风叶，捣烂敷患处。

3. 治伤口溃烂：肿节风茎、叶适量，煎水外洗。（1 ～ 3 来自《广西中草药》）

4. 治骨折：草珊瑚、野葡萄根、泡桐树根皮、四块瓦。上药均用鲜品，捣烂加适量白酒。外包骨折处。（《苗族药物集》）

鲜虎杖 | Xiān Hǔ Zhàng

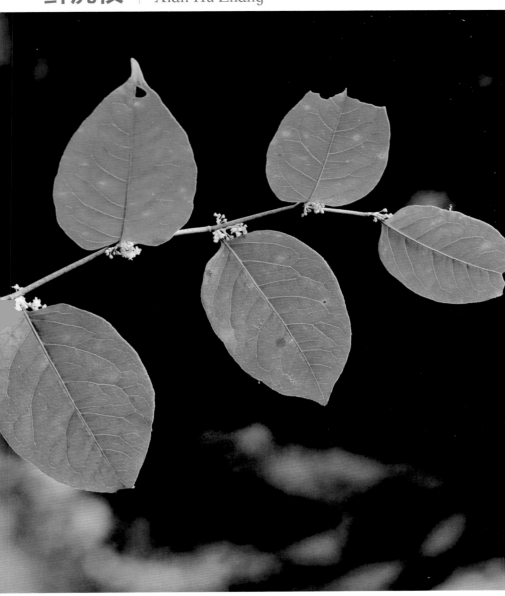

　　【来源】为蓼科虎杖属植物虎杖 *Polygonum cuspidatum* Sieb. et Zucc. 的根茎及根。主产于浙江杭州、镇海、洞头、平阳、文成、泰顺、浦江、兰溪、开化、天台、丽水等地。鲜品可随采随用。

【辨识要点】多年生草本；茎直立，丛生，基部木质化，散生红色或紫红色斑点；叶有短柄，宽卵形或卵状椭圆形，顶端有短骤尖，基部圆形或楔形；托叶鞘膜质，褐色，早落；花单性，雌雄异株，成腋生的圆锥状花序；瘦果椭圆形，黑褐色。

【别名】蒤、大虫杖、苦杖、酸杖、斑杖、酸桶笋、斑庄根、鸟不踏、酸杆、斑根、酸榴根。

【性味】微苦，微寒。

【功效】祛风利湿，散瘀定痛，止咳化痰，利湿退黄。

【主治】关节痹痛，湿热黄疸，经闭，癥瘕，水火烫伤，跌扑损伤，痈肿疮毒，咳嗽痰多。

【用法用量】内服：煎汤，20～30g；或浸酒；或入丸、散。外用：适量，煎浓汁湿敷；或熬膏涂擦。

【使用注意】孕妇禁用。

《药性论》：有孕人勿服。

【临证参考】

1. 治月经闭不通，结瘕，腹大如瓮，短气欲死：虎杖根百斤（去头去土，曝干，切），土瓜根、牛膝各取汁二斗。上三味细切，以水一斛，浸虎杖根一宿，明日煎取二斗，纳土瓜、牛膝汁，搅令调匀，煎令如饧。每以酒服一合，日再夜一。宿血当下，若病去，止服。（《备急千金要方》）

2. 治烧烫伤：取鲜虎杖膏适量均匀涂于创面，厚度1～2mm。以后每间隔3～4h涂药一次，不包扎，涂药后形成外膜，外膜脱掉后再涂药，直至创面愈合。[湖北中医杂志，1999 (08)：364]

3. 治关节疼痛：取鲜虎杖500g，洗净，捣烂，用纱布包好放入盆中，加沸水3000ml，浸泡约20min后，行热敷、外洗各30min，每日早晚各一次，5日为一个疗程。[湖北中医杂志，2001 (03)：36-37]

4. 治腰椎间盘突出症：由虎杖60g、川芎30g、桂心30g、桃仁30g、秦艽30g、天雄30g、枳实30g、蓖麻油15ml、当归30g、生松香200g、羌活30g、黄芪30g、木香30g、白芍30g、聚异丁烯100g、薄荷冰3g、赤芍30g、冰片3g、酒大黄50g、防风30g、蜂蜡20g等方药组成，自制成贴膏，一天一次，一周为一个疗程，4个疗程。[世界最新医学信息文摘，2019, 19 (93)：21-22]

鲜博落回 | Xiān Bó Luò Huí

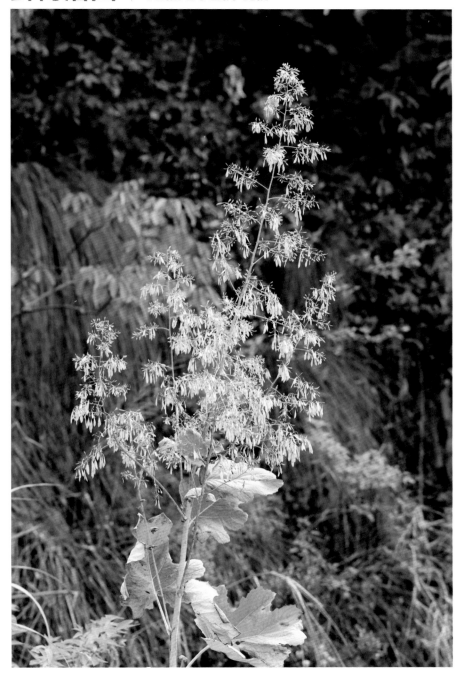

【来源】为罂粟科博落回属植物博落回 *Macleaya cordata* (Willd.) R. Brown 的全草。主产于浙江杭州、奉化、瑞安、开化、天台、遂昌、龙泉等地。秋季采收，洗净，鲜用。

【辨识要点】亚灌木状草本；叶宽卵形或近圆形，先端尖、钝或圆形，深裂或浅裂；圆锥花序；蒴果窄倒卵形或倒披针形，无毛；种子生于腹缝两侧，卵球形，具蜂窝状孔穴，种阜窄。

【别名】落回、号筒草、勃勒回、号筒秆、号筒青、滚地龙、山号筒、山麻骨、猢狲竹。

【性味】辛、苦，寒。**有毒**。

【功效】散瘀，祛风，解毒，止痛，杀虫。

【主治】疔毒脓肿，慢性溃疡，烫伤，臁疮，痔疮，湿疹，蜂蛇虫咬伤，跌打肿痛，风湿关节痛，龋齿痛，顽癣，滴虫性阴道炎，酒渣鼻。

【用法用量】有大毒，禁内服。外用：适量，捣烂外敷或煎水熏洗。

【使用注意】本品有毒，禁内服。口服易引起中毒，轻者出现口渴、头晕、恶心、呕吐、胃烧灼感及四肢麻木、乏力；重者出现烦躁、嗜睡、昏迷、精神异常、心律失常而死亡。

【临证参考】

治蜈蚣、黄蜂咬伤：取新鲜博落回茎，折断，黄色汁液流出，以汁搽患处。(《江西民间草药验方》)

鲜南酸枣 | Xiān Nán Suān Zǎo

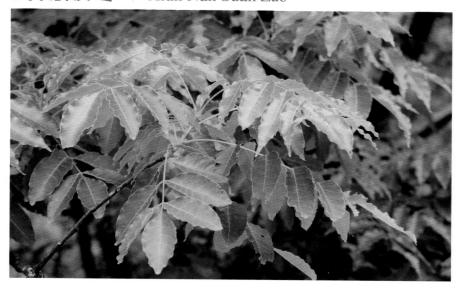

【来源】为漆树科植物南酸枣 *Choerospondias axillaris* (Roxb.)Burtt et Hill. 的果实（鲜）或果核。主产于浙江杭州、宁波、文成、泰顺、仙居、遂昌、龙泉等地。9～10月果熟时收，鲜用。

【辨识要点】高大落叶乔木；小枝无毛，具皮孔；奇数羽状复叶互生，小叶对生，卵状长卵形或卵状披针形，先端长渐尖，基部宽楔形；花单性或杂性异株；核果黄色，椭圆状球形，中果皮肉质浆状，果核顶端具5小孔；种子无胚乳。

【别名】五眼果、山枣、人面子、冬东子、酸枣、山桉果、鼻涕果、广枣、醋酸果。

【性味】甘、酸，平。

【功效】行气活血，养心安神，消积，解毒。

【主治】胸痛，心悸气短，神经衰弱，失眠，支气管炎，食滞腹满，腹泻，疝气，烫火伤。

【用法用量】内服：煎汤，60～120g，或果2～3枚，嚼食；果核，煎汤，30～48g。外用：适量，调敷。

【临证参考】

1. 治疝气：酸枣种仁适量，磨水内服。（《壮族民间用药选编》）

2. 治食滞腹痛：南酸枣鲜果2～3枚，嚼食。（《浙江药用植物志》）

鲜野漆树 | Xiān Yě Qī Shù

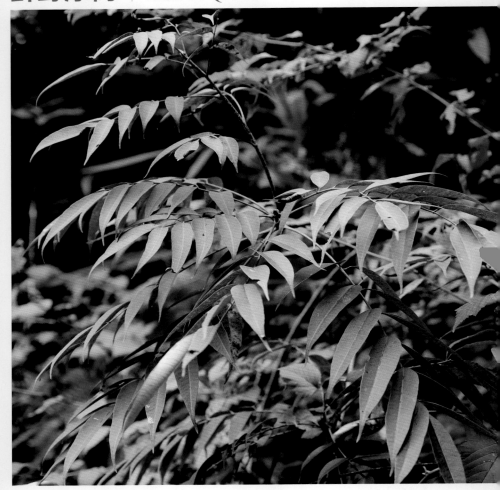

【来源】为漆树科漆树属植物野漆树 *Rhus succedanea* L. 的根、叶、树皮及果。主产于浙江杭州、宁波、平阳、泰顺、瑞安、诸暨、武义、开化、舟山、天台、丽水等地。根、树皮全年采，挖根，洗净，用根或剥去根皮，鲜用；春季采嫩叶，鲜用；果秋冬采，洗净，鲜用。

【辨识要点】乔木；顶芽紫褐色，小枝粗；复叶，具小叶，无毛，叶轴及叶柄圆柱形；小叶长圆状椭圆形或宽披针形，先端渐尖，基部圆形或宽楔形，下面常被白粉；花黄绿色；花萼裂片宽卵形；花瓣长圆形；雄蕊伸出，与花瓣等长；核果斜卵形，稍侧扁，不裂。

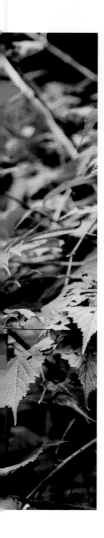

【别名】染山红、臭毛漆树，山漆、山贼仔、漆树、痒漆树、檫子树、漆木。

【性味】苦、涩，平；有毒。

【功效】平喘，解毒，散瘀消肿，止痛止血。

【主治】哮喘，急、慢性肝炎，胃痛，跌打损伤，毒蛇咬伤，骨折，创伤出血。

【用法用量】内服：煎汤，12～18g。外用：适量，捣烂敷。

【使用注意】对漆过敏者慎用。孕妇和燥热体质者不宜。

1.《全国中草药汇编》：对漆过敏者慎用。

2.《闽东本草》：孕妇和燥热体质不宜。

【临证参考】

1. 治胸部打伤：野漆树鲜根五钱至一两。洗净切片，合鸡一只（去内脏、尾、足）、水酒各半炖服。

2. 治梅毒：野漆树根四两（去粗皮），鸭蛋一个。水酒各半炖服，日一次。（1～2 来自《闽东本草》）

3. 治肺结核咯血，胃溃疡出血：野漆树鲜叶 6～9g，水煎服。（《浙江药用植物志》）

鲜醉鱼草 | Xiān Zuì Yú Cǎo

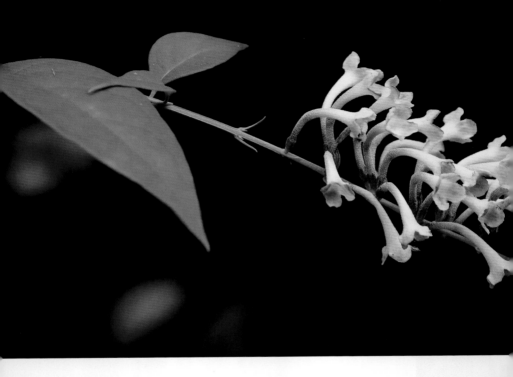

【来源】为马钱科植物醉鱼草 *Buddleja lindleyana* Fort. 的茎叶。浙江各地均产。全年可采全株或叶，鲜用。

【辨识要点】直立灌木；小枝具 4 棱，具窄翅；叶对生，叶片膜质，卵形、椭圆形或长圆状披针形，先端渐尖或尾尖，基部宽楔形或圆形，边缘全缘或具波状齿；穗状聚伞花序顶生；花紫色，芳香；蒴果长圆形或椭圆形，无毛，被鳞片，花萼宿存；种子小，淡褐色，无翅。

【别名】鱼尾草、醉鱼儿草、闹鱼花、痒见消、光子、羊脑髓、五霸蔷、四方麻、阳包树。

【性味】辛、苦，温。**有毒**。

【功效】活血化瘀，祛风除湿，解毒，驱虫，化骨鲠。

【主治】疟腮，痈肿，瘰疬，蛔虫病，钩虫病，诸鱼骨鲠，感冒，咳嗽，哮喘，跌打损伤，出血，烧烫伤。

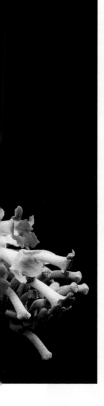

【用法用量】内服：煎汤，15～30g，或捣汁。外用：适量，捣敷。

【使用注意】本种花叶有毒，如服用过量会引起头晕、呕吐、呼吸困难、四肢麻木和震颤。

【临证参考】

1. 治鱼骨鲠：每用醉鱼儿草少许捣汁，冷水浸，灌漱时复咽下些子，自然骨化为水。(《履巉岩本草》)

2. 治瘰疬：醉鱼草全草 30g，水煎服。(《湖南药物志》)

3. 治阴疽：鲜醉鱼草叶。酒或醋捣烂，敷患处。

4. 治风寒牙痛：醉鱼草鲜叶和食盐少许，捣烂取汁漱口。(3～4 来自《福建中草药》)

鲜夹竹桃 | Xiān Jiā Zhú Táo

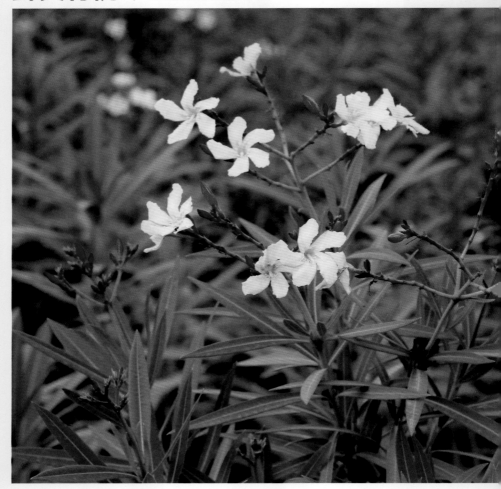

【来源】为夹竹桃科夹竹桃属植物夹竹桃 *Nerium indicum* Mill. 的叶及枝皮。主产于浙江杭州、天台等地。对 2 ～ 3 年以上的植株，结合整支修剪，采集叶片和枝皮，四季可采，洗净，鲜用。

【辨识要点】常绿直立大灌木；枝条灰绿色，含水液；叶 3 片轮生，先端渐尖或尖，基部楔形或下延，平行；聚伞花序组成伞房状顶生，花芳香，花萼裂片窄三角形或窄卵形；蓇葖果离生，圆柱形；种子长圆形，基部较窄，顶端钝、褐色，种皮被锈色短柔毛。

【别名】拘那夷、拘拏儿、俱那卫、柳叶桃、枸那、桃叶桃、叫出冬、

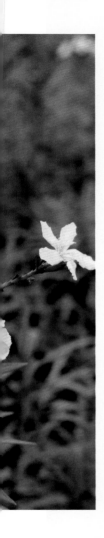

枸那异、木甘草、三季红、九节肿。

【性味】苦，寒。**大毒**。

【功效】强心利尿，祛痰定喘，镇痛祛瘀。

【主治】心力衰竭，喘咳，癫痫，跌打肿痛，血瘀经闭。

【用法用量】内服：0.6～1.8g 或叶 3～4 片，水煎，分 3 次服。外用：适量，捣烂敷患处。

【使用注意】本品有大毒，不可过量，必须在医师指导下使用，孕妇忌服。

《浙江药用植物志》：体弱者及孕妇忌服。

【临证参考】

1. 治哮喘：夹竹桃叶 7 片，黏米 1 小杯。同捣烂，加片糖煮粥食之，但不宜多服。(《岭南采药录》)

2. 治跌打伤：取夹竹桃新鲜叶适量，捣烂敷患处。(《广西中药志》)

3. 治癫痫：白花夹竹桃小叶 3 片，铁落 60g。水煎，日服 3 次，2 天服完。(《云南中草药》)

4. 治化脓性感染：三季红鲜叶适量，捣成糊状，外敷患处，覆以纱布，再用橡皮胶贴牢，每日更换 1～3 次。伴有全身发热及有败血症预兆者，同时用其他方法联合治疗。[中草药通讯，1977 (05): 35]

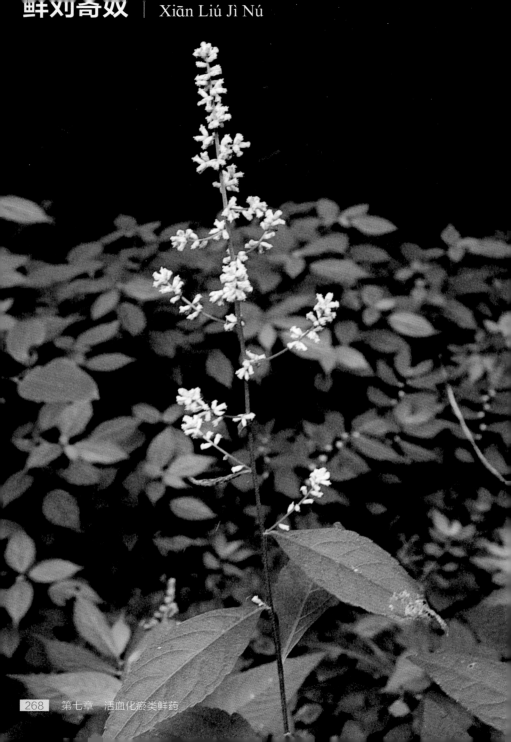

【来源】为菊科艾属植物奇蒿 *Artemisia anomala* S. Moore 的带花全草。主产于浙江杭州、镇海、奉化、温州、金华、开化、天台、丽水等地。8～9月花期采收，连根拔起，鲜用。

【辨识要点】多年生草本；茎单生，初被微柔毛；叶上面初微被疏柔毛，下面初微被蛛丝状绵毛，中部叶卵形或长卵形或卵状披针形；头状花序长圆形或卵圆形，排成密穗状花序，在茎上端组成窄或稍开展的圆锥花序；总苞片背面淡黄色，无毛；瘦果倒卵圆形或长圆状倒卵圆形。

【别名】奇蒿、刘寄奴草、金寄奴、六月雪、乌藤菜、九里光、白花尾、炭包包、千粒米、班枣子、细白花草、九牛草、苦连婆。

【性味】辛、苦，温。

【功效】破瘀通经，止血消肿，消食化积。

【主治】经闭，痛经，产后瘀滞腹痛，恶露不尽，癥瘕，跌打损伤，金疮出血，风湿痹痛，便血，尿血，痈疮肿毒，烫伤，食积腹痛，泄泻痢疾。

【用法用量】内服：煎汤，10～20g；消食积单味可用至30～60g。外用：适量，捣烂敷患处。

【使用注意】孕妇禁服。

【临证参考】

治跌打损伤、不省人事：奇蒿（鲜全草）40g，捣烂绞汁，加童便30ml，灌服。[中国民族医药杂志，1998 (02): 22-23]

鲜白苞蒿 | Xiān Bái Bāo Hāo

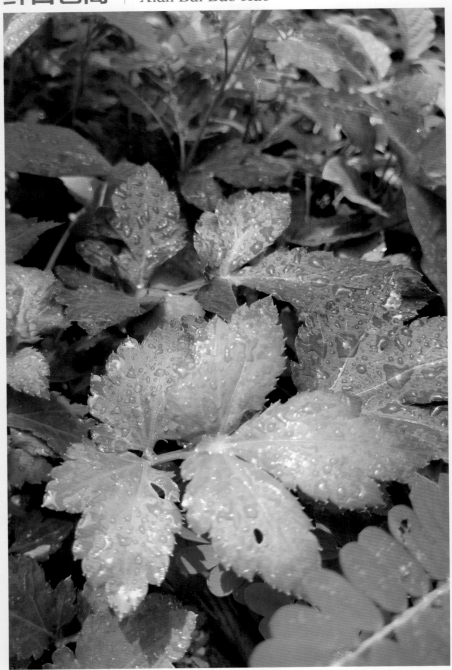

【来源】为菊科蒿属植物白苞蒿 *Artemisia lactiflora* Wall. 的全草或根。主产于浙江杭州、宁波、镇海、温州、泰顺、金华、开化、江山、丽水等地。夏、秋季割取全草，鲜用。根，秋季采挖，洗净，鲜用。

【辨识要点】多年生草本；茎、枝初时微被稀疏、白色的蛛丝状柔毛；叶宽卵形或长卵形或椭圆形；中部叶卵圆形或长卵形，稀深裂，头状花序长圆形，排成密穗状花序，在分枝排成复穗状花序，在茎上端组成圆锥花序；总苞片无毛；瘦果倒卵圆形或倒卵状长圆形。

【别名】鸡鸭脚艾、鸭脚艾、甜菜子、野勒菜、四季菜、鸡甜菜、鸭脚菜、甜艾、珍珠菊、土鳅菜、刘寄奴。

【性味】辛、微苦，温。

【功效】活血散瘀，理气化湿。

【主治】血瘀痛经，经闭，产后瘀滞腹痛，慢性肝炎，肝脾肿大，食积腹胀，寒湿泄泻，疝气，阴疽肿痛，跌打损伤，水火烫伤。

【用法用量】内服：煎汤，20～30g；或捣汁饮。外用：适量捣烂敷或绞汁涂。

【使用注意】孕妇忌服。

【临证参考】

1. 治大小便出血：鸭脚菜、墨旱莲、狗肝菜各二两，车前草一两。捣烂，加二流米水三两取汁，冲白糖服，每日服一次，连服两三日。

2. 治跌打积瘀：鲜鸭脚菜半斤，鲜水泽兰四两。共捣烂，用酒炒热，取汁二两服；渣敷患处。

3. 治跌打黑肿：生鸭脚菜二两，生韭菜一两。共捣烂，用酒炒熟，敷患处。（1～3 来自《广西民间常用草药》）

4. 治闭经或经前腹痛：鲜鸭脚艾一至二两。酒水煎，调红糖服。

5. 治白带：鲜鸭脚艾一至二两。水煎服。

6. 治阴疽肿痛：鲜鸭脚艾二至三两，酒水煎服；渣捣烂外敷。（4～7 方出自《福建中草药》）

7. 治肺热咳嗽：生鸡甜菜二两，薄荷二钱，水豆腐四两，白糖二两。炖服。（《陆川本草》）

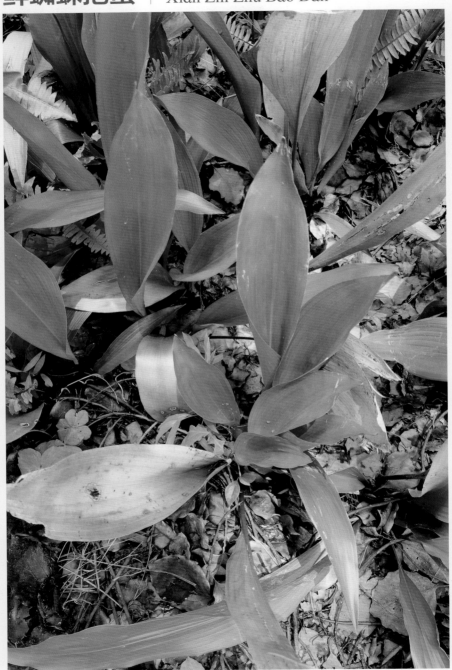

【来源】为百合科蜘蛛抱蛋属植物蜘蛛抱蛋 *Aspidistra elatior* Blume 的根状茎。浙江各地均产。全年均可采，除去须根及叶，洗净，鲜用。

【辨识要点】多年生常绿宿根性草本植物；根状茎近圆柱形；叶单生，矩圆状披针形、披针形至近椭圆形，先端渐尖，基部楔形，边缘多少皱波状。因两面绿色浆果的外形似蜘蛛卵，露出土面的地下根茎似蜘蛛，故名"蜘蛛抱蛋"。

【别名】一帆青、飞天蜈蚣、哈萨喇、竹叶伸筋、大九龙盘、竹叶盘、九龙盘、赶山鞭。

【性味】辛、甘，微寒。

【功效】活血止痛，清肺止咳，利尿通淋。

【主治】跌打损伤，风湿痹痛，腰痛，经闭腹痛，肺热咳嗽，砂淋，小便不利。

【用法用量】内服：煎汤，30～60g。或作酒剂。外用：适量，捣敷。

【使用注意】忌生冷食物。孕妇忌服。

《贵州草药》：忌生冷食物。孕妇忌服。

【临证参考】

1. 治跌打损伤：九龙盘煎水服，可止痛；捣烂后包伤处，能接骨。(《贵州民间药物》)

2. 治多年腰痛：九龙盘一两五钱，杜仲一两，白浪稿泡五钱。煎水兑酒服。(《贵州民间药物》)

3. 治肺热咳嗽：鲜蜘蛛抱蛋一两，水煎，调冰糖服。

4. 治伤暑发热身痛，昏睡，喜呕，腹痛（俗名斑痧）：鲜蜘蛛抱蛋一两，水煎服。(《福建中草药》)

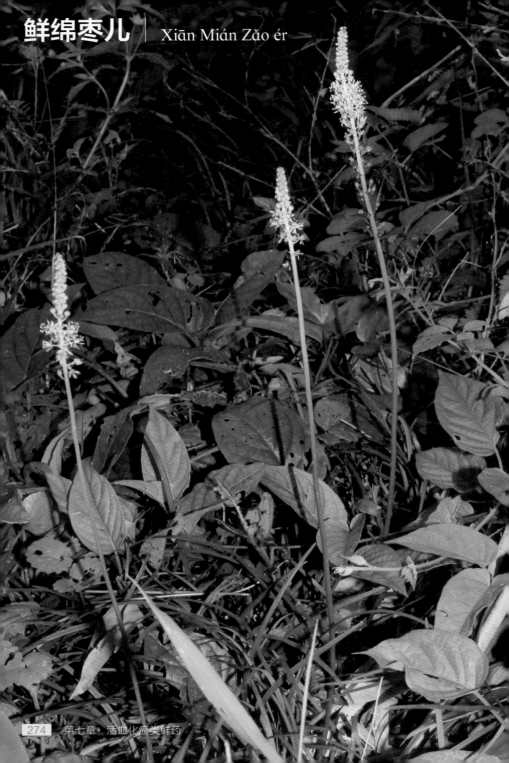

鲜绵枣儿 | Xiān Mián Zǎo ér

【来源】为百合科绵枣儿属植物绵枣儿 *Scilla scilloides* (Lindl.) Druce 的鳞茎或带根全草。主产于浙江杭州、临安、天台等地。夏秋采集全草、鳞茎，洗净，鲜用。

【辨识要点】多年生草本；鳞茎卵圆形或近球形，皮黑褐色；基生叶窄带状，柔软；花葶通常比叶长，总状花序具多数花，花紫红色、粉红色或白色，花梗顶端具关节；蒴果近倒卵圆形；种子黑色，长圆状窄倒卵圆形。

【别名】石枣儿、天蒜、地兰、山大蒜、鲜白头、地枣、独叶芹、催生草、药狗蒜、老鸦葱。

【性味】甘、苦，寒。**有小毒。**

【功效】强心利尿，消肿止痛，解毒。

【主治】跌打损伤，腰腿疼痛，筋骨痛，牙痛，心源性水肿。外用治痈疽，乳腺炎，毒蛇咬伤。

【用法用量】内服：煎汤，3～9g。外用：适量，捣敷。

【使用注意】孕妇禁服。

【临证参考】

1. 治乳疮、毒疮：取绵枣儿鳞茎捣烂，能敷治乳疮、毒疮。(《岭南采药录》)

2. 治乳腺炎：取绵枣儿 12g，捣烂外敷，每日更换 1 次。[河北中医，2008, 30(06): 641-642, 673]

3. 治鸡眼：将鸡眼消毒以后，用针头挑破至出血，然后将绵枣儿的鳞茎捣碎，敷在鸡眼上，用纱布包扎，每日更换 1 次，1 周以后，鸡眼即可连根拔除。[包头医学，2006, 30(02): 29]

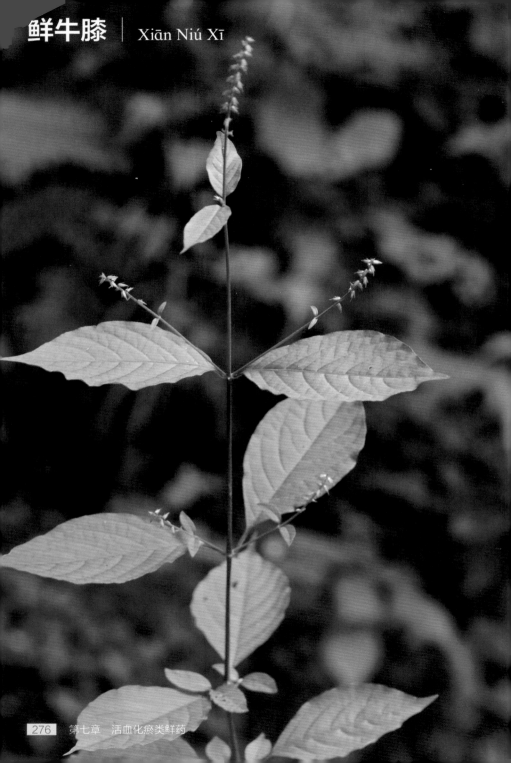

【来源】为苋科牛膝属植物牛膝 *Achyranthes bidentata* Blume. 的根。主产于浙江杭州、宁波、温州、嘉兴、安吉、磐安、兰溪、开化、江山、舟山、天台、温岭、丽水等地。冬季茎叶枯萎时采挖，除去须根及泥沙，鲜用。

【辨识要点】多年生草本；茎有棱角或四方形；几无毛，节部膝状膨大，有分枝；叶片椭圆形或椭圆披针形，顶端尾尖，基部楔形或宽楔形；花被片绿色；胞果矩圆形，黄褐色，光滑。

【别名】百倍、牛茎、脚斯蹬、铁牛膝、杜牛膝、怀牛膝、怀夕、真夕、怀膝、土牛膝、淮牛膝、红牛膝。

【性味】苦、甘、酸，平。

【功效】逐瘀通经，补肝肾，强筋骨，利尿通淋，引血下行。

【主治】腰膝酸痛，筋骨无力，经闭癥瘕，肝阳眩晕。

【用法用量】内服：煎汤，10～30g；浸酒、熬膏或入丸、散。外用：适量，捣敷。

【使用注意】凡中气下陷，脾虚泄泻，下元不固，梦遗失精，月经过多及孕妇均忌服。

1.《本草经集注》：恶萤火，龟甲，陆英。畏白前。

2.《品汇精要》：妊妇不可服。

3.《本草经疏》：经闭未久，疑似有娠者勿用；上焦药中勿入；血崩不止者忌之。

4.《本草通玄》：梦遗失精者，在所当禁。

5.《本草正》：脏寒便滑，下元不固者当忌用之。

6.《药品化义》：若泻痢脾虚而腿膝酸痛不宜用。

7.《得配本草》：中气不足，小便自利，俱禁用。

【临证参考】

1. 治小便不利，茎中痛欲死，兼治妇人血结腹坚痛：牛膝一大把并叶，不以多少，酒煮饮之。(《肘后备急方》)

2. 治喉痹、乳蛾：新鲜牛膝根一握，艾叶七片。捣，和人乳，取汁灌入鼻内，须臾痰涎从口鼻出。无艾亦可。(《本草纲目》)

3. 治痈疖已溃：牛膝根略刮去皮，插入疮口中，留半寸在外，以嫩橘叶及地锦草各一握，捣，(敷)其上，随干随换。(《陈日华经验方》)

4. 治金疮痛：生牛膝捣敷疮上。(《梅师集验方》)

鲜八角莲 | Xiān Bā Jiǎo Lián

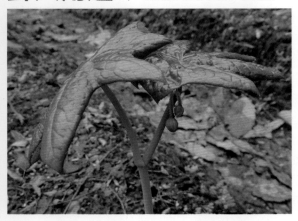

【来源】为小檗科八角莲属植物八角莲 *Dysosma pleiantha* (Hance) Woods. 或八角金盘 *D. versipellis* (Hance) M. Cheng 的根状茎。主产于浙江杭州、临安等地。秋季采挖，洗净，鲜用。

【辨识要点】多年生草本；根状茎粗壮，横生，多须根；茎生叶薄纸质，互生，盾状，近圆形，裂片阔三角形，卵形或卵状长圆形，先端锐尖；花深红色，下垂；浆果椭圆形；种子多数。

【别名】鬼臼、爵犀、马目毒公、九臼、天臼、解毒、害母草、独脚莲、独荷草、羞天花。

【性味】甘、味苦，凉。**有小毒**。

【功效】清热解毒，活血化瘀。

【主治】毒蛇咬伤，跌打损伤；外用治虫蛇咬伤，痈疮疔肿，淋巴结炎，腮腺炎，乳腺癌。

【用法用量】内服：煎服，3～12g。外用：适量，捣敷或磨涂、醋调敷患处。

【使用注意】孕妇禁服，体质虚弱者慎服。

【临证参考】

1. 治无名肿毒：八角莲、野葵、蒲公英各等分，捣烂，敷患处。(《贵州草药》)

2. 治瘰疬：八角莲30～60g，黄酒60g。加水适量煎服。(《湖南药物志》)

3. 治毒蛇咬伤：八角莲9～15g，捣烂，冲酒服，渣敷伤处周围。(《广西中草药》)

鲜费菜 | Xiān Fèi Cài

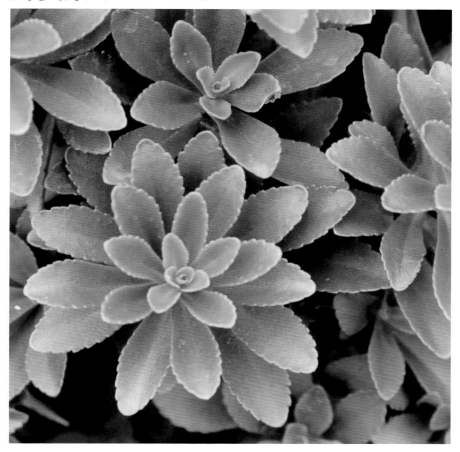

【来源】为景天科景天属植物费菜 *Sedum aizoon* L. 的全草或根。主产于浙江杭州、临安、温州等地。夏、秋季采收，鲜用。

【辨识要点】多年生草本；块根胡萝卜状，根状茎粗短；茎无毛，不分枝；叶近革质，互生，窄披针形、椭圆状披针形至卵状披针形，先端渐尖，基部楔形；鳞片近正方形，心皮卵状长圆形，基部合生，腹面凸出，花柱长钻形；蓇葖果芒状排列；种子椭圆形。

【别名】养心草、倒山黑豆、马三七、白三七、胡椒七、七叶草、晏海豆、回生草、血草。

【性味】酸，平。

【功效】活血，止血，宁心，利湿，消肿，解毒。

【主治】跌打损伤，咯血，吐血，便血，心悸，痛肿。

【用法用量】内服：煎服，50～100g。外用：适量，捣敷。

【使用注意】肠胃不适忌服。

《闽东本草》：肠胃虚弱，大便溏薄者忌用。

【临证参考】

1. 治跌打损伤：①鲜费菜全草二两（根三至四钱）。煎水去渣，甜酒调服。②鲜费菜茎、叶适量。切碎捣烂，稍加酒糟捣和，敷于患处。（江西《草药手册》）

2. 治肺结核咯血不止：鲜费菜叶一至二两。冷开水洗净，阴干，分二至三次服，每次取叶数片，放在口内咀嚼，开水送服。或鲜费菜叶七片，冰糖一两，放在口内咀嚼，开水送下。（福建晋江《中草药手册》）

3. 治咯血，吐血，鼻衄，齿衄：鲜费菜全草三两。水煎服，或捣烂加开水擂汁服。（江西《草药手册》）

4. 治大肠出血：鲜费菜一两。炖酒吃。（《贵阳民间药草》）

5. 治刀伤、火伤、毒虫刺伤：费菜全草捣烂敷伤处。（《湖南药物志》）

6. 治癔病或心悸亢进：鲜费菜二两，蜂蜜二两，猪心一个（不剖削，保留内部血液）。置磁罐内，将费菜团团塞在猪心周围，勿令倒置，再加蜂蜜冲入开水，以浸没为度。放在锅内炖熟，去费菜，分二次食尽。（《福建民间草药》）

7. 治痛肿：费菜全草。捣烂敷患处。（江西《草药手册》）

8. 治高血压病：鲜费菜全草二两。水煎，酌加蜂蜜调服。（江西《草药手册》）

9. 治心脏病：①药方1：每日取鲜草50g洗净切碎或捣烂，泡入100℃开水，10min后饮用。②药方2：50g鲜草加1/3猪心炖服。③药方3：每日用50g鲜草加50g猪瘦肉炖服。④药方4：每日50g鲜草加1/4白鸽肉炖服。[福建农业，2000 (10): 27]

10. 治急性单纯性关节扭伤、毒蛇咬伤：费菜全草洗净捣烂外敷治疗急性单纯性关节扭伤、毒蛇咬伤有良好效果。[辽宁中医杂志，2006, 33 (10): 1289]

11. 治慢性腰腿痛：30g费菜放于1000ml白酒中密封浸泡3天后，口服可治疗慢性腰腿痛。[中国民间疗法，2006, 14 (05): 60]

鲜接骨草 | Xiān Jiē Gǔ Cǎo

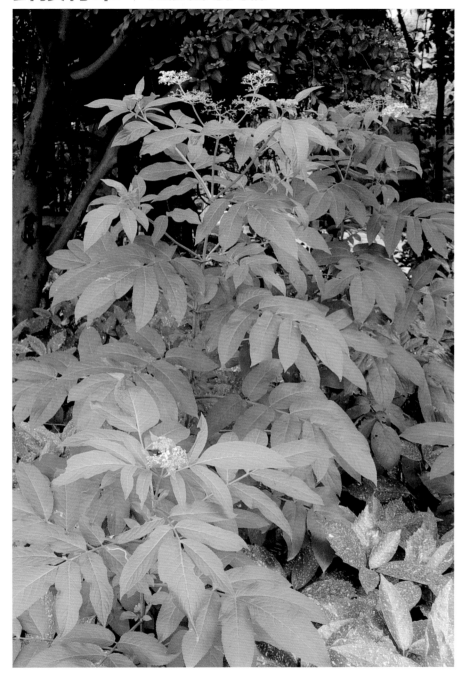

【来源】为五福花科接骨木属接骨草 *Sambucus chinensis* Lindl. 的全草或根茎。主产于浙江杭州、宁波、平阳、泰顺、临海、丽水等地。春至秋季采集全草或根茎，鲜用。

【辨识要点】高大草本或亚灌木；茎髓部白色；羽状复叶的托叶叶状或有时退化成蓝色的腺体；小叶互生或对生，窄卵形；花冠白色，仅基部联合；花药黄色或紫色；果熟时红色，近圆形，核卵圆形，表面有小疣状突起。

【别名】白龙骨、冷坑兰、冷坑青、猢狲接竹、痱痒草、血和山、乌骨麻、赤车使者。

【性味】淡，温。

【功效】活血散瘀，消肿止咳。

【主治】跌打扭伤，痄腮，闭经，咳嗽。

【用法用量】内服：煎服，50～100g。外用：适量，捣敷。

【使用注意】孕妇忌用。

【临证参考】

1. 治骨折：鲜接骨草根，加鲜苦参根等量，入黄酒捣烂裹敷伤处，外夹以杉树栓皮，固定，每天换一次。（《浙江天目山药用植物志》）

2. 治咳嗽：鲜接骨草茎叶一两，炖猪肉服。（《浙江天目山药用植物志》）

3. 治挫伤、扭伤：接骨草鲜全草加食盐适量捣烂外敷伤处。

4. 治流行性腮腺炎：接骨草鲜全草捣烂外敷患处。

5. 治闭经：接骨草鲜全草 50～100g，水煎，冲黄酒、红糖服。

6. 治肺结核发热、咳嗽：接骨草鲜全草 50～100g，水煎服。（3～6 出自《浙江民间常用草药》）

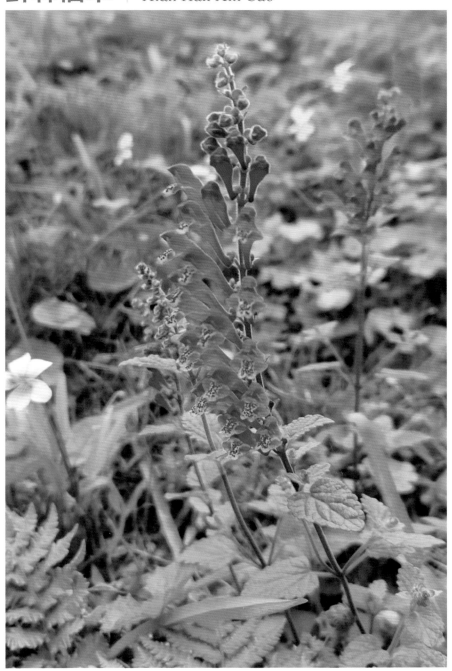

【来源】为唇形科黄芩属植物韩信草 *Scutellaria indica* L. 的全草。主产于浙江杭州、宁波、安吉、兰溪、丽水等地。春、夏季开花期采收，鲜用。

【辨识要点】多年生草本；茎深紫色，被微柔毛，茎上部及沿棱毛密；叶心状卵圆形至椭圆形，先端钝或圆，基部圆形或心形，具圆齿；总状花序，苞片卵圆形或椭圆形，具圆齿；小坚果暗褐色，卵形，被瘤点，腹面近基部具果脐。

【别名】大力草、耳挖草、金茶匙、大韩信草、顺经草、调羹草、红叶犁头尖、大叶半枝莲、半枝莲。

【性味】辛、苦，寒。

【功效】消肿止痛，祛风散瘀。

【主治】跌打损伤，吐血，咯血，痈肿，疔毒，喉风，牙痛。

【用法用量】内服：煎汤，30 ～ 60g；或捣汁；或浸酒。外用：适量，捣敷；或煎汤洗。

【使用注意】孕妇和血虚者慎服。

《广西中草药》：孕妇慎服。

【临证参考】

1. 治跌打损伤，吐血：鲜韩信草 100g。捣、绞汁，炖酒服。(《泉州本草》)

2. 治吐血、咯血：鲜韩信草 500g。捣、绞汁，调冰糖炖服。(《泉州本草》)

3. 治一切咽喉诸症：鲜韩信草 50 ～ 100g。捣、绞汁，调蜜服。(《泉州本草》)

4. 治痈疽，无名肿毒：鲜韩信草捣烂，敷患处。(《泉州本草》)

5. 治毒蛇咬伤：鲜韩信草 100g。捣烂绞汁冲冷开水服，渣敷患处。(《福建中草药》)

6. 治尿道炎、小便尿血疼痛：鲜半枝莲 30g，洗净煎汤，调入冰糖服用，日服 2 次。[今日科苑，2006 (08)：46]

7. 治牙龈脓肿：鲜韩信草 50g，黄酒适量。将鲜韩信草洗净、捣烂、绞汁，冲适量黄酒，隔水炖，每日 2 次饮服，连服 7 天。[中国民间疗法，2012, 21 (01)：116]

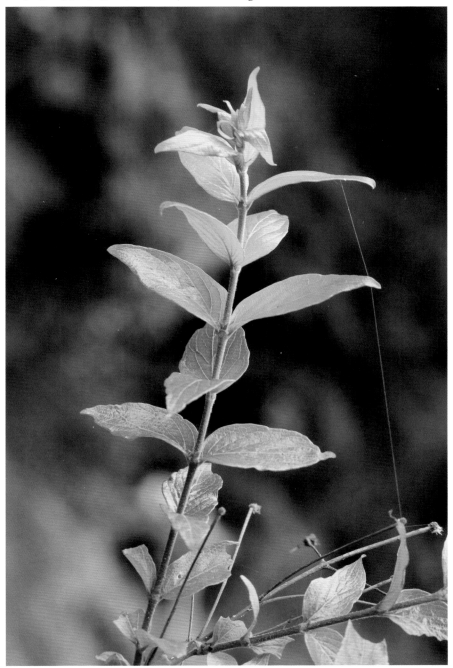

【来源】为茜草科水团花属植物细叶水团花 *Adina rubella* Hance 的根、茎皮、叶、花及果实。主产于浙江杭州、宁波、文成、泰顺、安吉、诸暨、金华、开化、天台、仙居、临海、遂昌、龙泉等地。6～8 月采花，9～11 月采果实，根、茎皮全年可采，夏、秋采叶，鲜用。

【辨识要点】落叶灌木；叶对生，近无柄，薄革质，卵状披针形或卵状椭圆形，先端渐尖或短尖，基部宽楔形或近圆形，两面无毛或被柔毛；头状花序，单生，顶生或兼有腋生，花序梗稍被柔毛；小蒴果长卵状楔形。

【别名】水杨柳、水毕鸡、串鱼木、水石榴、水金铃、鱼串鳃、绣球柳、沙金子、白消木、水红桃、水荔枝。

【性味】苦、涩，凉。

【功效】清热解毒，散瘀止痛。

【主治】小便不通，淋浊，带下，尿血，黄疸，水肿，泄泻，鼻衄，目赤肿痛，喉痹乳蛾，咳嗽，皮肤溃疡。

【用法用量】内服：煎汤，30～60g。外用：适量，捣敷；或煎水含漱。

【使用注意】孕妇、儿童慎用。

【临证参考】

1. 治牙根肿：水杨梅花、叶捣烂敷。(《湖南药物志》)

2. 治外伤出血：鲜水杨梅叶或花，捣烂外敷。(《浙江民间常用草药》)

3. 治湿热痢：鲜水杨梅枝叶 200g（或用花果 50g），鲜铁苋 50g，鲜地桃花根 30g。用法：将各药切碎，水煎，分 2～3 次服。[广西中医药，1986 (05): 41]

4. 治寻常疣：新鲜水杨梅枝叶适量，洗净，甩干。用枝叶狠擦疣部及患处皮肤，使之充血。[广西中医药，1996 (03): 46]

5. 治咽喉痛、感冒发热、腮腺炎：鲜水杨梅根 30～60g，水煎服。[亚太传统医药 , 2011, 7 (06): 151-152]

鲜滴水珠 | Xiān Dī Shuǐ Zhū

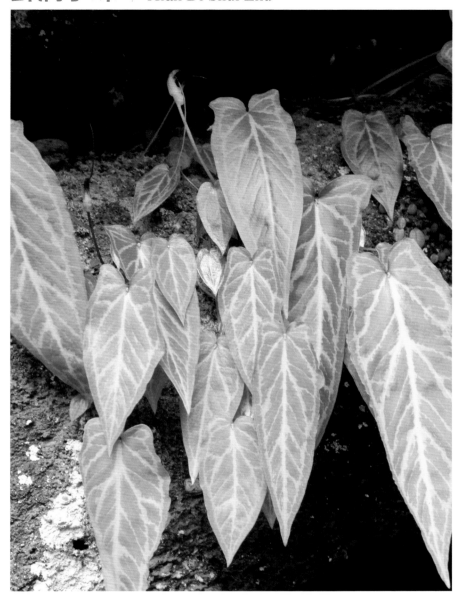

　　【来源】为天南星科半夏属植物滴水珠 *Pinellia cordata* N. E. Brown 的块茎。主产于浙江杭州、洞头、文成、泰顺、安吉、磐安、开化、台州、丽水等地。春、夏季采收，洗净，鲜用。

【辨识要点】多年生草本，高 15 ～ 20cm；块茎球形；叶片 1，戟形或心形，长 5 ～ 8cm，绿色或淡紫色，叶片与叶柄的连接处和叶柄下部各生 1 珠芽；肉穗花序自基部生出，外有佛焰苞，花序轴附属物细长，外露，花期夏季。

【别名】水半夏、深山半夏、石半夏、独叶一枝花、一粒珠、石里开、一滴珠、水滴珠岩芋。

【性味】辛，温。**有小毒**。

【功效】解毒消肿，散瘀止痛。

【主治】毒蛇咬伤，胃痛，腰痛；外用治痈疮肿毒，跌打损伤。

【用法用量】外用：适量，鲜块茎捣烂敷患处。

【使用注意】孕妇及阴虚、热证禁服。

《湖南药物志》：孕妇及阴虚、热证忌服。

【临证参考】

1. 治急性胃痛：滴水珠根 1 ～ 2 个。捣烂，温开水送服。（《江西草药》）

2. 治深部脓肿：滴水珠 1.5g，草乌 0.3g，鲜天南星半个。共捣烂外敷。（《全国中草药汇编》）

3. 治腰痛：滴水珠（完整不破损的）鲜根一钱。整粒用温开水吞服（不可嚼碎）。另以滴水珠鲜根加食盐或白糖捣烂，敷患处。（《浙江民间常用草药》）

4. 治跌打损伤：滴水珠鲜根，捣烂敷患处。（《浙江民间常用草药》）

5. 治挫伤：滴水珠鲜根 2 个，石胡荽（鲜）适量，甜酒少许。捣烂外敷。（《江西草药》）

6. 治乳痈，肿毒：滴水珠根与蓖麻子等量。捣烂和凡士林或猪油调匀，外敷患部。（《浙江民间常用草药》）

鲜马鞭草 | Xiān Mǎ Biān Cǎo

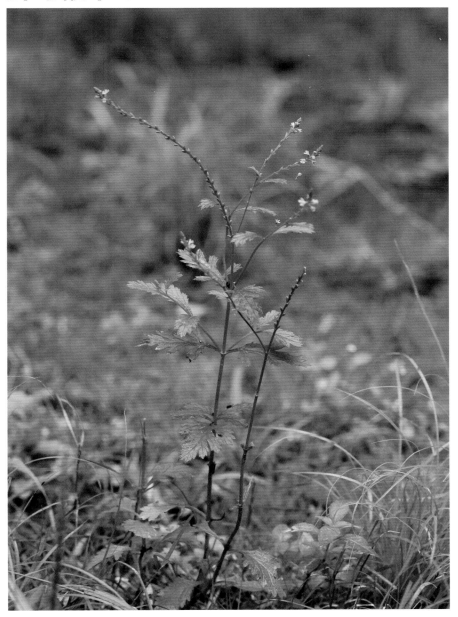

【来源】为马鞭草科马鞭草属植物马鞭草 *Verbena officinalis* L. 的地上部分。主产于浙江杭州、宁波、洞头、平阳、泰顺、金华、开化、舟山、台

州、龙泉等地。6～8月花开时采割，除去杂质，鲜用。

【辨识要点】多年生草本；茎四方形，节及棱被硬毛；叶片卵圆形、倒卵形或长圆状披针形，基生叶常具粗锯齿及缺刻；花萼被硬毛，花冠淡紫色或蓝色，被微毛；穗状果序，小坚果长圆形。

【别名】马鞭、龙芽草、凤颈草、紫顶龙芽、铁马鞭、狗牙草、马鞭稍、小铁马鞭、顺捋草。

【性味】苦，凉。

【功效】活血散瘀，截疟，解毒，利水消肿，退黄。

【主治】癥瘕积聚，经闭痛经，疟疾，喉痹，痈肿，水肿，热淋。

【用法用量】内服：煎汤，30～60g；或入丸、散。外用：适量，捣敷；或煎水洗。

【使用注意】孕妇慎服。体虚及脾虚患者慎用。

1.《本草经疏》：病人虽有湿热血热证，脾阴虚而胃气弱者勿服。

2.《本草从新》：疮证久而虚者，斟酌用之。

【临证参考】

1. 破腹中恶血，杀虫：鲜马鞭草，生捣，水煮去滓，煎如饴，空心酒服一匕。（《药性论》）

2. 治疟，无问新久者：鲜马鞭草汁五合，酒三合，分三服。（《备急千金要方》）

3. 治卒大腹水病：鲜鼠尾草、鲜马鞭草各十斤。水一石，煮取五斗，去滓更煎，以粉和为丸服，如大豆大二丸加至四五丸。禁肥肉，生冷勿食。（《肘后备急方》）

4. 治疳疮：鲜马鞭草煎水洗之。（《生草药性备要》）

5. 治乳痈肿痛：鲜马鞭草一握，酒一碗，生姜一块。擂汁服，渣敷之。（《卫生易简方》）

6. 治妇人疝痛：鲜马鞭草一两，酒煎滚服，以汤浴身，取汗甚妙。（《纂要奇方》）

7. 治伤风感冒、流感：鲜马鞭草一两五钱，羌活五钱，青蒿一两。上药煎汤二小碗，一日二次分服，连服2～3天。咽痛加鲜桔梗五钱。（《江苏验方草药选编》）

8. 治咽喉肿痛：鲜马鞭草茎叶捣汁，加人乳适量，调匀含咽。（江西《中草药学》）

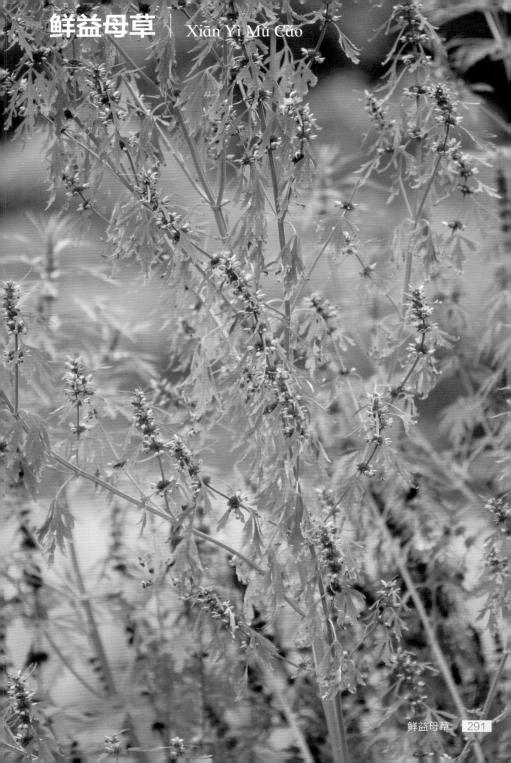

鲜益母草 | Xiān Yì Mǔ Cǎo

【来源】为唇形科植物益母草 *Leonurus japonicus* Houtt. 的地上部分。主产于浙江杭州、宁波、平阳、泰顺、开化、天台、临海等地。春季幼苗期至初夏花前期采割，鲜用。

【辨识要点】一年或二年生草本；茎直立，钝四棱形；叶对生，叶形多种，一年根生叶有长柄，叶片略呈圆形，基部心形；花多数，生于叶腋，呈轮伞状；小坚果淡褐色，长圆状三棱状，长约 2mm。

【别名】益母蒿、益母艾、红花艾、坤草、茺蔚、三角胡麻。

【性味】苦、辛，微寒。

【功效】活血调经，利尿消肿，清热解毒。

【主治】月经不调，痛经经闭，恶露不尽，水肿尿少，疮疡肿毒。

【用法用量】内服：煎汤，12 ～ 40g，或熬膏。外用：适量，煎水洗；或捣敷。

【使用注意】阴虚血少、月经过多者及孕妇忌用。

《本草正》：血热、血滞及胎产难湿者宜之；着血气素虚兼寒，及滑陷不固者，皆非所宜。

【临证参考】

1. 治产后恶露不下：益母草，捣，绞取汁，每服一小盏，入酒一合，暖过搅匀服之。（《太平圣惠方》）。

2. 治产后血运，心气绝：益母草，研，绞汁，服一盏。（《子母秘录》）

3. 治尿血：益母草汁（服）一升。（《外台秘要》）

4. 治疔肿至甚：益母草茎叶，捣烂敷疮上，又绞取汁五合服之，即内消。（《太平圣惠方》）

5. 治喉闭肿痛：益母草捣烂，新汲水一碗，绞浓汁顿饮；随吐愈，冬月用根。（《卫生易简方》

6. 治耳聋：益母草一握（洗）。上研取汁，少灌耳中。（《圣济总录》）

7. 治小儿疳痢，痔疾：益母草叶煮粥食之，取汁饮之亦妙。（《食医心鉴》）

8. 治人工流产后阴道出血症状：鲜益母草胶囊口服治疗，4 粒 / 次，3次 / 天，持续治疗 3 周。[新中医，2020, 52(04): 90-92]

第八章

化痰止咳类鲜药

鲜鼠曲草 | Xiān Shǔ Qū Cǎo

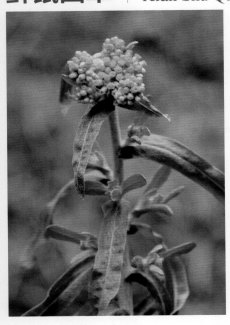

【来源】为菊科鼠曲草属鼠曲草 *Gnaphalium affine* D. Don 的全草。主产于浙江大部分地区。开花时采收，全年可采，鲜用。

【辨识要点】一年生草本；茎直立或基部有匍匐或斜上分枝，被白色厚棉毛；头状花序在枝顶密集成伞房状，花黄色或淡黄色；瘦果倒卵形或倒卵状圆柱形，有乳突；冠毛粗糙，污白色，易脱落。

【别名】棉艾、佛耳草、追骨风、白头草、清明菜。

【性味】甘、微酸，平。

【功效】止咳平喘，降血压，祛风湿。

【主治】感冒咳嗽，支气管炎，哮喘，高血压，蚕豆病，风湿腰腿痛；外用治跌打损伤，毒蛇咬伤。

【用法用量】内服：煎汤，20～50g。外用：适量，捣敷。

【使用注意】不可过量使用。

《药类法象》：少用。款冬花为使。过食损目。

【临证参考】

治疗疮：鼠曲草一两。捣烂，加盐花少许敷患处。并用白菊二两，甘草五钱，煎服。(《岭南草药志》)

鲜穿破石 | Xiān Chuān Pò Shí

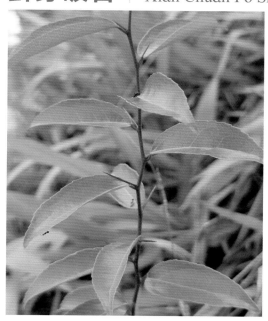

【来源】为桑科柘属植物构棘 *Cudrania cochinchinensis* (Lour.) Kudo et Masam. 的根。主产于浙江杭州、宁波、洞头、平阳、泰顺、乐清、诸暨、金华、开化、仙居、丽水等地。全年可采，洗净切片，鲜用。

【辨识要点】直立或攀缘状灌木；枝无毛，具弯刺；叶革质，椭圆状披针形或长圆形，全缘，先端钝或短渐尖，基部楔形，两面无毛；花雌雄异株，花序头状，腋生，具苞片，花序梗短；核果卵圆形，成熟时褐色，光滑。

【别名】葨芝、金蝉退壳、黄龙退壳、牵牛入石、金腰带、黄蛇根、山荔枝、千重皮、柘根。

【性味】微苦，平。

【功效】止咳化痰，祛风利湿，散瘀止痛。

【主治】肺结核，黄疸性肝炎，肝脾肿大，胃、十二指肠溃疡，风湿腰腿痛；外用治骨折，跌打损伤。

【用法用量】内服：50～100g。外用：适量，根皮捣烂敷患处。

【使用注意】孕妇忌服。

《南宁市药物志》：孕妇忌用。

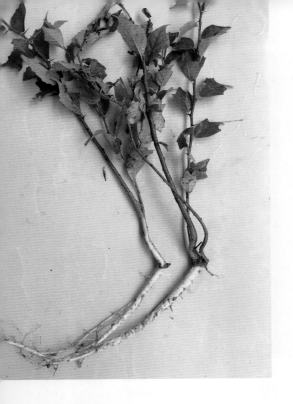

【临证参考】

1. 治耳久聋鸣，或有汁出，皆由肾虚，致多年不瘥：故铁三十斤（烧令赤，以水五斗，渍铁三宿，澄清），菖蒲七斤（切，以水一石，煮取五斗，去滓，澄清），柘根三十斤（以水一石，煮取五斗，去滓，澄清）。上药，合成一石五斗，用米二石，并曲三斗，酿如常法，候酒熟即开，用磁石三斤，捣罗为末，纳酒中，渍三宿。日夜恒饮之，取醉为度，候听闻人语乃止。（《太平圣惠方》铁浆酒）

2. 治小儿心热，重舌，鹅口：柘根（锉）五升。以水五升，煮取二升，去滓更煎，取五合。细细敷之，数数为之。（《备急千金要方》）

3. 治挫伤：穿破石（葨芝根）和糯米捣敷。（《浙江中药资源名录》）

4. 治疮痈肿痛：穿破石鲜根皮或鲜叶，捣烂外敷。（《广西本草选编》）

5. 治胃、十二指肠溃疡疼痛：鲜穿破石 60g。水煎，3 次分服。（《全国中草药汇编》）

6. 治外痔出血：鲜穿破石 120g，水煎服。另用红马蹄草捣烂外敷患处。连续 3 次。（《浙江民间常用草药》）

鲜天南星 Xiān Tiān Nán Xīng

【来源】为天南星科天南星属植物天南星 Arisaema erubescens (Wall.) Schott、异叶天南星 Arisaema heterophyllum Bl. 或东北天南星 Arisaema amurense Maxim. 的块茎部分。主产于浙江杭州、宁波、遂昌、龙泉等地。秋、冬二季茎叶枯萎时采挖，除去须根及外皮，洗净，鲜用。

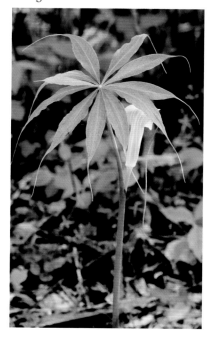

【辨识要点】多年生草本；块茎扁球形，外皮黄褐色；叶单片基生，叶柄肉质，圆柱形，直立，基部包有透明膜质长鞘；花雌雄异株，成肉穗花序，花序轴肥厚，先端附属物棍棒状，花药黑紫色，孔裂；浆果红色。

【别名】半夏精、鬼南星、虎膏、蛇芋、野芋头、蛇木芋、山苞米、蛇包谷、山棒子。

【性味】辛、苦，温。**有毒**。

【功效】燥湿化痰，祛风止痉，散结消肿。

【主治】顽痰咳嗽，风痰眩晕，中风痰壅，半身不遂，癫痫，惊风，破伤风。外治痈肿，蛇虫咬伤。

【用法用量】内服：煎汤，3～9g。外用：适量，研磨，以醋或酒调敷。

【使用注意】阴虚燥痰及孕妇忌服。

1.《本草乘雅半偈》：蜀漆为之使。恶莽草。

2.《医学入门》：畏附子、干姜、生姜。

3.《本草备要》：阴虚燥痰禁用。

4.《罗氏会约医镜》：孕妇忌之。

【临证参考】

1. 治头面及皮肤生窟：生天南星一枚，滴醋研细如膏，将小针刺病处，令气透，将膏摊贴纸上如瘤大贴之，觉痒即易，日三、五上。（《圣济总录》）

2. 治子宫颈癌：鲜天南星制成南星阴道栓剂或南星宫颈管栓剂治疗子宫颈癌。[中国中药杂志，2021, 46 (20): 5194-5200]

鲜枇杷叶 | Xiān Pí Pá Yè

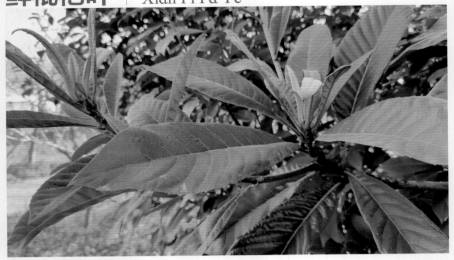

【来源】为蔷薇科枇杷属植物枇杷 *Eriobotrya japonica* (Thunb.) Lindl. 的叶。主产于浙江杭州、平阳、泰顺、诸暨、天台、仙居、丽水等地。全年皆可采收，鲜用。

【辨识要点】常绿小乔木；小枝粗壮，黄褐色，密生锈色或灰棕色茸毛；叶片革质，叶柄短或几无柄；萼筒浅杯状，萼片三角卵形，外面有锈色茸毛；果实球形或长圆形，黄色或橘黄色；种子球形或扁球形，褐色，光亮，种皮纸质。

【别名】巴叶、芦桔叶。

【性味】苦，微寒。

【功效】清肺止咳，降逆止呕。

【主治】肺热咳嗽，气逆喘急，胃热呕逆，烦热口渴。

【用法用量】内服：煎汤，10～20g。

【使用注意】胃寒呕吐及风寒咳嗽者慎服。

《本草经疏》：胃寒呕吐及肺感风寒咳嗽者，法并忌之。

【临证参考】

1. 治声音嘶哑：鲜枇杷叶 30g，淡竹叶 15g。水煎服。（《福建中草药》）

2. 治过敏性紫癜：鲜枇杷叶 50g（刷去毛），水煎酌加单晶糖少许，分 2 次服，每日 1 剂，儿童剂量酌减。7 日为 1 个疗程。若服用 1 个疗程未痊愈者，可继服第 2 个疗程。[中国民间疗法，2005 (01):49]

鲜吉祥草 Xiān Jí Xiáng Cǎo

【来源】为百合科吉祥草属植物吉祥草 *Reineckea carnea* (Andr.) Kunth 的全草。主产于浙江杭州。春、夏季采用，鲜用。

【辨识要点】多年生草本；茎粗 2～3mm，蔓延于地面，逐年向前延长或发出新枝，每节上有一残存的叶鞘，顶端的叶簇由于茎的连续生长，有时似长在茎的中部，两叶簇间可相距几厘米至十多厘米。叶每簇有 3～8 枚，叶片条形至披针形，先端渐尖，向下渐狭成柄，深绿色。穗状花序，上部的花有时仅具雄蕊；花芳香，粉红色；裂片矩圆形。浆果，熟时鲜红色。

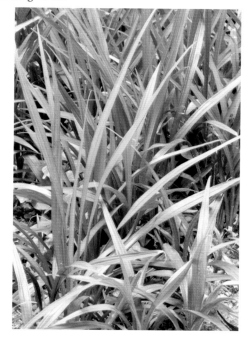

【别名】松寿兰、小叶万年青、竹根七。

【性味】苦，平。

【功效】清肺止咳，凉血止血，解毒利咽。

【主治】急惊风，哮喘，肺结核吐血、咯血。

【用法用量】内服：煎汤，30～60g。外用：适量，捣敷。

【使用注意】虚寒性出血证不宜使用。

【临证参考】

1. 治急惊风：鲜吉祥草根捣汁，加冰片少许，灌下三匙。(《类证活人书》)

2. 治喘咳：吉祥草 50g。炖猪肺或肉吃。(《贵阳民间药草》)

3. 治跌打损伤或骨折：吉祥草、水冬瓜根皮、凤仙花秆各适量。捣绒，加酒炒热，包伤处。(《贵州草药》)

第九章

补益类
鲜药

鲜蓝花参 | Xiān Lán Huā Shēn

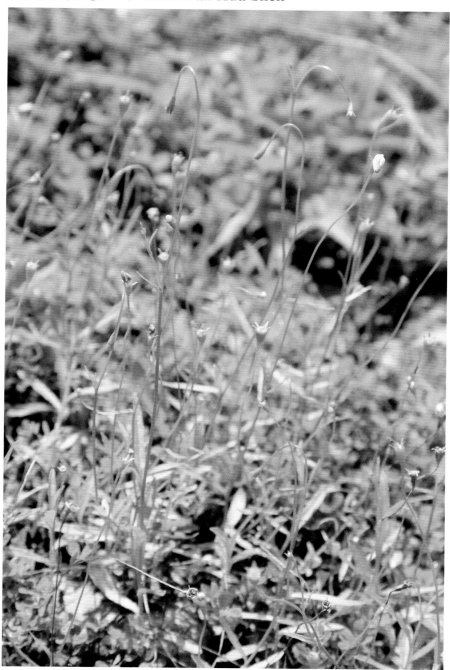

【来源】为桔梗科蓝花参属植物蓝花参 *Wahlenbergia marginata* (Thunb.) A. DC. 的根或全草。主产于浙江杭州、宁波、温州、金华、舟山、玉环、天台、丽水等地。秋季采根，春、夏、秋采挖全草，鲜用。

【辨识要点】多年生草本；根细长，外面白色；茎自基部多分枝，直立或上升，无毛或下部疏生长硬毛；叶互生，下部叶匙形或椭圆形，上部叶条状披针形或椭圆形；蒴果倒圆锥状或倒卵状圆锥形；种子长圆状，光滑。

【别名】细叶沙参、金线吊葫芦、毛鸡脚、拐棍参、寒草、一窝鸡、娃儿草、雀舌草、罐罐草。

【性味】甘，平。

【功效】益气补虚，祛痰，截疟。

【主治】病后体虚，小儿疳积，支气管炎，肺虚咳嗽，疟疾，高血压病，白带。

【用法用量】内服：煎汤，30 ～ 60g。外用：适量，捣敷。

【临证参考】

1. 治痢疾初起：鲜蓝花参二两，水煎服。(《福建中草药》)
2. 治刀伤，接骨：鲜蓝花参捣烂敷。(《贵州民间药物》)

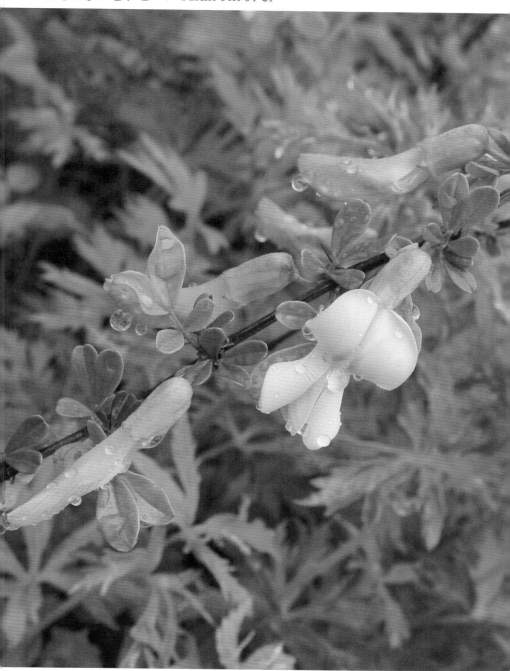

【来源】为豆科锦鸡儿属植物锦鸡儿 *Caragana sinica* (Buchoz.) Rehd. 的根和花。主产于浙江杭州、宁波、温州、兰溪、开化、天台、丽水等地。秋季挖根，春季采花，鲜用。

【辨识要点】灌木；小枝无毛；羽状复叶；花单生；花萼钟状，基部偏斜；花冠黄色，常带红色；子房无毛；荚果圆筒形。

【别名】金雀花、大绣花针、土黄芪、粘粘袜、酱瓣子、黄雀梅、阳雀花、黄棘。

【性味】根：甘、微辛，平。花：甘，温。

【功效】根：滋补强壮，活血调经，祛风利湿。花：祛风活血，止咳化痰。

【主治】根：用于高血压病，头昏头晕，耳鸣眼花，体弱乏力，月经不调，白带，乳汁不足，风湿关节痛，跌打损伤。花：用于头晕耳鸣，肺虚咳嗽，小儿消化不良。

【用法用量】内服：6～30g。外用：适量，捣敷。

【临证参考】

1. 治头痛、头晕、耳鸣眼花：鲜锦鸡儿根皮 30g，鸡蛋 2 个。水煎，吃蛋喝汤。(《河南中草药手册》)

2. 治劳倦乏力：锦鸡儿根 30g，鸡 1 只。酒水炖服。(《福建药物志》)

3. 治红崩、白带：阳雀花根、白胭脂花根、羊奶奶根各 15g。煨水服。

4. 治黄疸病：阳雀花根、过路黄各 30g。煨水服。

5. 治肾虚劳弱：阳雀花根、美人蕉根、倒触伞、小夜关门各 30g，炖猪蹄吃。(3～5 方出自《贵州草药》)

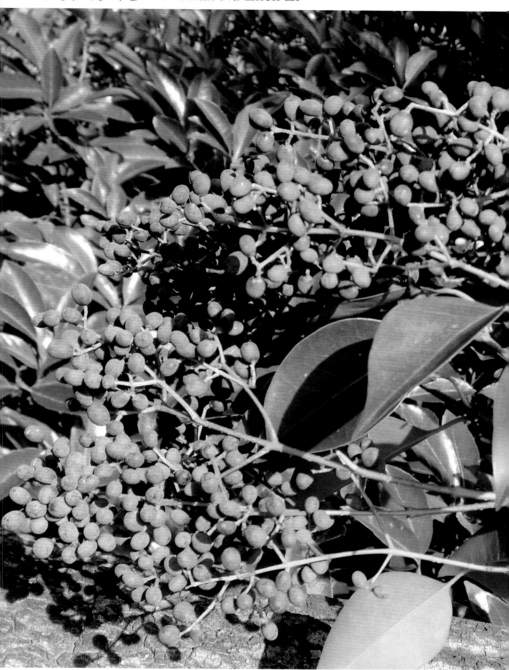

【来源】为木樨科女贞属植物女贞 *Ligustrum lucidum* Ait. 的成熟果实。主产于浙江杭州、镇海、奉化、温州、诸暨、浦江、开化、舟山、天台、温岭、青田、遂昌、龙泉等地。冬季果实成熟时采收，除去枝叶，鲜用。

【辨识要点】常绿乔木或灌木；叶卵形或椭圆形，先端尖或渐尖，基部近圆，叶缘平坦，两面无毛；圆锥花序顶生，塔形；果肾形，多少弯曲，成熟时蓝黑色或红黑色，被白粉。

【别名】女贞实、冬青子、爆格蚤、白蜡树子、鼠梓子。

【性味】甘、苦，凉。

【功效】滋补肝肾，明目乌发。

【主治】用于眩晕耳鸣，腰膝酸软，须发早白，目暗不明。

【用法用量】内服：煎汤，18～30g；熬膏或入丸剂。外用：适量，熬膏点眼。

【使用注意】脾胃虚寒泄泻及阳虚者忌服。

《本草经疏》：当杂保脾胃药及椒红温暖之类同施，不则恐有腹痛作泄之患。

【临证参考】

1. 治风热赤眼：冬青子不以多少，捣汁熬膏，净瓶收固，埋地中七日，每用点眼。(《急救仙方》)

2. 治肝炎：女贞子汤（女贞子 30g 为主药，加田基黄 20g、丹参 20g、茯苓 20g、白术 10g、生牡蛎 30g、甘草 5g 组合而成），每天 1 剂，水煎，取汁约 600ml，分 3 次口服。1 个月为 1 个疗程，连续治疗 2～3 个疗程。[中华实用中西医杂志，2008, 21 (13): 1127-1128]

3. 治高血脂：女贞子、怀菊花、生山楂、制何首乌各 30g，生大黄 6g，煎汁 500ml，每次饮用 20ml，30 天为 1 个疗程。连服 2 个疗程，治疗期间停用其他降脂药物。[中华实用中西医杂志，2008, 21 (13): 1127-1128]

鲜麦冬 | Xiān Mài Dōng

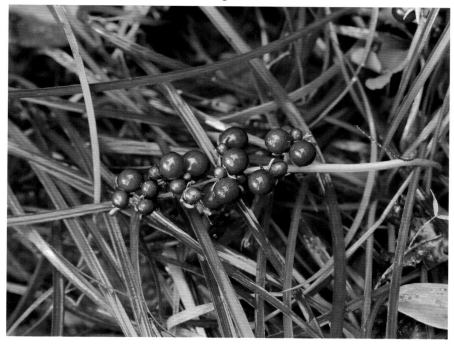

【来源】为百合科沿阶草属植物麦冬 *Ophiopogon japonicus* (L.f.) Ker-Gawl. 的干燥块根。主产于浙江杭州、宁波、温州、安吉、开化、舟山、天台、临海、丽水等地。夏季采挖，洗净，鲜用。

【辨识要点】多年生常绿草本植物；根较粗，中间或近末端常膨大成椭圆形或纺锤形的小块根；茎很短；叶基生成丛，禾叶状；苞片披针形，先端渐尖；种子球形。

【别名】麦门冬、沿阶草。

【性味】甘、微苦，微寒。

【功效】养阴生津，润肺清心。

【主治】肺燥干咳，虚劳咳嗽，津伤口渴，心烦失眠，内热消渴，肠燥便秘。

【用法用量】内服：煎汤，鲜品 15 ～ 30g。外用：捣汁搽。

【使用注意】脾胃虚寒泄泻，胃有痰饮湿浊及暴感风寒咳嗽者均忌服。

【临证参考】

治中耳炎：鲜麦冬块根捣烂取汁，滴耳。(《广西本草选编》)

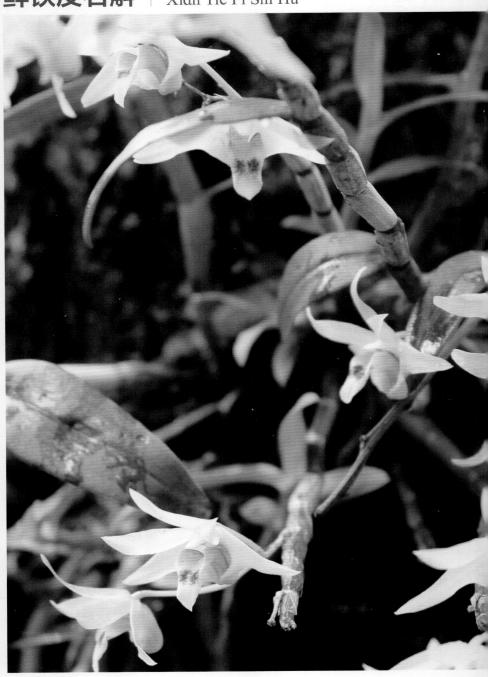

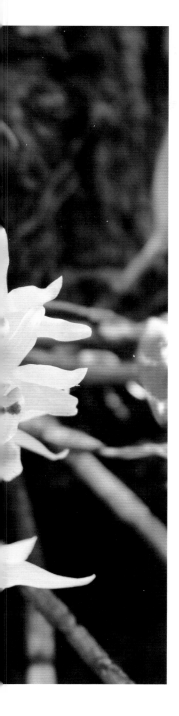

【来源】为兰科石斛属植物铁皮石斛 *Dendrobium officinale* Kimura et Migo 的茎。主产于浙江天台等地。11月至翌年3月采收，除去杂质，剪去部分须根，鲜用。

【辨识要点】多年生草本植物；茎直立，圆柱形，不分枝，具多节；叶纸质，长圆状披针形，先端钝并且多少钩转，基部下延为抱茎的鞘，边缘和中肋常带淡紫色；花苞片干膜质，浅白色，卵形，先端稍钝；萼片和花瓣黄绿色，近相似，长圆状披针形，先端锐尖。

【别名】铁皮兰、黑节草。

【性味】甘，微寒。

【功效】滋阴清热，益胃生津。

【主治】热病伤津，口渴舌燥，病后虚热不退，目暗不明。

【用法用量】内服：煎汤，20～30g，熬膏或入丸、散。

【临证参考】

1. 治病后虚热口渴：鲜铁皮石斛、麦冬、五味子各9g。水煎代茶饮。(《浙江药用植物志》)

2. 治肺热干咳：鲜铁皮石斛、枇杷叶、瓜蒌皮各9g，生甘草、桔梗各3g。水煎服。(《浙江药用植物志》)

3. 治2型糖尿病：鲜铁皮石斛12g，生地黄、怀山药、玄参、丹参各30g，生黄芪、生何首乌、白蒺藜各20g，苍术、桑寄生、怀牛膝各15g，泽泻、生蒲黄（包）各10g。水煎服。[浙江中医杂志，2012, 47(11): 841-842]

4. 治萎缩性胃炎合并十二指肠球部溃疡：鲜铁皮石斛、炙甘草各6g，炒白芍30g，红枣10枚，黄芪、山药、炒麦芽各20g，紫苏梗10g。水煎服。[浙江中医杂志，2012, 47(11): 841-842]

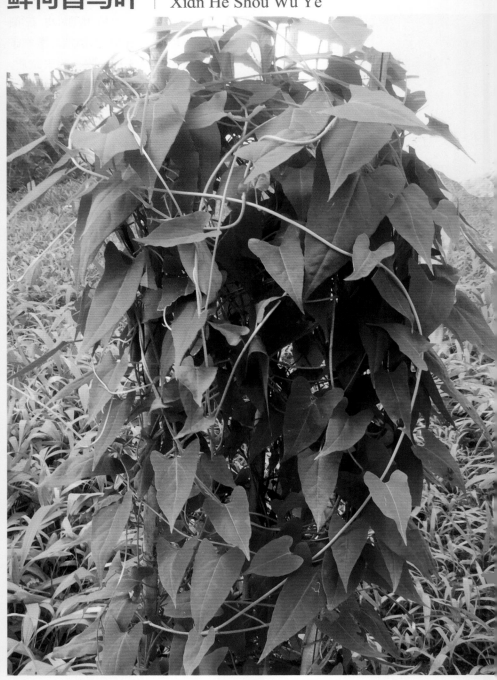

【来源】为蓼科何首乌属植物何首乌 *Polygonum multiflorum* Thunb. 的叶片。主产于浙江杭州、宁波、安吉、金华、天台、仙居、松阳、云和、景宁、龙泉等地。夏、秋两季采收，鲜用。

【辨识要点】多年生缠绕藤本植物；茎缠绕；块根肥厚，长椭圆形，黑褐色；叶卵形或长卵形；圆锥花序，顶生或腋生；瘦果卵形，具 3 棱，黑褐色，有光泽，包于宿存花被内。

【别名】首乌、赤首乌、铁秤砣、红内消。

【性味】微苦，平。

【功效】解毒散结，杀虫止痒。

【主治】疮肿，疥癣，瘰疬。

【用法用量】外用：适量，捣敷或煎水洗。

【使用注意】大便溏泄及有痰湿者慎服。

【临证参考】

1. 治风疮疥癣作痒：何首乌叶煎汤洗浴。（《本草纲目》）

2. 治瘰疬结核，或破或不破，下至胸前：何首乌叶捣涂之，并取何首乌根洗净，日日生嚼。（《斗门方》）

3. 治疔肿：取新鲜何首乌 2 斤，切片，放锅内（勿用铁锅）加水浓煎成 250ml。外搽患处，每日 1～3 次。治疗 7 例，均在 3 天内痊愈。（《中药大辞典》）

鲜鸭血 | Xiān Yā Xuè

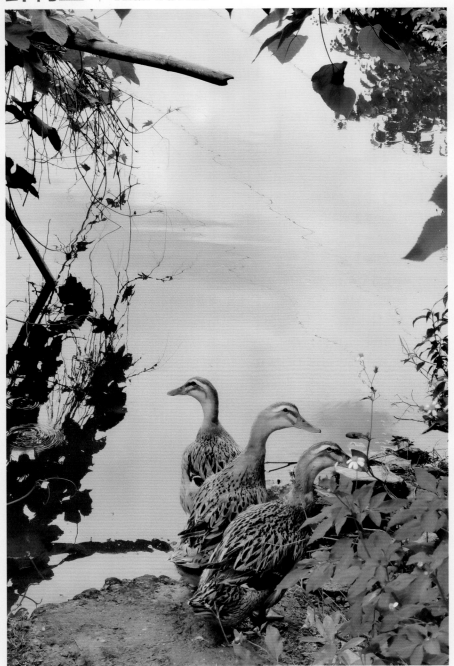

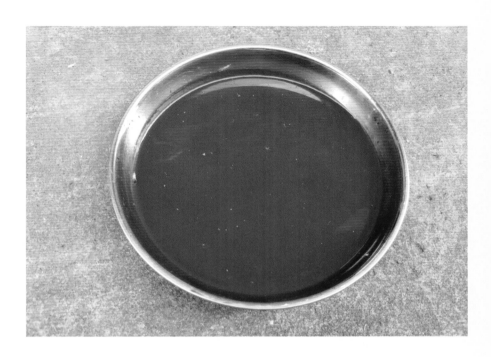

【来源】为鸭科动物家鸭 *Anas domestica* L. 的血液。浙江各地均有分布。宰鸭时收集血液，鲜用。

【辨识要点】家禽。嘴长而扁平，颈长，体扁。翅小，覆翼羽大。腹面如舟底。尾短，公鸭尾有卷羽 4 枚。羽毛甚密，色有全白、栗壳、黑褐等不同。其鲜血为红色液体，易凝固。

【别名】家鸭。

【性味】咸，凉。

【功效】补血，解毒。

【主治】劳伤吐血，贫血虚弱，药物中毒。

【用法用量】内服：趁热生饮或隔水蒸熟，100 ～ 200ml。外用：适量，涂敷。

【临证参考】

1. 治小儿白痢，似鱼冻者：白鸭杀取血，滚酒泡服。（《摘元方》）

2. 治经来潮热，胃气不升，不思饮食：白鸭血，头上取之，酒调饮。（《秘传内府经验女科》鸭血酒）

3. 治中风：白鸭血，一日约两杯，早、晚食前 1h 饮用。（《动植物民间药》

第十章

其他类鲜药

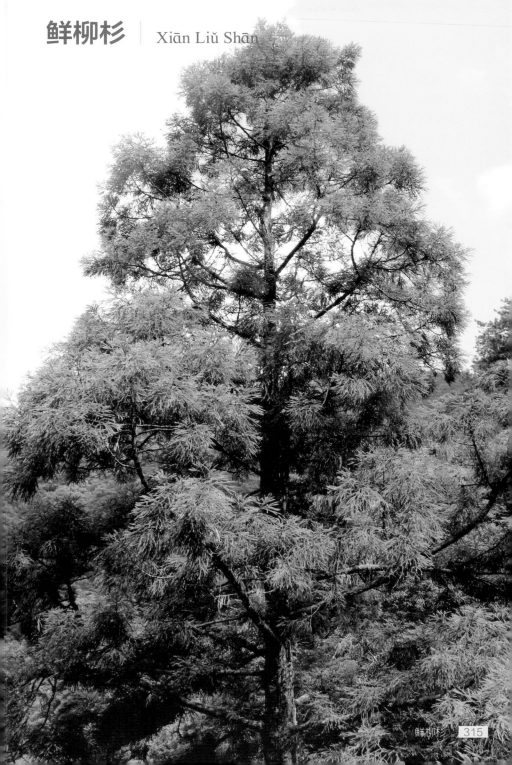

【来源】为杉科柳杉属植物柳杉 *Cryptomeria fortunei* Hooibrenk ex Otto et Dietr. 的根皮。主产于浙江杭州、宁波、平阳、泰顺、瑞安、乐清、安吉、天台、遂昌、景宁、龙泉等地。全年可采，去栓皮，鲜用。

【辨识要点】多年生乔木；树皮红棕色；叶钻形略向内弯曲，先端内曲，四边有气孔线；雄球花单生叶腋，长椭圆形，集生于小枝上部，成短穗状花序状，雌球花顶生于短枝上；球果圆球形或扁球形；种子褐色，近椭圆形，扁平，边缘有窄翅。

【别名】长叶柳杉、宝树、沙罗树、孔雀杉。

【性味】苦，寒。

【功效】解毒杀虫。

【主治】癣疮。

【用法用量】外用：适量，捣敷。

【临证参考】

治癣疮：鲜柳杉根皮（去栓皮）半斤。捣细，加食盐一两，开水冲泡，洗患处。（《浙江天目山药用植物志》）

鲜莲花 | Xiān Lián Huā

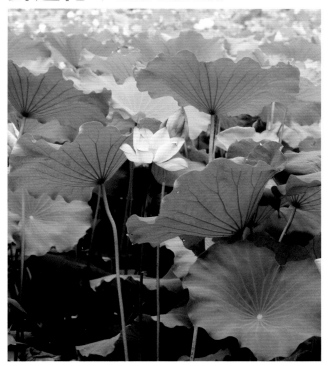

【来源】为睡莲科莲属植物莲 *Nelumbo nucifera* Gaertn. 的大花蕾。主产于浙江杭州、温州、湖州、兰溪、舟山、丽水等地。6～7月采含苞未放的大花蕾或将开发的花，鲜用。

【辨识要点】多年生水生草本；根茎肥厚，横生地下，节长；叶圆形盾状，伸出水面；叶柄中空，常具刺；花单生于花葶顶端，萼片早落，花瓣多数，红、粉红或白色，花丝细长；坚果椭圆形或卵形，黑褐色；种子卵形或椭圆形，种子红或白色。

【别名】荷花、菡萏、芙蓉、芙蕖、碗莲、缸莲。

【性味】苦、甘，温。

【功效】祛湿，止血。

【主治】跌损呕血，天疱疮。

【用法用量】内用：煎汤，12～18g。外用：适量，捣烂敷患处。

【临证参考】

治天泡疮：鲜荷花贴之。（《简便单方》）

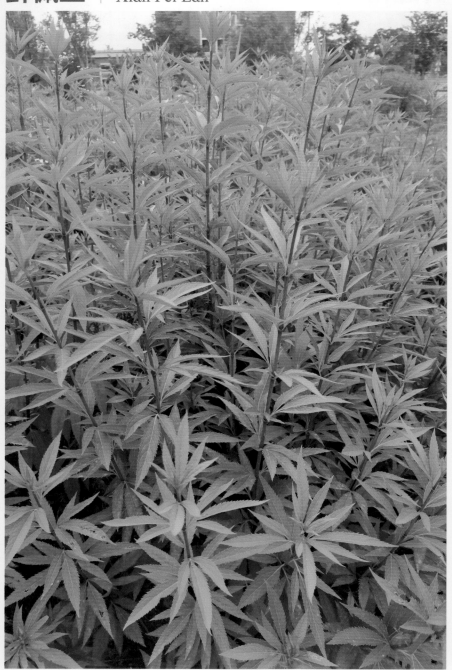

【来源】为菊科泽兰属佩兰 *Eupatorium fortunei* Turcz. 的地上部分。主产于浙江杭州、镇海、温州、绍兴、丽水等地。夏、秋二季分两次采割，除去杂质，鲜用。

【辨识要点】多年生草本；根茎横走，淡红褐色；茎枝被稀疏的短柔毛；中部茎生叶，中裂片长椭圆形、长椭圆状披针形或倒披针形，先端渐尖，两面无毛无腺点，或下面疏被柔毛，羽状脉，有粗齿或不规则细齿；瘦果，黑褐色，长椭圆形。

【别名】蕳、兰、兰草、水香、都梁香、大泽兰、兰泽、燕尾香、香水兰、孩儿菊、千金草。

【性味】辛，平。

【功效】芳香化湿，醒脾开胃，发表解暑。

【主治】湿浊中阻，脘痞呕恶，口中甜腻，口臭，多涎，暑湿表证，头胀胸闷。

【用法用量】内服：煎汤，15～20g。

【使用注意】阴虚、气虚者忌服。

《得配本草》：胃气虚者禁用。

【临证参考】

1. 治唇疮：佩兰叶取汁洗之，日三上，瘥。（《普济方》）

2. 治暑湿：用鲜佩兰、鲜藿香芳香化浊，和胃止呕，醒脾祛暑，又加大豆卷祛在表之暑湿。[北京中医，1991 (01): 5]

3. 治高血压病：鲜荷叶、鲜藿香、鲜佩兰叶各10g，将三物洗净、切碎，用滚开水冲泡或稍煮代茶饮用。每日1剂。[长寿，2015 (10): 6-9]

4. 治水痘：鲜藿香10g，鲜佩兰10g，鲜梨汁15g，鲜荷叶10g，鲜生地黄10g，鲜何首乌10g，鲜竹叶10g，白糖30g；将鲜梨去皮后切成小粒，榨汁取15g备用。然后将其余六味药洗净，生地黄、何首乌切片放入干净锅中，加水适量，置武火上煮20min滗出药汁，加入白糖溶化后，兑入梨汁即成。[益寿宝典，2018 (07): 28]

5. 治脾虚痰湿：鲜荷叶、鲜藿香、鲜佩兰叶各10g，煎茶饮。[大众科技，2020, 22 (07): 48-50]

鲜乌桕叶 | Xiān Wū Jiù Yè

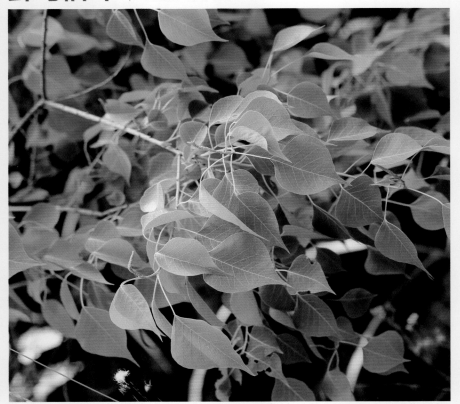

【来源】为大戟科乌桕属植物乌桕 *Triadica sebifera* (Linnaeus) Small 的叶。主产于浙江杭州、宁波、温州、嘉兴、诸暨、金华、开化、江山、舟山、天台、丽水等地。四季均可采，鲜用。

【辨识要点】多年生乔木；各部均无毛而具乳状汁液；叶互生，纸质，叶片菱形、菱状卵形或稀有菱状倒卵形，顶端骤然紧缩具长短不等的尖头，基部阔楔形或钝，全缘；花单性，雌雄同株，聚集成顶生；蒴果梨状球形，成熟时黑色；种子扁球形，黑色。

【别名】卷子叶，油子叶，虹叶。

【性味】苦，微温。**有毒**。

【功效】泻下逐水，消肿散瘀，解毒杀虫。

【主治】水肿，大、小便不利，腹水，湿疹，疥癣，痈疮肿毒，跌打损伤，毒蛇咬伤。

【用法用量】内服：煎汤，6～12g。外用：适量，鲜品捣敷；或煎水洗。

【使用注意】体虚、孕妇及溃疡患者禁服。

1.《药性切用》：虚人并忌之。

2.《广西本草选编》：孕妇忌服。

3.《全国中草药汇编》：本品副作用为呕吐较剧，溃疡病患者忌服。

【临证参考】

1. 治水肿：鲜乌桕叶 100g，鱼腥草一把，车前草一把，土黄芪 50g，生地黄 9g。水煎服。（《河南中草药手册》）

2. 治真菌性阴道炎、风疹、湿疹：乌桕鲜叶适量。水煎熏洗。（《广西本草选编》）

3. 治穿石痈（后白齿连接有两三齿处红肿溃烂）：鲜乌桕嫩叶连心合糯米饭粒（加葱头或米醋更佳）捣烂敷患处。（《泉州本草》）

4. 治疮疡背痈：红蓠乌桕叶、红蓠鸟不企、细叶石斑木叶。共研末，用酒加蜜糖和匀，调成糊状，敷患处。（《岭南草药志》）

5. 治脚癣：乌桕鲜叶捣烂，加食盐少许调匀，敷患处。（《广西本草选编》）

6. 治疮疖肿毒，毒蛇咬伤：乌桕叶、射干各等量。捣烂敷伤口。（《陕甘宁青中草药选》）

7. 治跌打损伤，遍身疼痛：乌桕鲜嫩叶连幼芽心 7 个。揉碎，酒送服。或鲜嫩叶连心约 15g，合乌糖和酒共捣烂。绞汁，炖温内服。（《泉州本草》）

8. 治外伤出血：乌桕鲜叶适量。捣烂外敷。（《浙江药用植物志》）

9. 治癞痢头：乌桕鲜叶适量捣汁洗头，渣外敷。（《福建中草药临床手册》）

10. 治真菌性阴道炎：取鲜乌桕枝叶 5000g，加水 10000g，煎到 5000g。每日用 500ml 冲洗阴道 1 次，洗后将乌桕叶粉喷入阴道内，或将乌桕叶粉装入胶囊，于睡前塞入阴道内，6 次为 1 疗程。[医药科技资料，1972 (04): 22]

11. 治湿疹：取鲜乌桕叶适量，捣碎取汁直擦患部，每次 2～3 遍。每天换药 1～3 次，8 天为一疗程。[新中医，1991 (02): 19]

12. 治毒蛇咬伤：取鲜乌桕叶捣烂如泥状，加适量白酒、少量面粉调匀如膏状即可。对伤处未溃者，消毒后，取三棱针在伤口周围刺入约 0.5cm 深放血排毒，排毒后敷上乌桕膏在肿患处，厚约 1cm，隔日更换。[中国社区医师，2002 (03): 41]

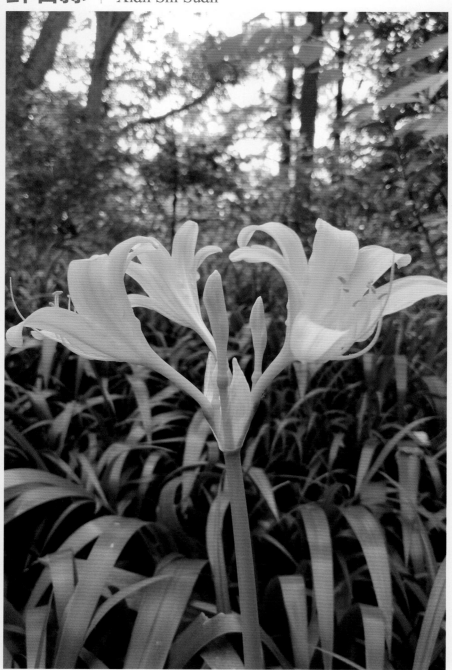

【来源】为石蒜科石蒜属植物石蒜 *Lycoris radiata* (L. Herit.) Herb. 的鳞茎。主产于浙江杭州、温州、磐安、天台、仙居、丽水等地。全年可采，以秋冬季较好，秋季挖出鳞茎，选大者洗净鲜用，小者做种。野生品四季均可采挖，鲜用。

【辨识要点】多年生草本；鳞茎近球形；叶深绿色，秋季出叶，窄带状，先端钝，中脉具粉绿色带；顶生伞形花序，总苞片披针形，花两侧对称，鲜红色，花被筒绿色；花被裂片窄倒披针形，外弯，边缘皱波状。

【别名】老鸦蒜、乌蒜、银锁匙、独蒜、山鸟毒、九层蒜、鬼蒜、山蒜、溪蒜、龙爪草头、石蒜、一枝箭。

【性味】辛、甘，温。**有毒**。

【功效】消肿，杀虫。

【主治】治喉风，水肿腹水，黄疸。外用治淋巴结结核，疔疮疖肿，风湿关节痛，蛇咬伤，水肿，灭蛆、灭鼠。

【用法用量】内服：煎汤，5～10g。外用：适量，捣敷；或绞汁涂；或煎水熏洗。

【使用注意】体虚，无实邪及孕妇禁服；皮肤破损者禁敷。

【临证参考】

1. 治便毒诸疮：一枝箭捣烂涂之。若毒太盛者，以生白酒煎服，得微汗愈。(《太平圣惠方》)

2. 治对口疮初起：老鸦蒜捣烂，隔纸贴之，干则频换。(《周益生家宝方》)

3. 洗痔漏：老鸦蒜、鬼莲蓬。捣碎，不拘多少，好酒煎，置瓶内先熏，待半日汤温，倾出洗之，三次。(《本草纲目拾遗》)

4. 治产肠脱下：老鸦蒜一把，以水三碗，煎一碗半，去滓熏洗。(《世医得效方》)

5. 治双单蛾：老鸦蒜捣汁，生白酒调服，呕吐而愈。(《神医十全镜》)

6. 治水肿：鲜石蒜八个，蓖麻子(去皮)七十至八十粒。共捣烂罨涌泉穴一昼夜，如未愈，再罨一次。(《浙江民间草药》)

7. 治食物中毒，痰涎壅塞：鲜石蒜五分至一钱，煎服催吐。(《上海常用中草药手册》)

8. 治疔疮肿毒：石蒜适量捣烂敷患处。(《上海常用中草药》)

鲜葡萄 | Xiān Pú Tao

【来源】为葡萄科葡萄属植物葡萄 *Vitis vinifera* L. 的果实。主产于浙江大部分地区。秋季采收，鲜用。

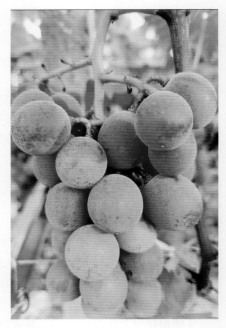

【辨识要点】木质藤本；小枝无毛或被稀疏柔毛；叶宽卵圆形，先端急尖，基部深心形；圆锥花序密集或疏散，多花，与叶对生；果球形或椭圆形；种子倒卵状椭圆形。

【别名】蒲陶、草龙珠、赐紫樱桃、琐琐葡萄、山葫芦、菩提子、索索葡萄、乌珠玛、葡萄秋。

【性味】甘、酸，平。

【功效】解表透疹，利尿，安胎。

【主治】麻疹不透，小便不利，胎动不安。

【用法用量】内服：煎汤，30～60g。外用：适量，浸酒涂擦；或捣汁含咽。

【使用注意】不可多食。

1. 孟诜：不堪多食，令人卒烦闷眼暗。

2.《本经逢原》：食多令人泄泻。

3.《医林纂要》：多食生内热。

【临证参考】

1. 治热淋，小便涩少，疹痛沥血：葡萄（绞取汁）五合，藕汁五合，生地黄汁五合，蜜五两。上相和，煎为稀饧，每于食前服二合。(《太平圣惠方》葡萄煎方)

2. 除烦止渴：生葡萄捣滤取汁，以瓦器熬稠，入熟蜜少许，同收，点汤饮。(《居家必用事类全集》)

3. 治吹乳：葡萄一枚，于灯焰上燎过，研细，热酒调服。(《圣济总录》葡萄酒)

鲜土人参叶 | Xiān Tǔ Rén Shēn Yè

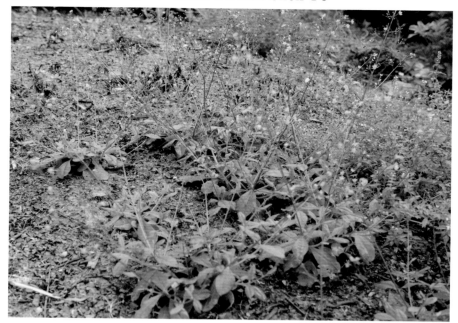

【来源】为马齿苋科土人参属植物锥花土人参 *Talinum paniculatum* (Jacq.) Gaertn. 的叶。主产于浙江杭州、宁波、平阳、泰顺、天台、温岭、丽水等地。夏、秋二季采收，鲜用。

【辨识要点】一年生或多年生草本；主根圆锥形，茎直立，肉质，叶互生或近对生，叶片稍肉质，倒卵形或倒卵状长椭圆形，顶端急尖；圆锥花序顶生或腋生，花小，花瓣粉红色或淡紫红色；蒴果近球形；种子多数，扁圆形。

【别名】栌兰、飞来参、瓦参、桃参、申时花。

【性味】甘，平。

【功效】通乳汁，消肿毒。

【主治】乳汁不足，痈肿疔毒。

【用法用量】内服：煎汤，30～60g。外用：适量，捣敷。

【使用注意】孕妇慎用，脾胃虚弱者慎用。

【临证参考】

1. 治乳汁稀少：鲜土人参叶，用油炒当菜食。(《中华本草》)

2. 治痈疔：鲜土人参叶，和红糖捣烂敷患处。(《中华本草》)

附录 中国历代度量衡换算表

中国历代《度制换算表》

时代	度制	统一换算（厘米）
商	1尺=10寸，1寸=10分	1尺=15.8，1寸=1.58
战国	1丈=10尺，1尺=10寸，1寸=10分	1丈=231，1尺=23.1，1寸=2.31 1分=0.231
秦	1引=10丈，1丈=10尺， 1尺=10寸，1寸=10分	1引=2310，1丈=231 1尺=23.1，1寸=2.31 1分=0.231
汉	1引=10丈，1丈=10尺， 1尺=10寸，1寸=10分	1引=2310，1丈=231 1尺=23.1，1寸=2.31 1分=0.231
三国	1丈=10尺，1尺=10寸，1寸=10分	1丈=242，1尺=24.2 1寸=2.42，1分=0.242
西晋	1丈=10尺，1尺=10寸，1寸=10分	1丈=242，1尺=24.2 1寸=2.42，1分=0.242
东晋及 十六国	1丈=10尺，1尺=10寸，1寸=10分	1丈=245，1尺=24.5 1寸=2.45，1分=0.245
南北朝	1丈=10尺，1尺=10寸，1寸=10分	1丈=245，1尺=24.5 1寸=2.45，1分=0.245 1丈=296，1尺=29.6 1寸=2.96，1分=0.296
隋	1丈=10尺，1尺=10寸，1寸=10分	1丈=296，1尺=29.6 1寸=2.96，1分=0.296
唐	1丈=10尺，1尺=10寸，1寸=10分	小尺： 1丈=300，1尺=30 1寸=3，1分=0.3 大尺： 1丈=360，1尺=36 1寸=3.6，1分=0.36
宋元	1丈=10尺，1尺=10寸，1寸=10分	1丈=312，1尺=31.2 1寸=3.12，1分=0.312
明	1丈=10尺，1尺=10寸，1寸=10分	裁衣尺： 1尺=34，1寸=3.4 量地尺： 1尺=32.7，1寸=3.27 营造尺： 1尺=32，1寸=3.2
清	1丈=10尺，1尺=10寸，1寸=10分	裁衣尺： 1丈=355，1尺=35.5，1寸=3.55 量地尺： 1丈=345，1尺=34.5，1寸=3.45 营造尺： 1丈=320，1尺=32，1寸=3.2

中国历代量制换算表

时代	量制	统一换算（毫升）
战国	齐： 1钟=10釜，1釜=4区 1区=4豆，1豆=4升 秦： 1斛=10斗，1斗=10升 楚： 1筲=5升 三晋： 1斛=10斗，1斗=10升	
秦	1斛=10斗，1斗=10升	1斛=20000，1斗=2000，1升=200
汉	1斛=10斗，1斗=10升，1升=10合 1合=2龠，1龠=5撮，1撮=4圭	1斛=20000，1斗=2000，1升=200 1合=20，1龠=10，1撮=2，1圭=0.5
三国两晋	1斛=10斗，1斗=10升，1升=10合	1斛=20450，1斗=2045，1升=204.5 1合=20.45
南北朝	1斛=10斗，1斗=10升，1升=10合	1斛=30000，1斗=3000，1升=300 1合=30
隋	1斛=10斗，1斗=10升，1升=10合	开皇： 1斛=60000，1斗=6000，1升=600 1合=60 大业： 1斛=20000，1斗=2000，1升=200 1合=20
唐	1斛=10斗，1斗=10升，1升=10合	大： 1斛=60000，1斗=6000，1升=600 1合=60 小： 1斛=20000，1斗=2000，1升=200 1合=20
宋	1石=2斛，1斛=5斗，1斗=10升，1升=10合	1石=67000，1斛=33500，1斗=6700， 1升=670，1合=67
元	1石=2斛，1斛=5斗，1斗=10升，1升=10合	1石=95000，1斛=47500，1斗=9500， 1升=950，1合=95
明	1石=2斛，1斛=5斗，1斗=10升，1升=10合	1石=100000，1斛=50000，1斗=10000， 1升=1000，1合=100
清	1石=2斛，1斛=5斗，1斗=10升，1升=10合	1石=100000，1斛=50000，1斗=10000， 1升=1000，1合=100

中国历代衡制换算表

时代	衡制	统一换算（克）
战国	楚： 1斤=16两，1两=24铢 赵： 1石=120斤，1斤=16两，1两=24铢 魏： 1镒=10釿，1釿=20两 秦： 1石=4钧，1钧=30斤 1斤=16两，1两=24铢	1斤=250，一两=15.6 1铢=0.65 1石=30000，1斤=250 1两=15.6，1铢=0.65 1镒=315 1釿=31.5 1石=30360，1钧=7590 1斤=253，1两=15.8 1铢=0.69
秦	1石=4钧，1钧=30斤 1斤=16两，1两=24铢	1石=30360，1钧=7590 1斤=253，1两=15.8 1铢=0.69
汉	1石=4钧，1钧=30斤 1斤=16两，1两=24铢 1石=4钧，1钧=30斤 1斤=16两，1两=24铢	1石=29760，1钧=7440 1斤=248，1两=15.5，1铢=0.65 1石=26400，1钧=6600 1斤=220，1两=13.8，1铢=0.57
三国	1石=4钧，1钧=30斤 1斤=16两，1两=24铢	1石=26400，1钧=6600 1斤=220，1两=13.8，1铢=0.57
两晋	1石=4钧，1钧=30斤 1斤=16两，1两=24铢	1石=26400，1钧=6600 1斤=220，1两=13.8，1铢=0.57
南北朝	1石=4钧，1钧=30斤 1斤=16两，1两=24铢	梁、陈：1斤=220，南齐：1斤=330， 北魏、北齐：1斤=440，北周：1斤=660
隋	1石=4钧，1钧=30斤 1斤=16两，1两=24铢	大： 1石=79320，1钧=19830， 1斤=661，1两=41.3 小： 1石=26400，1钧=6600， 1斤=220，1两=13.8
唐	1石=4钧，1钧=30斤 1斤=16两，1两=24铢	1石=79320，1斤=661 1两=41.3，1钱=4.13 1分=0.41
宋	1石=120斤，1斤=16两 1两=10钱，1钱=10分	1石=75960，1斤=633，1两=40 1钱=4，1分=0.4
元	1石=120斤，1斤=16两 1两=10钱，1钱=10分	1石=75960，1斤=633，1两=40 1钱=4，1分=0.4
明	1石=120斤，1斤=16两 1两=10钱，1钱=10分	1石=70800，1斤=590，1两=36.9 1钱=3.69，1分=0.37
清	1石=120斤，1斤=16两 1两=10钱，1钱=10分	1石=70800，1斤=590，1两=36.9 1钱=3.69，1分=0.37

参考文献

[1] 胡小勤，邓家刚，郝二伟.广西临床常用鲜品中草药[M].北京：化学工业出版社，2022.

[2] 熊耀康，张水利.浙江常用中草药图鉴[M].北京：人民卫生出版社，2019.

[3] 王健敏.浙江中药材[M].北京：中国农业出版社，2012.

[4] 杨成梓.南方中草药彩色图鉴[M].北京：化学工业出版社，2018.

[5] 国家中医药管理局《中华本草》编委会.中华本草[M].上海：上海科学技术出版社，1999.

[6] 王国强.全国中草药汇编[M].北京：人民卫生出版社，2014.

汉语拼音索引

拉丁名索引

A

Acalypha australis L. 铁苋菜

Achyranthes bidentata Blume. 牛膝

Adina rubella Hance 水杨梅

Aeginetia indica L. 野菰

Ainsliaea fragrans Champ. 杏香兔耳风

Allium fistulosum L. 葱白

Alternanthera philoxeroides (Mart.) Griseb. 空心莲子草

Alternanthera sessilis (L.) DC. 莲子草

Amaranthus ascendens Loisel. 凹头苋

Amaranthus spinosus L. 刺苋菜

Ampelopsis brevipedunculata (Maxim.) Trautv. 蛇葡萄

Anas domestica L. 鸭血

Andrographis paniculata (Burm. f.) Nees 穿心莲

Anoectochilus formosanus Hayata 金线兰

Anoectochilus roxburghii (Wall.) Lindl. 花叶开唇兰

Apios fortunei Maxim. 土圞儿

Arisaema erubescens (Wall.) Schott 天南星

Artemisia annua L. 青蒿

Artemisia anomala S. Moore. 刘寄奴

Artemisia argyi Levl. et Vant. 艾叶

Artemisia japonica Thunb. 牡蒿

Artemisia lactiflora Wall. 白苞蒿

Asarum forbesii Maxim. 杜衡

Aspidistra elatior Blume 蜘蛛抱蛋

Asystasiella chinensis (S. Moore) E. Hossain 白接骨

B

Basella rubra L. 落葵

Bauhinia championi (Benth.) Benth. 龙须藤

Bidens pilosa L. 鬼针草

Boehmeria nivea (L.) Gaud 苎麻

Breynia fruticosa (L.) Hook.f. 黑面叶

Buddleja lindleyana Fort. 醉鱼草

C

Capsella bursa-pastoris (L.) Medic. 荠菜

Caragana sinica (Buchoz.) Rehd. 锦鸡儿

Carpesium abrotanoides L. 天名精

Cassytha filiformis L. 无根藤

Cayratia japonica (Thunb.) Gagnep. 乌蔹莓

Celosia argentea L. 青葙

Centella asiatica (L.) Urban 积雪草

Centipeda minima (L.) A. Braun & Asch. 鹅不食草

Chenopodium album L. 藜

Chenopodium hybridum L. 血见愁

Choerospondias axillaris (Roxb.)Burtt et Hill. 南酸枣

Chrysanthemum indicum L. 野菊

Cirsium japonicum Fisch.ex DC. 大蓟

Citrus maxima (Burm.) Merr. 柚

Clerodendrum bungei Steud. 臭牡丹

Clerodendrum trichotomum Thunb. 臭梧桐

*Coix lacryma-job*i L. 薏苡根

Commelina communis L. 鸭跖草

Corydalis decumbens (Thunb.) Pers. 夏天无

Corydalis racemosa (Thunb.) Pers. 黄堇

Cryptomeria fortunei Hooibrenk ex Otto et Dietr. 柳杉

Cudrania cochinchinensis (Lour.) Kudo et Masam. 穿破石

Cunninghamia lanceolata (Lamb.) Hook. 杉木根

Cuscuta japonica Choisy 菟丝

D

Dendrobium officinale Kimura et Migo 铁皮石斛

Dichondra micrantha Urban 小金钱草

Drymoglossum piloselloides (L.) Presl 抱石莲

Duchesnea indica (Andr.) Focke 蛇莓

Dysosma pleiantha (Hance) Woods. 八角莲

E

Eclipta prostrata (L.) L. 墨旱莲

Elephantopus scaber L. 地胆草

Eleusine indica (L.) Gaertn. 牛筋草

Emilia sonchifolia (L.) DC. 一点红

Eomecon chionantha Hance 血水草

Eriobotrya japonica(Thunb.) Lindl. 枇杷叶

Eupatorium fortunei Turcz. 佩兰

Euphorbia humifusa Willd. 地锦草

F

Fagopyrum dibotrys (D.Don) Hara 金荞麦

Ficus pumila L. 薜荔

Ficus variolosa Lindl. ex Benth. 变叶榕

Fissistigma oldhamii (Hemsl.) Merr. 瓜馥木

Forsythia viridissima Lindl. 金钟花

G

Ginkgo biloba L. 银杏叶

Glechoma longituba (Nakai) Kupr. 活血丹

Gnaphalium affine D. Don 鼠曲草

Goodyera schlechtendaliana Rchb. f. 斑叶兰

Gymnema sylvestre (Retz.) Schult. 匙羹藤

Gynura bicolor (Willd.) DC. 红凤菜

H

Hedera nepalensis K. Koch 中华常春藤

Hedyotis chrysotricha (Palib.) Merr. 黄毛耳草

Hedyotis diffusa Willd. 白花蛇舌草

Hemistepta lyrata (Bunge) Bunge 泥胡菜

Hibiscus mutabilis L. 木芙蓉花

Houttuynia cordata Thunb. 鱼腥草

Hydrocotyle sibthorpioides Lam. 天胡荽

Hygrophila ringens (Linnaeus) R. Brown ex Sprengel 水蓑衣

Hypericum japonicum Thunb. ex Murray 田基黄

I

Ilex chinensis Sims 冬青皮

Ilex rotunda Thunb. 救必应

Impatiens balsamina L. 凤仙花

Imperata cylindrica (L.) Beauv. 白茅根

Indigofera pseudotinctoria Matsum. 马棘

Isatis tinctoria L. 大青叶

J

Justicia procumbens L. 爵床

K

Kalimeris indica (L.) Sch.-Bip. 马兰

Kummerowia striata (Thunb.) Schindl. 鸡眼草

L

Leonurus japonicus Houtt. 益母草

Ligularia japonica (Thunb.) Less. 大头橐吾

Ligustrum lucidum Ait. 女贞子

Lobelia chinensis Lour. 半边莲

Lophatherum gracile Brongn. 淡竹叶

Loropetalum chinense (R.Br.) Oliv. 檵木叶

Lycoris radiata (L. Herit.) Herb. 石蒜

Lysimachia christinae Hance 大金钱草

Lysimachia clethroides Duby 珍珠菜

M

Macleaya cordata (Willd.) R. Brown 博落回

Microsorum fortunei (Moore) Ching 大叶骨牌草

Mirabilis jalapa L. 紫茉莉

Monochasma savatieri Franch. ex Maxim. 鹿茸草

Monochoria vaginalis (Burm.f.) C.Presl 鸭舌草

Myrica rubra (Lour.) Sieb. et Zucc. 杨梅

N

Nelumbo nucifera Gaertn. 莲花

Nephrolepis cordifolia (L.) C. Presl 肾蕨

Nerium indicum Mill. 夹竹桃

O

Ophiopogon japonicus (L. f) Ker-Gawl. 麦冬

Oxalis corniculata L. 酢浆草

P

Paederia scandens (Lour.) Merr. 鸡屎藤

Perilla frutescens (L.) Britton 紫苏叶

Peristrophe japonica (Thunb.) Bremek. 九头狮子草

Phragmites australis (Cav.) Trin. ex Steud. 芦根

Phyllanthus urinaria L. 叶下珠

Physalis angulata L. 苦蘵

Pinellia cordata N. E. Brown 滴水珠

Pinus armandi Franch. 松叶

Pinus taiwanensis Hayata 黄山松

Pinus massoniana Lamb. 马尾松

Pinus thunbergii Parl. 黑松

Pinus tabuliformis Carr 油松

Pinus yunnanensis Franch. 云南松

Pinus koraiensis Sied. et Zucc. 红松

Plantago asiatica L. 车前草

Polygonum aviculare L. 萹蓄

Polygonum cuspidatum Sieb. et Zucc. 虎杖

Polygonum multiflorum Thunb. 何首乌叶

Polygonum perfoliatum L. 杠板归

Polypodium nipponicum Mett. 水龙骨

Portulaca oleracea L. 马齿苋

Pratia nummularia (Lam.) A.Br.et Ascher. 铜锤玉带草

Prunella vulgaris L. 夏枯草

Psychotria asiatica Wall. 山大刀

Pteris cretica L. 井口边草

Pteris vittata L. 蜈蚣草

Punica granatum L. 酸石榴

R

Ranunculus japonicus Thunb. 毛茛

Reineckea carnea (Andr.) Kunth 吉祥草

Rhamnus crenata Sieb.et Zucc. 黎辣根

Rhus suc-cedanea L. 野漆树

Rorippa indica (L.) Hiern 蔊菜

Rosa cymosa Tratt. 小果蔷薇

Rumex japonicus Houtt. 羊蹄

Rumex nepalensis Spreng. 尼泊尔酸模

S

Salix babylonica (L.) 柳枝

Sambucus chinensis Lindl. 接骨草

Sarcandra glabra (Thunb.) Nakai 肿节风

Saxifraga stolonifera Curt. 虎耳草

Scilla scilloides (Lindl.) Druce 绵枣儿

Scutellaria indica L. 韩信草

Sedum aizoon L. 费菜

Sedum emarginatum Migo 马牙半支

Sedum lineare Thunb. 佛甲草

Sedum sarmentosum Bunge 垂盆草

Senecio scandens Buch.-Ham. ex D. Don 千里光

Serissa serissoides (DC.) Druce 白马骨

Solanum lyratum Thunb. 白英

Solanum nigrum L. 龙葵

Solidago decurrens Lour. 一枝黄花

Sonchus oleraceus L. 苦苣菜

Stenoloma chusanum (L.) Ching 大叶金花草

T

Talinum paniculatum (Jacq.) Gaertn. 土人参叶

Taraxacum mongolicum Hand.-Mazz. 蒲公英

Trachelospermum jasminoides (Lindl.) Lem. 络石藤

Triadica sebifera (Linnaeus) Small 乌桕叶

Trichosanthes kirilowii Maxim. 天花粉

Trichosanthes rosthornii Harms 双边栝楼

U

Ulmus parvifolia Jacq. 榔榆皮

V

Verbena officinalis L. 马鞭草

Veronicastrum villosulum (Miq.) Yamazaki 腹水草

Viola diffusa Ging. 地白草

Viola philippica Cav. 紫花地丁

Vitis vinifera L. 葡萄

W

Wahlenbergia marginata (Thunb.) A. DC. 蓝花参

Wikstroemia indica (L.) C.A. Mey. 了哥王

X

Xanthium strumarium L. 苍耳

Z

Zea mays L. 玉米须

Zelkova schneideriana Hand.-Mazz. 榉树叶

Zingiber officinale Roscoe 生姜

Zizania caduciflora (Turcz.ex Trin.) Hand.- Mazz. 茭白